Dieter Spazier
Der Tod des Psychiaters

Die gefährliche Zähmung des Irrationalen
– Gedankennachspiel zu einem Kriminalfall

Syndikat

CIP-Kurztitelaufnahme der Deutschen Bibliothek

Spazier, Dieter:
Der Tod des Psychiaters: d. gefährl. Zähmung d.
Irrationalen – Gedankennachspiel zu e. Kriminal-
fall / Dieter Spazier. – Frankfurt am Main:
Syndikat, 1982.
ISBN 3-8108-0205-0

Motiv: Francis Bacon, Triptych – inspired by T. S. Eliot's poem »Sweeney Agonistes« 1967 (75)
Umschlaggestaltung nach Entwürfen von Rambow, Lienemeyer, van de Sand
Produktion: Klaus Langhoff, Friedrichsdorf
Gesamtherstellung: Fuldaer Verlagsanstalt GmbH
Printed in Germany
ISBN 3-8108-0205-0

Für eine Psychiatrie des Menschen

Die Unrast der Geschichte gehört in den Bereich der Psychiatrie, wie übrigens alle Triebfedern des Handelns: *sich regen* heißt die Vernunft verlieren, heißt die Zwangsjacke riskieren.

Die Nervenzelle hat sich so gut an alles gewöhnt, daß man die Hoffnung aufgeben muß, jemals eine Vernunftwidrigkeit zu finden, die in die Gehirne eindringen und sie zum Bersten bringen könnte.

Zur Blütezeit des Teufels waren die Panikausbrüche, die Schrecken, die Verstörungen noch Mißgeschicke, denen eine übernatürliche Protektion zugute kam: man wußte, wer sie hervorrief, wer bei ihrer Entfaltung die Verantwortung trug; jetzt, da sie sich selbst überlassen sind, werden sie zu »inneren Dramen« oder entarten zu »Psychosen« innerhalb der säkularisierten Pathologie.

Wir verschanzen uns hinter unserem Gesicht; der Narr verrät sich durch das seine. Er bietet sich dar, er denunziert sich den anderen. Da er seine Maske verloren hat, macht er seine Angst öffentlich, drängt sie dem ersten besten auf, plakatiert seine Rätsel. Soviel Indiskretion erregt Ärgernis. Normalerweise knebelt man ihn und isoliert ihn.

(E. M. CIORAN, Syllogismen der Bitterkeit)

Vorwort

Mit dem vorliegenden Buch möchte ich zum Nachdenken über Psychiatrie anregen und, abseits der gängigen unkritischen Verteidigung überholter Denk- und Handlungsformen einerseits und ihrer Verteufelung andererseits, *für* eine Psychiatrie des *Menschen* werben. Wie viele wohlmeinende Kritiker vor mir habe ich mich im langjährigen Umgang mit psychiatrisch kranken Menschen und in prüfender Selbsterfahrung davon überzeugt, daß einer überwiegend ahnungslosen Psychiatrie das heimgezahlt wird, was doch im Grunde einer repressiven Gesellschaft gilt, die sich auf Kosten »ihrer« Psychiatrie die widervernünftigen Störer vom Halse schafft. Dieser Psychiatrie wird zugemutet, diesen gesellschaftlichen »Ausschuß« selbst in den Spielarten pathologisch zu klassifizieren und in ihre Obhut zu nehmen, denen die augenfällige Erscheinung eigentlicher Verrücktheit fehlt. Dabei ist nicht zu übersehen, daß die Psychiatrie nicht geringe eigene Anstrengungen unternimmt, sich dienstbar zu erweisen, und so zur eigenen Opferanfälligkeit beiträgt, von der, bezogen auf das individuelle Tatopfer, festgestellt ist, daß es »keine biologische Eigenart und kein Persönlichkeitszug, sondern eine Einstellung, eine Verhaltensbereitschaft ist, die aufgrund sozialer Mangelzustände erlernt wird« (H. J. Schneider[1]). Gerade dieser viktimologische Aspekt[2] trat in dem Kriminalfall, der als geschichtliches Ereignis im Mittelpunkt der vorliegenden Abhandlung steht, besonders hervor. Denn im Fortgang des juristischen Verfahrens wurde die Aufmerksamkeit immer stärker auf die Opferrolle der Psychiatrie gelenkt, die sich in Opfer und Täter gleichermaßen personifizierte. Mit fortschreitender Lektüre wird der Leser mit mir nachvollziehen können, in welch vielfältiger Weise Psychiatrie hier in Erscheinung trat und über weite Strecken des Verfahrens zum eigentlichen Verhandlungsgegenstand wurde. Dem Versuch, das Beobachtete zu verstehen und auf die Verfassung gegenwärtiger Psychiatrie zurückzubeziehen, gilt hier das Interesse. Die individuellen Charaktere, Schicksale und Pathologien der als Straftäter und Tatopfer figurierenden Personen treten dahinter zurück. Jedenfalls ist hier nicht der Ort, mit deren mehr oder weniger glücklosen Lebensstrategien abzurechnen oder deren individuelle Tat- und Schuldanteile zu bemessen. Daß das Bündnis eines individualisierenden Strafrechts und einer ebenso individualisierenden Kriminalpsychiatrie es schwer, wenn nicht fürs erste ganz unmöglich macht, bei der Kriminogenese jene weiträumigen und oft weit in die Vergangenheit zurückreichenden pathologischen Beziehungsgeflechte in den Blick zu bekommen, die ein Verbrechen als ein interpersonelles Geschehen ausweisen können, sollte als Problemaspekt nicht übersehen werden.

Die historischen Personen der gewählten Fallgeschichte sind sämtlich anonymisiert, ebenso alle Orte, aus deren Kenntnis sich Rückschlüsse auf die Identität der Personen ergeben könnten. Das mag angesichts der uneingeschränkten Öffentlichkeit zweier großer Strafverfahren als übertriebene Rücksicht erscheinen. Aber in diesem Buch geht es ja nicht um eine nachzuvollziehende Kontrolle des konkreten Falles, sondern um eine in der Geschichte lediglich exemplifizierte Hervorhebung des Allgemeinen. Das gleiche gilt für alle anderen an diesem Fall beteiligten Personen, insbesondere für die vor und neben dem Verfasser tätig gewesenen psychiatrischen Sachverständigen. Auch bei ihnen kann nur interessieren, was sie typischerweise an herrschender Lehrmeinung oder praktischem Verhalten im Strafprozeß repräsentieren. Sie sind, was ich nicht zuletzt auch für mich selbst in Anspruch nehmen möchte, unfreie Vertreter und Interpreten ihres Berufsstandes, mag dieser auch dem unbefangenen Beobachter angesichts des Nebeneinander sich gegenseitig negierender wissenschaftlicher Auffassungen reichlich verworren erscheinen.

Überflüssig, in diese Betrachtung sämtliche Zeugen und juristische Funktionsträger prononciert mit einzubeziehen. Sie haben entsprechend den vorgesehenen Ordnungsvorschriften informiert bzw. das Verfahren strukturiert. Inwieweit vor allem die letzteren im Blick auf eine kritische Justiz Exponenten einer typischen und vielleicht anfechtbaren professionellen oder auch ideologischen Einstellung sind, entzieht sich dem Urteil des als Psychiater hierfür nicht kompetenten Autors.

Inhalt

Erster Teil

Einführung und Übersicht

Der Patient Hans Binding hat seinen Psychiater Dr. Wachter getötet. – In unserer Fallgeschichte vollzieht sich auch ein Allerweltsschicksal: jedem kann es zustoßen. Jeder ist auf seine Weise ein Dr. Wachter und jeder ein Hans Binding. Die Geschichte ist allgemeinverständlich. Was sich bekämpft, sich zugleich sucht und immer wieder verfehlt, sind Kräfte und Inseln im innerseelischen Ringen um Identität.

Die Geschichte zeigt zugleich die Auseinandersetzung zwischen Ungleichem. Binding verkörpert den Jedermann, der ich und du sein könnte, den es umtreibt, der die Orientierung verloren hat, nach festen Werten, nach Glauben, nach Sinn sucht; der aber immer nur an kalte, leblose Institutionen, an abweisend Unpersönliches gerät. Dieses Außermenschliche, gleichsam nur kommentarlos Verweisende, formelhaft Gebote und Verbote Erteilende ist in Dr. Wachter, so wie er sich in der letzten Phase vor dem Totschlag darstellte, personifiziert. Sieht man es so, wird also gar kein Mensch umgebracht, sondern eine Attrappe, ein einem zugemuteter Partnerersatz, zu dem es keinen Kontakt, mit dem es keinen Dialog gibt, der nicht zuhört, keine Gegenvorstellungen annimmt, der den anderen als Partner nicht zuläßt, wohl aber Gehorsam und Gefolgschaft verlangt. Dagegen hat Binding aufbegehrt. Er wollte sich von solch erniedrigender Behandlung befreien.

Die Geschichte hat zwei »Helden«, die sich in komplementären Rollen vorfinden. Beide sind von der Gesellschaft korrumpiert. Das Feld, auf dem sie sich begegnen und doch Begegnung gründlich verfehlen, ist jene ebenso kaschierende wie entlarvende Sondereinrichtung der Gesellschaft, die Psychiatrie heißt. Unsere Helden unternehmen keine geringen Anstrengungen, sich dem verhängnisvollen Rollendruck zu entziehen, gleichsam außerhalb der ihnen zugefallenen bzw. aufgedrängten Funktionen zu bleiben und dort möglichst unbefangen miteinander zu kommunizieren. Aber das gelingt nur vorübergehend und dann auch nur fragmentarisch und schemenschaft.

Unsere Interpretation sieht am Ende den Täter beim verzweifelten Versuch, sich von einem Gespenst zu befreien, und das Opfer den Tod als eben dieses Gespenst sterben. Das tödliche Geschehen hat das Mißverständliche des Selbstmords, durch den das bessere Ich befreit werden soll, dabei aber auch den Tod erleidet. Insoweit denken wir Freuds Ausspruch umgekehrt, daß sich niemand selbst töte, der nicht einen anderen umbringen wolle.

Die Abhandlung nun nimmt zweierlei ins Visier. Weil sie die Tatumstände erhellen will, untersucht sie zum einen die Verfassung der Psychiatrie: denn es handelt sich um eine psychiatrische Geschichte. Sie untersucht zum andern die Verfassung der Gesellschaft, die Psychiatrie ja auch, lediglich in besonderer und zugespitzter Form, ist. Es handelt sich also in gleicher Weise um eine gesellschaftliche Begebenheit, um das gesellschaftsspezifische Problem des Umgangs Ungleicher miteinander. Die Abhandlung konzentriert sich schließlich auf die (typische) Persönlichkeitsverfassung eines Menschen, durch den, da er Psychiater ist, die gesellschaftliche Konvention eine Grenze, einen Zaun von Inkommensurabilität gezogen hat und es ihm überläßt, mit solcher Identitätsspaltung fertig zu werden.

Damit ergeben sich vorderhand drei Fragen: Erstens: was mutet die Gesellschaft *ihrer* Psychiatrie zu? Zweitens: wie geht die Psychiatrie mit ihrem Gegenstand um? Drittens: wie geht die Psychiatrie mit ihren Psychiatern um?

Ich bin davon überzeugt, daß diese Totschlagsgeschichte nur vorübergehend den Schleier aufreißt und den Blick auf diese vielfältigen Verstrickungen freigibt. Denn es gibt starke Interessen, den Schauplatz alsbald wieder mit dem gnädigen Mantel des Schweigens zu verhängen. Auch die Erschreckten werden dem zustimmen, denn sie sind nicht darauf sozialisiert, die Nähe des Irrationalen zu ertragen. So bliebe nur ein Stück psychiatrischer Selbstwahrnehmung, psychiatrischer Bekenntnisliteratur übrig? Wie in anderen Grau- und Randzonen der Gesellschaft – wie beispielsweise im Bereich der aus psychiatrisch-psychotherapeutischer wie auch seelsorgerlicher Sicht störrischen Randgruppen sozialisationsgeschädigter jugendlicher Drogenabhängiger (zusammen mit F. Theysohn habe ich über langjährige Erfahrungen des Scheiterns berichtet[1]) – werden solche vor Ort gewonnenen Erkenntnisse und Betroffenheitserlebnisse gern in die Sparte »Exotik« eingeordnet. Sie werden quasi einer Sammlung von Expeditionsergebnissen der transkulturellen Psychiatrie einverleibt, anstatt als Nagelprobe verstanden zu werden. Das aber ist Delinquenz, zumal in so ausgesprochener Nähe zu auch psychischer Devianz.

Im übrigen bietet jede Katastrophe den »Vorteil«, daß man zur Besinnung kommt, jedenfalls vorübergehend. Plötzlich interessiert man sich für Zusammenhänge, Regelungen, Handhabungen, Hintergründe, Motive, Verantwortlichkeiten, stellt sich auch die Frage, ob man denn selbst so sicher oder nicht auch potentielles Opfer sein könne. Dazu taugt der Tod des Psychiaters.

Es wird nicht das Kind im Brunnen beweint. Es wird Anklage erhoben gegen eine Gesellschaft (die wir selbst sind), weil sie die Brunnen nicht schließt und, wo sie Bewacher abordnet, auch diese nicht davor schützt, abzustürzen und zu verkommen.

Dennoch soll nicht der Anschein erweckt werden, es könne die ideale Gesellschaft geben, in der Menschlichkeit und Zwischenmenschlichkeit einfach zufielen und Konflikte sich erübrigten, geschweige denn eine, die keine Psychiatrie mehr brauchte. Nur kritiklose Schwarmgeister können das annehmen. Der einzige denkbare Fortschritt wäre der, daß wieder jeder einzelne Mensch auch des Irrationalen seines Wesens teilhaftig würde, anstatt daß ihm diese ganze Hälfte seines Seins fortgenommen und verdächtig gemacht wird.

Dem Bürger muß mehr Beteiligung an sich selbst zugestanden werden. Es muß die gespensterhafte Pseudo-Kommunikation verschwinden, die in unserer Geschichte den Tod des Psychiaters verschuldet hat, die aber auch sonst ständig ihre Opfer fordert, wovon freilich die wenigsten gerichtsnotorisch werden.

Kapitel 1

Psychiater - Beruf zwischen Auftrag und Einsicht

»Faßt man aus einer Distanz, wie sie die Ironie als verhüllte Form der Teilnahme gewährt, die Lage der Psychiatrie ins Auge, so stehen ihr, täuscht nicht alles, Jahre bevor, in welchen sie entweder eine weitere Idee ihrer selbst entwickeln oder zusehen muß, wie ihre Vertreter zu spezialistischen Randfiguren innerhalb einer Provinz werden, die unversehens zu einer gesellschaftlich-pädagogischen wurde. Der Psychiater wird sich dann als Elektroenzephalograph gerieren, oder man wird eine Diagnose bei ihm holen wie das Zertifikat über die Staatszugehörigkeit beim Standesbeamten und psychotherapeutische Kniffe von ihm erwarten wie Ratschläge eines Steuersachverständigen.« Kisker[1], der diese Prognose 1970 formuliert hat, mußte wie wir alle mit ansehen, daß die Psychiatrie in den verflossenen zwölf Jahren keine neue Idee ihrer selbst hervorgebracht, statt dessen eher alles vorläufig Gedachte und Fragwürdige noch konserviert und eingebunkert hat. Nicht zuletzt hat ihr der antipsychiatrische Widersacher die motivierenden Affekte verschafft, reaktiv jenen heillosen Konservativismus erst recht zu legitimieren, der sich angesichts einer soziologisch-sozialistischen Unterwanderungsgefahr auf einige axiomatisch aufgemöbelte (vermeintliche) Naturtatsachen zurückzieht, sich in diesem Refugium für wissenschaftlich integer, autonom und politisch unanfechtbar hält und doch gerade in diesem Bestreben ideologischer Neutralität sich gesellschaftlicher Macht unterwirft und dienstbar hält. Wo sich die Psychiatrie eigenem Mit- und Weiterdenken verweigert, muß sie gewärtig sein, außerhalb ihrer selbstgezogenen Grenzen als »wilde Psychiatrie« weiterentwickelt, von dieser im Bewußtsein der Massen überholt, in die Defensive gedrängt und von einer ihr fremd gewordenen Öffentlichkeit in Dienste genommen zu werden, für die sie nicht gerüstet ist. In ihrem provinziellen Spezialistentum macht sie dann in der Tat eine schwache Figur. Sie muß erleben, wie der Gesetzgeber, etwa im novellierten Strafgesetzbuch mit der Neufassung der §§ 20 und 21, von sich aus den Rahmen der Exkulpation durch Psychiatrisierung erweitert und dem psychiatrischen Sachverständigen neuerlich »die Schlüsselgewalt für den Frage-Raum ›schuldfähig oder nicht‹ anvertraut« und ihm als »psychopathologischem Unverständlichkeitsexperten« *vor* dem klassischen Trio des Strafprozesses (Staatsanwalt, Verteidiger, Richter) die sozialmoralisch brisante Entscheidung über Bestrafung/Nichtbestrafung und/oder Maßregelung/ Nichtmaßregelung des Straftäters delegiert wird (Bernsmann und Kisker[2]). Sofern nun auch nicht-krankhafte Zustände als Schuldausschließungsgründe, etwa in der Affekttat, zugelassen waren und dies auch nun den biologischen Krankheitsbegriff altpsychiatrischer Provenienz (gem. § 51 StGB a. F.) überschritten und forensisch entwertet hat und damit der neu definierte juristische Krankheitsbegriff einem mehr psychologischen als medizinischen assimiliert worden ist, hatte die Kriminalpsychiatrie die Wahl, sich entweder anzupassen (dann freilich in möglichst restriktiver Auslegung der jetzt vorgegebenen Beurteilungskriterien) oder den Psychologen das Feld zu überlassen (Grosbüsch[3]). Es sei hier nur angedeutet, wie sich in Anbetracht dieser Entwicklung allein auf dem Gebiet der Strafjustiz zum klaren Nachteil der Sache und des straffällig gewordenen Mitbürgers psychologistische und biologistische Ideologie als wissenschaftliche Lehrauffassungen gegeneinander polarisieren, wo doch beides konspektiv in *eine* neue größere Psychiatrie einzuholen wäre.

Indessen geht es um Psychiatrie in ihrer ganzen globalen Erstreckung und Bedeutung. Dabei sind die nicht entfernt aufgeklärten inneren und die gar nicht abzuwehrenden gesellschaftlichen Anfechtungen und Zumutungen weit schwerer wiegend als diejenigen einer dialektisch eingefangenen und ihrerseits auch schon etablierten Anti-Psychiatrie. Gebraucht wird eine *metapsychiatrische* Selbstverständigung in bezug auf die Qualität und den Zusammenhang innerer und äußerer Strukturen psychiatrischen Funktionärstums, damit wir nicht ahnungslos Geworfene und blind Funktionalisierte sind und uns therapeutisches Ethos nicht zu unbewußter Opfermütigkeit gerät.

Gerade Kisker, legitimiert durch seine umfassende Theorie- und Literaturkenntnis, durch den »Vorrang einer Praxis, die sich nicht als Nutzen, sondern als Umgang versteht«, hat dieser dringend benötigten Metapsychiatrie wegweisend vorgedacht. Daß seine Schrift »Dialogik der Verrücktheit. Ein Versuch an den Grenzen der Anthropologie« (1970)[4], die einzige dieser Art und dazu noch weitgehend ungelesen geblieben ist, legt den Schluß nahe, daß, was sich gegenwärtig Psychiatrie nennt und als wissenschaftliche und heilkundliche Disziplin gibt, von einem Bewußtsein seiner selbst weit entfernt und für die Beschaffenheit ausgegrenzter Bereiche blind ist.

Die vorliegende Studie führt den Leser durch einen Strafprozeß, an dem ich in der Rolle des forensischen Psychiaters und Tiefenpsychologen teilgenommen habe. Aber es soll keinesfalls etwa ein Selbsterfahrungsbericht aus dem schmalen Sektor gerichtlicher Sachverständigentätigkeit gegeben werden. Weit größeres Interesse kommt dem Umstand zu, daß hier, vom justitiellen Anlaß und Zweck alsbald abgehoben, die Psychiatrie selbst verhandelt worden ist. Dabei wurde es, angesichts der gutachterlichen Funktion wie des psychiatrischen Handelns überhaupt, als lastende Diskrepanz empfunden, daß es eine reglementierte und auf dezidierte Erwartungen zugerichtete Praxis gibt, die nichts von dem weiß oder wissen darf, was der Psychiater im unmittelbaren Umgang mit dem psychisch Kranken, dem Verrückten zumal, erfährt. Auftrag und Einsicht klaffen auseinander.

Weil in diesem Prozeß bzw. im zugrunde liegenden Prozeßstoff Psychiatrie so gut wie in allen Formen der Betroffenheit vorkam, von ihrer Mißbräuchlichkeit und zuletzt ihrem Scheitern bis hin zu ihrem Opfer in der Gestalt des getöteten Psychiaters, hat sich alle gängige frontale Psychiatrie-Kritik vielfach als absurd erwiesen. Es sind namentlich auch Grenzen der Antipsychiatrie sichtbar geworden, die in *dem* Verständnis anthropologische sind, wie sie durch das Menschenmögliche gezogen werden. Grenzen der Leidens- und Identifikationsfähigkeit, die sich politökonomischer Betrachtung entziehen und noch weniger von ihr überwunden werden können.

Es soll hinter die unproduktiv gewordene Polemik zwischen Schul-Psychiatrie und Anti-Psychiatrie zurückgefragt werden, um Verständnisgrundlagen zu schaffen, die – den Schlußakt unseres Fallbeispiels einmal als Bild vorgestellt und ins Pathetische gehoben – wenigstens eine »Versöhnung am Grabe« möglich machen. Versöhnt werden sollten, zum Nutzen einer Psychiatrie des Menschen, die beiderseits der Front zwischen Psychiatrie und Antipsychiatrie bewährten Praxisstücke zu reformierten und alternativen Therapieansätzen. Nichts ist überflüssiger als sachferne Arroganz. Die in dieser Arbeit entwickelten Gedanken wollen zur Besinnung auf die *psychiatrische Grundsituation* anregen.

Es mag nützlich sein, sich vorab zu vergegenwärtigen, daß im Streit ums richtige Evangelium unter »Psychiatrie« sehr Unterschiedliches verstanden wird. So gut wie immer bleibt etwas ausgeklammert, damit die Theorie stimmen und die Kritik treffen kann. So nimmt man, von akademischer Warte aus, Psychiatrie gern ausschließlich für das, was sie als wissenschaftliche Psychopathologie und Nosographie darstellt; von da konnten die morbuszentrierten großen anthropologisch-phänomenologischen Würfe, die ihre philosophische Inspiration überwiegend von Edmund Husserl und Martin Heidegger bezogen haben, ausgehen. Wo dazu,

auf die ganze Breite psychiatrischer Wirklichkeit gesehen, auch heute noch selektiv und sehr sporadisch nur Psychodynamik und Psychoanalyse Eingang gefunden haben, ist viel für Strukturerhellung und Sinnverständnis gewonnen, aber auch der Preis einer Exklusivität gezahlt worden, die psychiatrische Zuständigkeit auf die *psycho*therapierbaren Krankheiten beschränken will und alles übrige als untherapierbar außen vor läßt. Dann trifft man ebenso auf eine (dogmatische) Psychiatrie, die eigentlich nur die großen Psychosen, die sog. »endogenen Formenkreise« denkt; die anderen psychopathologischen Erscheinungen werden theoretisch ausgegrenzt und auch in der Praxis an den Rand gedrängt. Es kommt zu einer Bereichsteilung in »große« und »kleine« Psychiatrie. Hier setzen die Biologisten, d. h. die Humangenetiker und Somatologen an; ihnen ist, gemäß der nur vorübergehend übertünchten programmatischen These Griesingers (1845) »Geisteskrankheiten sind Gehirnkrankheiten«[5], alles Psycho(patho)logische nur Symptom eines letztlich naturwissenschaftlich zu klärenden organischen Krankheitsprozesses. Sie können ihren Anspruch, die »wahren« Psychiater zu sein, durch die Würde naturwissenschaftlicher Methodenklarheit und so auch durch die größte Nähe zur Körpermedizin stützen. Ihnen entgegengesetzt haben längst die Soziologisten Aufstellung genommen. Ihre Bedeutung ist so groß, wie das ganze Gegenteil eines vereinfachenden falschen Standpunktes richtig sein kann. Fragwürdig dürfte schließlich auch eine Definition sein, wonach Psychiatrie schlicht die Situation ist, in der ich psychiatrisch arbeite, mitsamt dem Ertrag an praktischen Erfahrungen, die in Begriffe gefaßt werden, und als ggfs. revidierte Methode wieder praktisch genutzt wird. Dieses pragmatische Modell wird allerdings noch von der ebenso operationalen wie inhaltslosen Definition von Dörner und Plog[6] unterboten: »Psychiatrie ist die *Begegnung* zweier Menschen, dem *psychisch Kranken* und dem *psychiatrisch Tätigen*«. Was damit schon an Vor-Urteil und Setzung (»krank« versus »tätig«!) ausgedrückt ist, wird durch die (natürlich folgende) Definition der kursiven Begriffe nicht mehr gutgemacht. Aber das sei hier nicht überbewertet, zumal es sich um ein Lehrbuch der Psychiatrie handelt, das auch psychiatrischen Hilfsberufen den Lehrstoff verständlich und auch erlebnismäßig erfaß- und nachvollziehbar darbieten will; dafür muß es, ohnedies ein erster Versuch dieser Art, gelobt werden.
Damit sind bei weitem nicht alle Psychiatrie-Konzeptionen aufgeführt, nicht die ganze kontroverse Vielfalt der inneren Auseinandersetzungen und auch nicht die zahlreichen alternativen bis revolutionären Entwürfe der äußeren Psychiatriekritik. Darüber informiert sich mit Nutzen, wer die jeweils umfassenden und geschlossenen kritischen Abhandlungen

über »Antipsychiatrie« von Kisker[7] und Bopp[8] liest, auch deren Diskussion über Verständnis- und Bewertungsunterschiede[9]. Hier ist nicht der Ort, mit Bopp für trennschärfere Aufnahme der verschieden legitimierten psychiatriekritischen Stimmen zu werben. Aber es wäre in der Tat ein Fortschritt, sich vom Affekte mobilisierenden Reizwort »Antipsychiatrie« (das selbst D. Cooper nicht mehr auf seine Fahnen schreibt und durch die Vision einer »Nicht-Psychiatrie«[10] ersetzt hat) zu lösen und aufs Handfeste sowohl der gerügten Mißverhältnisse als auch der daran anknüpfenden Kritik als Information und Lösungshilfe zu sehen.
Was übrigbleibt und immer wieder den kleinsten gemeinsamen Nenner darstellt, ist die *institutionelle Wirklichkeit* der Psychiatrie, sind ihre Bauten, Häuser, Bastionen, ist die Psychiatrie als Verwaltung und Organisation und Ökonomie in der rentablen Größenordnung der Großanstalt: als totale Institution. Die paar wenigen kleineren Einrichtungen klinischer Psychiatrie verdanken sich dem privilegierenden Titel von Forschung und Lehre. Wobei allerdings die Frage erlaubt sein muß, ob man nicht deshalb vom Regen in die Traufe kommt, weil gerade auch Wissenschaft am Gegenstand, den sie angreift, Spuren hinterläßt. Psychiatrie, wie sie faktisch, d. h. in der Vielzahl ihrer stark heterogenen Bestandteile ist, darf nicht mit der Psychosen-Psychiatrie gleichgesetzt werden. Die Psychosen mögen bei den akuten und auch langzeitinternierten psychiatrisch Kranken überwiegen, in ihnen verwirklicht sich zweifellos auch die eigentliche Verrücktheit und damit das zentrale Thema der Psychiatrie. Aber sie werden zum verhängnisvollen Paradigma, weil sie die hier oft unumgängliche Verwendung von Zwangsmitteln (wozu auch die chemischen rechnen) auch bezüglich der nicht-psychotisch Kranken alibisieren.
Psychiatrie ist weit mehr, als was in psychiatrischen Betten liegt. Viel zahlreicher als die Psychosenfälle sind die anderen psychiatrischen Diagnosen. Sie seien hier einmal außerüblich »Übergangs-Syndrome« genannt: die Psychoneurosen, die abnormen Reaktionen, Psychopathien (Charakterneurosen). Aber auch die sog. symptomatischen Psychosen und sonstigen somatogenen Psychosyndrome. Die darunter leidenden Kranken genießen ja in der Regel keine andere, etwa weniger zwang- und gewaltartige Behandlung. Ihr Schicksal der Gleichschaltung hat in jüngster Zeit in seinem erschütternden Bericht Hermann K. A. Döll unter dem Titel »Philosoph in Haar. Tagebuch über mein Vierteljahr in einer Irrenanstalt« dokumentiert[11]. Da also, wo auch moderne, reformierte, extramurale, ambulante, gemeindenahe Psychiatrie medikamentierend, sozialpädagogisch, ergotherapeutisch-rehabilitatorisch, nicht zuletzt sachverständig begutachtend tätig ist, bewußtseinsbildend »zuschlägt« (von Betroffenen

so noch euphemistisch ausgedrückt) und, vor allem, medizinpolizeilich, d. h. gesellschaftsordnend, disziplinierend und regulierend eingreift, also auch unmittelbar das Sein (nicht nur das Bewußtsein) (mit-)gestaltet, Gesellschaft »konstruiert« bzw. dazu beiträgt, die Wirklichkeit gesellschaftlich zu konstruieren (Berger u. Luckmann[12]) – da also treffen wir auf die reale Psychiatrie, nicht in ihren akademisch-arkadischen Lehr- und Handbüchern.

Es geht folglich nicht primär, nicht *mehr* primär, um die eingemauerte, die Festungspsychiatrie, welche zu liberalisieren, zu öffnen, nach Art der Gemeindepsychiatrie zu rekommunalisieren wäre. Es geht grundsätzlicher um das, was Psychiatrie *in uns* als internalisierte gesellschaftliche Instanz der Kontrolle und Disziplinierung *und,* der öffentlichen Ordnung voranliegend, als Vor-gabe hierzu darstellt. Wie arrangieren wir uns, wir als potentielle psychiatrisch Kranke und wir als deren Helfer (Diagnostiker, Therapeuten, Wächter)? Wie richten sich Psychiater und Hilfs-Psychiater ein zwischen Vernunft und Unvernunft? Was lassen sie an psychiatrischem »Common Sense« zu, was an Einsichten in sich aufkommen, stark und gültig werden, damit sie mit der eigenen (Tiefen-)Angst fertig werden? Wieviel Abschattung, Verdunkelung, Verneinung, Geringschätzung, Unduldsamkeit, Verhöhnung, Vergewaltigung bis zur Vernichtung (man denke an die »führende« Stellung der Psychiater in der nach Berufen geordneten Selbstmordstatistik! vgl. Schmidbauer[13]) *muten sie sich selbst* zu?

Das massenhaft gleichgeschaltete Bewußtsein macht erst Psychiatrie möglich, mächtig und gefährlich. Auf dem massenhaft vorhandenen Individuellen ruht das sogenannte öffentliche Bewußtsein auf. Wir heucheln, wenn wir dieses dann angreifen, in ihm unseren Feind erkennen und bekämpfen. Und doch ist jeder für sich als Individuum machtlos und ausgeliefert. Wir werden dahin sozialisiert, wachsen von Kleinkindestagen an mit der stets deutlicher werdenden Erfahrung auf, daß die Tatsachen und Gesetze der Gesellschaft den gleichen, wenn nicht einen höheren Rang haben wie die Naturtatsachen und -gesetze. Auf diese Gesetze und Normen hin werden wir erzogen, und man läßt Verstöße und Abweichungen nicht straflos durchgehen.

Aber – diese *innere Psychiatrie* ist die Grenze, die auch dann bliebe, wenn wir die äußeren Grenzen aufheben würden. Es mag noch zu früh sein, nach den Erfahrungen zu fragen, die in Italien nach der Liberation der Psychiatrie, nach der jedenfalls formalen Abschaffung der geschlossenen Anstalt von Gesetzes wegen, gemacht worden sind. Abgesehen vom Problem der Übertragbarkeit italienischer Verhältnisse und Lösungsstrategien aufs transalpine Deutschland (Hartung; Bennett; Moises[14]) dürfte das deshalb verfrüht sein, weil, wie bei Systemumstellungen stets, erst einmal der administrative Aufwand die auftauchenden inhaltlichen, also essentiellen Probleme vernebeln wird. Nach jeder Revolution kommt zuerst einmal die Ära der Buchhalter.

Man muß diese Antwort aber nicht abwarten, um zu wissen: die Reform der Psychiatrie ist soviel wert, wie wir unsere *innere* Psychiatrieorganisation, die ja nicht einfach wie ein Wurmfortsatz herausoperiert werden kann, revidieren können. Ist sie doch ins grundsätzlich Anthropologische, Moralische, Religiöse, in übergreifende Wertgefüge und Systeme (etwa der Theologie und Philosophie) eingelassen und mithin die individuelle Korrespondenz für Verständnis und Teilhabe der (zeitgenössischen) menschlichen Gesellschaft und ihrer auch geistigen Ordnung.

Weil wir so wenig davon wissen, bleiben die Gräben gleichwohl. Denn diese unsere *innere* Psychiatrie erscheint ja nicht als etwas uns allen Gemeinsames und Faßbares. Wir sind gar nicht über sie aufgeklärt. Sie verrichtet in jedem von uns ihren stillen Dienst. Nur Zufall könnte es fügen, daß sich zwei begegnen, die so aufgeklärt wären, ihre eigenen (privatisierten) psychiatrischen Ordnungen und Systeme überhaupt zu kennen, um sie zu vergleichen und, im dritten Schritt, sich dann finden zu können: als *ganze* Menschen, jeder mit seiner Tag- und Nachtseite, seinem hellen rationalen Bewußtheit *und* seinem irrationalen Untertagebau. Dem liegt voran die Aufgabe, sich selbst zu sein, »die Aufgabe einer Rezentrierung des Menschlichen auf ein erträgliches Eben-Maß zwischen Gängigem und Abwegigem« (Kisker[15]). Das läuft auf eine gekonnte Dialektik von »*zwei* im Menschlichen liegenden Möglichkeiten der Verrücktheit«[16] hinaus, die, wenn ihn sein Beruf nicht um den Verstand bringen und er dennoch seiner Aufgabe gerecht werden soll, der Psychiater zuerst leisten muß. »Von seiner vertagten Gesellschaft wurde dem Psychiater der Moderne eine Art Doppel-Rolle zugespielt. Sie verlangt ihm die Empathie mit der Nacht ebenso ab wie die Identität mit dem Gängigen«[17].

Dies erst machte unverstellte Kommunikation möglich. Dann erst wäre eine Psychiatrie, wie wir sie heute haben und beargwöhnen, überflüssig.

Kapitel 2

Der Schritt vom Trivialen zum Abgründigen

Ein Patient hat seinen Psychiater getötet.

So oft das gedacht, phantasiert oder geträumt wird, so selten kommt es doch wirklich vor. Wenn es aber vorkommt, erregt es Aufsehen und Affekte, bestärkt und »bestätigt« es Vorurteile.

Es wird ein Denkmal beschädigt, an ein Tabu gerührt. Für einen kurzen Augenblick wird eine für gewöhnlich unheimliche Szene gleißend erhellt. Die einen empfinden dabei so etwas wie Genugtuung, als habe sich eine unerträgliche Spannung gelöst, die anderen erschrecken und können es nicht fassen, wie Hilfe mit solch zerstörerischer Gewalt vergolten werden kann. Die Szene verdunkelt sich rasch wieder und wird auch durch die kriminalistische Rekonstruktion des Geschehenen nicht mehr enthüllt. Es bleibt ein vages Gefühl, daß es einen angeht, was sich da zugetragen hat und verhandelt worden ist. Aber es läßt sich nicht greifen. Die Rückkehr zum Gewohnten macht die unbeantwortete Frage nach dem Grund der vorübergehenden Beunruhigung vergessen. Die gerichtliche Behandlung des Falles, der Schuldspruch und die Bestrafung des Täters besänftigen die kurzfristig irritierte Vernunft. Das Außergewöhnliche ist wieder eingefangen, hat sich, nach einigem Sträuben, ins Gängige unserer Vorstellungen von der Ordnung der menschlichen Welt gefügt. Vielleicht ist das immer so; vielleicht ist das sogar die eigentliche Funktion der Strafjustiz: anstatt anthropologische Untiefen und Abgründe auszuloten und damit Überzeugungen und Werte in Frage zu stellen, anstatt über den Verstehenshorizont des Volkes hinweg einer auf praktische Inanspruchnahme gar nicht eingestellten Theologie und Philosophie noch alltagsfrische Beispiele ihrer bevorzugt nur hypothetischen Problemata zu liefern, tatsächlich den Dienst der Transformation des politisch, sittlich, seelisch oder wie immer sonst auch Abwegigen in die geläufigen vernunftgerechten Kategorien zu verrichten. Man darf dies ohne weiteres auch einen Dienst an der herrschenden Ideologie der Gesellschaft nennen. Greift man weit und versteht sie als die Ideologie der Vernunft, so kann es nicht verwundern, daß von Justiz *und* Psychiatrie (in Kooperation wie in getrennter Einzelzuständigkeit) erwartet wird, die Gesellschaft gegen den Einbruch des Ir-

rationalen abzuschirmen. Womit jetzt schon die Psychiatrie in funktionale Nachbarschaft zur Justiz gebracht worden ist, jedenfalls dem beiden gemeinsamen Aspekt nach, gesellschaftliche Exekutivorgane zur Herstellung und Erhaltung der Ordnung zu sein. Solche Gleichbestimmung wird ohne weiteres da sinnfällig, wo sich Psychiatrie für den Zweck der Rechtsprechung zum Preise nicht unbedeutender begrifflicher und sprachlicher Zugeständnisse, vielfach unter bewußter Ausklammerung eines aus Klinik und Therapie gewonnenen »besseren Wissens« als forensischer Sachverstand öffentlich nützlich macht.
Gerade für Formen und Inhalte, Harmonie und Konflikte und schließlich für die unumgängliche Kompromißhaftigkeit dieser Zusammenarbeit der Disziplinen und Institutionen liefert die vorliegende Kriminalgeschichte eindrucksvolle Beispiele. Dabei gewinnt manche Erfahrung zusätzliches Interesse dadurch, daß der Gegenstand des Verfahrens selbst ein potenziert psychiatrischer ist. Denn das Opfer war Psychiater, als solcher klinischer Therapeut in einer staatlichen Anstalt und vielfach exponierter und renommierter Gerichtsgutachter, nicht zuletzt auch bei den Gerichten und Richtern, die seinen Totschläger zu verurteilen hatten; der Täter war seit rund anderthalb Jahrzehnten psychiatrischer Patient mit wechselvoller klinischer Verlaufsgeschichte, über die längste Strecke seiner klinischen Anamnese therapeutisches wie immer wieder auch gutachtliches Objekt seines späteren Opfers. Seine ganz besondere psychologische und kriminologische Note bekommt der Verfahrensstoff schließlich dadurch, daß, in einer seltsamen Abgrenzung ebenso wie Durchflechtung, die psychiatrische Beziehung zwischen Täter und Opfer mit einer (auch erotisch-sexuellen) Freundschaft der beiden in fataler Weise konfligiert. Es läßt sich vorstellen, was hier für das Ansehen der Psychiatrie auf dem Spiel stand. Kaum einfacher war die Rolle der mit dem Fall befaßten Staatsanwaltschaften, Richter und Verteidiger. Denn sie hatten ja nicht bloß einen objektiven Tatbestand aufzuklären und rechtlich zu würdigen, sondern mußten vor allem die subjektive Seite der Tat, die Persönlichkeiten von Täter wie Opfer und nicht zuletzt eine nebelverhangene, äußerst konfliktuöse Beziehung im Hinblick auf die Schuldhaftigkeit und Strafwürdigkeit des Delinquenten qualifizieren. Ihnen fiel die schwere Aufgabe zu, das ebenso klare wie abstrakte Schema einer Kausalität, wonach die Ursache individuell zu personalisieren ist, gegen das drohende Verschwimmen in unscheidbare kollektive, hier jedenfalls bipersonale Schuld, d. h. gegen die Auflösung überhaupt von Schuld und Delinquenz in den gesellschaftlichen Verhältnissen zu verteidigen. Es kann daher nicht erstaunen, daß sie sich dieser Aufgabe nur mit Hilfe der Abschat-

tung ganzer Problembereiche, vornehmlich derjenigen der spezifischen Therapeut-Patient-Beziehung und des Wirkens unbewußter Antriebe, entledigt haben. Hier sind die Begriffssysteme und Denkstrukturen von Jurisprudenz und (neuerer) Psychiatrie weitgehend einander inkommensurabel. Auf das abschließende Prozeßergebnis gesehen hatte eine ansatzweise aufgeflammte methodenkritische Diskussion über die wissenschaftliche Würde und Brauchbarkeit des pathosoziologischen und tiefenpsychologischen Instrumentariums als der traditionellen Kriminalpsychiatrie »überlegenen Forschungsmitteln« nur ephemere Bedeutung. Gleichwohl ist, nicht zuletzt durch den BGH in seiner Begründung des Aufhebungsbeschlusses des ersten Urteils (mit der Auflage der Wiederholung des Verfahrens im Sinne der sog. »horizontalen Teilrechtskraft« des angefochten Urteils[1]), hier mittelbar ein Akzent gesetzt worden, der doch auf die rechtliche Handhabung des Falles nicht ohne Einfluß war und damit Anlaß genug ist, sich in Ruhe und Ausführlichkeit im nachhinein kritisch mit den theoretischen Grundlagen der zeitgenössischen Kriminalpsychiatrie auseinanderzusetzen bzw. quasi in umgekehrter Richtung die Psychoanalyse (und andere tiefenpsychologische Richtungen) in ihrem wissenschaftlich gesicherten Bestand auf ihre »Dienstbarkeit" hin, sprich Gehilfeneignung in einer modernen Strafgerichtsbarkeit, zu prüfen. Aber in der vorliegenden Studie soll – zumal auf einer betont technisch-operationalen Ebene – dieser wissenschaftliche Nutzen nicht ausgeschöpft, sondern auf das beschränkt werden, was material und argumentativ zu der hier intendierten kritischen Metapsychiatrie oder besser zu dem von dieser Fallgeschichte inspirierten metapsychiatrischen Beitrag gehört.
Noch weniger ist beabsichtigt, psychiatrischen Blick und tiefenpsychologische Einsicht, wie sie mir als zweimaligen Sachverständigen in der zugrunde liegenden Strafrechtssache möglich waren, etwa dazu zu gebrauchen, mit geltendem Recht und gängiger Strafrechtspflege zu rechten. Zweifelnde Fragen und auf sittliche Erziehung und christliche Einkehr zielende Forderungen, wie sie etwa seinerzeit der medizinisch-philosophische Prozeßbeobachter des aufsehenerregenden Strafverfahrens gegen den (30fachen) Massenmörder Haarmann, Theodor Lessing[2] publiziert und in die Zuständigkeit der Justiz verwiesen hat, mögen dem gesellschaftskritischen Juristen auch 57 Jahre später, d. h, nach heutiger Verhandlungs- und Spruchpraxis, von unverminderter Aktualität geblieben sein und immer noch zu berechtigten Vorwürfen gegen eine allzu gesellschaftsdienliche, ideologisch unaufgeklärte bzw. gleichgeschaltete Justiz Anlaß geben. Wir wollen der Frage nach »unser aller Schuld« im eigenen Berufsfeld nachgehen, in der Psychiatrie, wo sich menschliche De-

vianz deutlicher zeigt und mit dem Anspruch auf Therapie dringlich angemessenes Verstehen und Begegnen fordert. Jedenfalls ist das der Anspruch: den psychisch Kranken in seiner Sprache zu vernehmen und gerade nicht vermittels (quasi juristischer) normativer Zurechnungen und Abzüge ein Kunstprodukt, eine Unperson aus ihm zu machen, auf die sich dann unsere vorgefertigten Gesetze anwenden lassen; und schließlich ist uns die Disziplin kontrollierter Selbsterfahrung ins Aufgabenbuch geschrieben, das innengerichtete Schauen und Horchen auf das, was wir mit wie starken Ängsten oder wie großem Zutrauen mit- und gegenleben und -leiden. Was sich den forschenden und selbsterforschenden Sinnen in dieser professionalisierten Welt des Umgangs mit der Verrücktheit erschließt, fügt sich freilich nicht zu einem glanzvollen Erfolgsbericht. Weit eher gerät es zu einem demütig-kleinlauten Report des menschlich-allzumenschlichen Scheiterns an diesen Aufgaben. Wobei uns Demut und Offenheit therapeutisch weitaus besser anstehen und unseren Patienten auch entschieden besser bekommen als die distanziert-distanzierende Wissenschaftsgläubigkeit jenes neuen Typus von Psychotechnokraten und Seeleningenieuren, der sich vermummt und als begegnender Mensch nicht mehr zur Verfügung steht. Gar nicht einmal zufällig finden daneben auch juridische Strukturen durch die Hintertür Einlaß und bereichern dort, wo Psychiatrie sich geschlossen gibt und ihre Kranken einsperrt, das psychiatrische Verhaltensrepertoire nicht unbedeutend.

Greifen wir auf, was, in anderer Intention, Th. Lessing geschrieben hat: »Wie wir von fremder Seele niemals mehr und niemals anderes wissen können als was wir eben aus uns *selber* wissen, so ist an Abändern, Verbessern und Aufrichten nur gerade so weit zu denken, als wir in unserem eigenen Leben die *Mitschuld* am Verhalten des anderen aufzufinden vermögen. Solange dieses ›Selbstrichtertum der menschlichen Gemeinschaft‹ nicht die Grundstimmung der Rechtsfindung geworden ist, bleibt eben alles Urteilen ein bloßes Quälen und Rachenehmen solcher, die das Glück gehabt haben, den Zuchthäusern zu entgehen, an solchen, die das Unglück haben, in die Zuchthäuser hineinzukommen. Denn was wir alle in jedem Augenblick des Lebens tun (man braucht nicht mal zu denken an das Millionenmorden, Rauben, Plündern, Lügen, Ausspionieren, Vergiften in den sogenannten ›*großen* Zeiten der Weltgeschichte‹), ist den Inhalten wie den Beweggründen nach genau *dasselbe,* was auch Tier, Kind und Verbrecher tut. Sobald wir aber die ›Schuld‹ an den Übeln unserer Gemeinschaft abschieben können auf die *anderen,* so sind wie enthoben allen beunruhigenden Mitverschuldungs- und Miterleidungs-Erlebnissen. Daher besteht schon im täglichen Leben die Strebung, dort, wo einer Person unserer Umgebung ein Unfall zustößt, so lange zu forschen, bis wir die ›Schuld‹ in ein unrichtiges Verhalten auf *ihrer* Seite hineinverlegen können. (...) So aber fällen wir auch juridische Urteile. Wir fällen sie zu unserer *eigenen Beruhigung.*«[3] Das sind Vorklänge jener viel späteren »Theologie der Verrücktheit«, wie sie ein M. Siirala 1961[4] und außer ihm danach nur noch K. P. Kisker (1968; 1970[5]) skizziert haben, die sich aber nicht gegen den Ansturm marxistischer und biologistischer Theorien ausschließlich polit-ökonomisch (kapitalistisch) bedingter oder ausschließlich genetisch-organisch verursachter Krankheitsentstehung behaupten konnte. Den Anhängern der einen Theorie geriet, aus der Begrenztheit ihres nur gesellschaftskritischen Ansatzes, das Bild des Menschen zu schmal. Die der anderen immoralisierten die Krankheit völlig und entließen den Menschen insoweit aus dem Zusammenhang von Freiheit, Schuld und Verantwortung. Beide Male erliegt der Mensch positivistischer Objektivation, ist überhaupt nur nach der Verschuldung seines Elends gefragt, und somit bleibt kommunikative Erfahrung, auf deren Basis allein Therapie sich entfalten kann, aus. Neben Gesellschaft und Bios tritt der Mitmensch. Hier soll nun keineswegs die ganze »Dialogik« Kiskers[6] mit der breit auslaufenden und auffächernden rückwärtigen Du- und Intersubjektivitätsphilosophie von Buber, Rosenzweig, Rosenstock-Huessy bis hin zu Theunissen[7] referiert werden. Hier geht es nicht um die Rezeption mehr oder weniger differenzierter Theorien zwischenmenschlicher Kommunikation für die Psychiatrie. Vielmehr soll die faktisch gegebene und uns bestimmende alltäglich-durchschnittliche Situation der Psychiatrie untersucht, beschrieben, bewußt gemacht und, soweit wie möglich, erklärt werden. Man mag das vor- oder, tadelnd-belehrenden Tones, außerwissenschaftlich nennen. Aber man wird nicht gut einem Versuch die Legitimation absprechen können, ein Stück weit vom eingefahrenen wissenschaftlichen Weg abzuweichen, das heißt (relativ) unbeeinflußt sozusagen innere Erfahrung, jedenfalls aber eigene Erfahrung zu machen, die nicht auf einem ausgesuchten Vorverständnis basiert. Dazu rät in seinen Konklusionen auch Th. Lessing, »daß das Suchen nach Beweggründen außerhalb der Geschehnisreihen durchaus hinauskommt auf den logisch-ökonomischen Zwang, das geballte und unausmeßliche Schicksal zu *verengern,* um es faßbar zu machen für begreifende Orientierung. Es dürfte in Wirklichkeit niemals eine Tat aus *einem* Motiv geschehen«.[8] Dieser Autor ist für unser weiteres Vorhaben kein Gewährsmann; wir finden uns nur am Ausgangsort in einer ähnlichen Rolle: als über das Prozessuale und seinen Gegenstand hinausdenkende kritische Beobachter. Schon der Prozeßstoff verträgt keinen Vergleich mehr.

Unsere Fallgeschichte trägt die Merkmale des Außergewöhnlichen. Wir werden aufgeschreckt und erwachen und sehen jetzt, nachdem sich die theatralisch übersteigerte Szene vor uns wieder verdunkelt hat, klareren Blickes auch das Gewöhnliche, allenthalben Geübte, Alltägliche. Dem Alltäglichen im Wesen der Psychiatrie gilt unser Interesse. Die Geschichte endet mit einem Tod, dem Tod des Psychiaters. Das ist ebenso sensationell wie trivial. Aber wie jeder Tod, zumal wenn er kein zufälliger, sondern nahezu notwendiger Abschluß einer verhängnisvollen Entwicklung oder wie hier einer gescheiterten zwischenmenschlichen Beziehung ist, schärft auch dieser unseren Sinn für die Bedingungen des Lebens. Das Täter und Opfer Um- und Übergreifende war die Psychiatrie. Es ist kein Zufall, was geschah. Täter wie Opfer waren Gefangene der Psychiatrie. In ihnen haben sich extreme Züge dieser Psychiatrie personifiziert. Sie waren (inmitten einer mehr oder weniger typischen Komparserie) die beiden Hauptdarsteller eines Dramas mit dem Titel Psychiatrie, wobei die Inszenierung sich der kaum zu überbietenden dramaturgischen Raffinesse bediente, das eigentlich Verhandelte unkenntlich zu machen. Sie durfte darauf rechnen, daß das Publikum sich in die individuellen Pathologien der Protagonisten vergucken würde. Für solches Verständnis des Schauspiels hat die Psychiatrie selbst den Vertretern des eigenen Berufsstandes die »herrschende Lehre« verordnet, im übrigen, wo nicht eine zeitübliche popularisierende Aufklärung auch den Laien grob informiert und »eingeweiht« hat, die berechtigte Aussicht, das »gesunde Volksempfinden« überwiegend auf ihrer Seite zu haben. Das Stück kommt sogar bei den erklärten Feinden der Psychiatrie todsicher an: denn ihr wird, so mutet es den Rachedurstigen an, in der Symbolfigur ihres Exekutors der Todesstoß versetzt. Die Psychiatrie figuriert in allen Rollen, sie trifft und wird getroffen, sie tötet und wird getötet, ist Täter und Opfer in einem. Die nähere Sicht aufs Geschehen läßt überdies erkennen, daß die Rollen jedenfalls zur Hälfte austauschbar sind. Die Rollen sind (teil-)invers, das sie einschließende System (Psychiatrie) aber bleibt sich gleich, ist invariabel.
So eröffnen sich über die in tödlich endender Beziehung tragisch Verstrickten Blicke in abgründig Ungeklärtes. Es übergreift das individuell Besondere der handelnden Personen und läßt sie als blinde Werkzeuge und Opfer gesellschaftlich installierter Kräfte erscheinen. Trotzdem ist das, was Gesellschaft hier anrichtet, über die individuelle Ausrüstung der Akteure vermittelt. Dabei bietet das gewählte Beispiel den Vorzug, Psychiatrie in der Engführung einer zugleich existentiell bedeutsamen zwischenmenschlichen Beziehung unerbittlich auf die Probe zu stellen. Wäre sie als nur therapeutische noch technisch steuerbar und befriedbar gewesen, so

war sie es als freundschaftlich-direkte Beziehung nicht mehr und mußte sich bis zur Katastrophe zuspitzen. Gerade in der hier eingetretenen Unscheidbarkeit einer sowohl psychiatrischen wie außer-psychiatrischen Kommunikation treffen wir auf die Frage der Vermittelbarkeit des einen mit dem anderen bzw. der Unterscheidbarkeit des Ungeschiedenen, hier zudem Unscheidbaren. Daraus ergeben sich Schlüsse auf die Verfassung der Psychiatrie und darauf, wie sie einerseits von ihren Repräsentanten dargestellt und andererseits von ihren Patienten reflektiert wird. Ihr Charakter als gesellschaftliche Agentur wirkt sich nicht zuletzt deshalb ruinös aus, weil sie sortiert, sondert, trennt und gerade nicht verbindet, verständigt, versöhnt, vereint.
Das in dieser Studie untersuchte Außergewöhnliche wird zum Paradigma des Gewöhnlichen. Wir behaupten also: so funktioniert Psychiatrie immer. Was sich hier extrem gezeigt hat, ist zugleich die durchschnittliche Verfassung. Mühsam beherrschte und dosierte Kräfte halten das System in einem labilen Gleichgewicht. Es ist dies ein System wechselseitiger Angewiesenheit. Alle, Psychiater wie Patienten, sind Opfer dessen, was die Gesellschaft »ihrer« Psychiatrie abverlangt, mögen die ersteren auch wie die Herren, die letzteren wie die Knechte erscheinen, sich gar selber so vorkommen. Daß nicht mehr Gewalttätigkeit in psychiatrischen Anstalten beobachtet wird (gleichwohl ist es schon genug), hat viele Gründe. Vordergründig sind es schlicht die neuen Ketten der Chemotherapie, psychologisch ist es jene institutionell geförderte (pseudo-)pathologische Dankbarkeit des Eingesperrten gegenüber seinen Wächtern, die ihm in der verkürzten Optik seiner Zwangslage als die einzigen Beschützer und Dolmetscher vorkommen.
Im allgemeinen liegt es unserem Wohlstandsbewußtsein fern, auf diese Aporien einer Psychiatrie zu achten, die heute wie zu Beginn des 19. Jahrhunderts den psychisch Kranken nicht nur zu Nutz und Frommen der sozialen Ordnung aussondert, sondern – wie am Beispiel der französischen Psychiatrie Foucault[9] gezeigt hat – die Isolierung auch als therapeutische Notwendigkeit sieht, gegen den Widerstand des Verrückten die Idee der Vernunft bei ihm durchzusetzen. Das wußten damals wie heute herrschende Lehrmeinungen in wissenschaftlich unanfechtbarer differenzierter Argumentation zu begründen. Dieses Phänomen wird uns noch beschäftigen. – Wird es um die Psychiatrie einmal laut, so fühlt man sich allenfalls belästigt und hat mit der Befürwortung und Einleitung einer Untersuchung des Lärms (wie es in den vergangenen siebziger Jahren bei uns großen Stils die Beauftragung einer Sachverständigenkommission zur Erforschung der »Lage der Psychiatrie in der Bundesrepublik Deutschland«

mit dem als »Psychiatrie-Enquête«[10] bezeichneten abschließenden Bericht war) seine Schuldigkeit getan und kann getrost wieder zur Tagesordnung übergehen. Wenn mit der vorliegenden Studie versucht wird, dieser Indolenz eine Übung in Nachdenklichkeit entgegenzusetzen, selbst wenn diese nicht in einen beschwichtigenden technokratischen Lösungsvorschlag ausmündet, so wird auch dies kaum an den Schlaf der Gerechten rühren.

Zweiter Teil

Der Tod des Psychiaters – eine psychiatrische und Kriminal-Geschichte

Kapitel 3

Das Ende

In der Morgendämmerung des 25. April 1978 wird in der Nähe der Landesnervenklinik W. abseits der Straße in einem Weinberg ein stark beschädigter herrenloser Pkw entdeckt. Es wird angenommen, daß das Fahrzeug schleuderte und aus der Kurve getragen wurde. Zusätzlich aber mußte es mutwilig (mit einem Feuerlöscher) demoliert worden sein. Im Kofferraum wird eine nackte männliche Leiche gefunden, der aus nächster Nähe in den Kopf geschossen worden ist. Als Fahrzeughalter wird der 49jährige Facharzt für Psychiatrie, Medizinaldirektor Dr. Alfons Wachter, Abteilungsleiter und stellvertretender Direktor der nahen Landesnervenklinik W., festgestellt. Wegen stark verunstaltender Gesichtsverletzungen erfordert es erhebliche Mühe und gerichtsmedizinischen Sachverstand, ihn auch als den Toten zu identifizieren.
Nachdem ein vom Täter beabsichtigter Verdacht, es handele sich um einen terroristischen Überfall, bei näherer Untersuchung bald verworfen und auch der Kopfschuß als Todesursache ausgeschlossen werden kann, wird zwei Tage später der tatverdächtige Hans Binding auf dem Klinikgelände von der Polizei festgenommen. Der frühere Patient, dann langjährige Freund, zuletzt Hausmann und »Butler« im Wachterschen Hause, leugnet zunächst, ist aber schon bald geständig.
Die Obduktion des Tatopfers ergab, in ungefährer Übereinstimmung mit den Bekundungen Bindings, daß der Tod am späten Abend des Vortages, am 24. April 1978 zwischen 23 und 24 Uhr, eingetreten sein mußte. Dr. Wachter war erstickt, die Todesursache war laut gerichtsmedizinischem Gutachten ein Würge- und Drosselvorgang, keineswegs der aus einem Revolver abgegebene Schuß in den Kopf. Dieser Schuß auf den bereits Toten, ebenso wie Schüsse in die Autoreifen und das Demolieren der Karosserie und der Scheiben des Pkw stellten den untauglichen Versuch des zur Tatzeit ziemlich alkoholisierten Binding dar, Dr. Wachter als das Opfer einer tödlichen Vergeltungsaktion terroristischer Kreise erscheinen zu lassen. (In der Tat war Dr. Wachter, nachdem er als Gerichtssachverständiger an sog. Terroristenprozessen mitgewirkt hatte, Adressat zahlreicher Morddrohungen geworden.)

Ein spektakuläres Verbrechen war geschehen. Seine Hintergründe waren alles andere als klar. Der Umstand, daß sich Täter und Tatopfer in langjähriger Beziehung kannten, wobei der Charakter dieser Beziehung überwiegend dunkel und geheimnisvoll war, erregte, von der Presse tatkräftig unterstützt, starke öffentliche Neugierde und Phantasie. In der Tat haben die Ermittlungen und der anschließende Strafprozeß einige sensationelle Erkenntnisse zutage gebracht. Allerdings war einigen Interessentengruppen das Ergebnis des gerichtlichen Verfahrens zu diffizil und klischeefeindlich relativierend geraten. Sie äußerten Unmut und beklagten öffentlich, hier würden in unverantwortlicher Weise erhebliche Steuergelder an einem unwürdigen Objekt vertan, solcher Aufwand für einen Mörder, zumal einen psychisch nicht normalen, sei empörend.
Hans Binding wurde unter Mordanklage gestellt. Nachdem der Staatsanwalt wegen Mordes auf lebenslange Freiheitsstrafe, der Verteidiger wegen Körperverletzung mit Todesfolge bzw. Tötung im Affekt auf eine weit mildere Verurteilung plädiert hatten, sprach die Schwurgerichtskammer des Landgerichts in B. den Angeklagten des »Totschlags in einem besonders schweren Fall« für schuldig und verurteilte ihn am 11. Dezember 1979 zu lebenslanger Haft. Binding sprach die Schlußworte: »Ich habe Dr. Wachter nicht töten wollen. Er war bis zuletzt mein bester Freund.«
In diesem (ersten) Strafprozeß hat der psychiatrische Sachverstand eine große, vielfach schillernde und durch das Auftreten von Vertretern unterschiedlicher Schulen und Lehrauffassungen in sich kontroverse Rolle gespielt. Dem erkennenden Gericht war es nicht leicht gemacht, sich bei einem erheblich differierenden Tenor, der bis zu völliger Gegensätzlichkeit der Endbeurteilungen ging, entweder für die traditionelle und auch nach höchstrichterlicher Meinung immer noch probate oder aber für eine neuere, fortgeschrittenere (psychodynamisch und tiefenpsychologisch orientierte) Methode forensischer Psychiatrie zu entscheiden. In diesem Konflikt ist es schließlich eklektisch verfahren. Diesem mißglückten Kompromiß ist es im wesentlichen zuzuschreiben, daß der Bundesgerichtshof mit Beschluß vom 24. Juli 1980 auf die Revision des Angeklagten hin das Urteil vom 11. Dezember 1979 im Strafausspruch aufhob und die Sache zu erneuter Verhandlung und Entscheidung an die Schwurgerichtskammer eines anderen Landgerichts zurückverwies. Es stellt eine juristische Delikatesse dar, daß mit diesem Beschluß im Sinne der sog. horizontalen Teilrechtskraft des angefochtenen Urteils der Revision nur partiell stattgegeben wurde und die vom ersten Gericht festgestellten Tatsachen und deren Würdigung in richterliche Ermessensfreiheit gestellt wurden, so namentlich auch die Feststellung des Tötungsvorsatzes und das Verwerfen einer

schuldausschließenden Affekttat nicht neuerlich strittig, sondern als gültig zugrunde zu legen waren. So ging es nunmehr im (zweiten) Strafprozeß um die sorgfältigere Durchleuchtung und Berücksichtigung aller psychologischen Tatumstände und darum, diese verstärkt in die Würdigung der Strafzumessungsgründe einzubeziehen.
Dieses zweite Verfahren, in dem Binding jetzt des Totschlags angeklagt war, endete am 12. Juni 1981 mit der Verurteilung zu 12 Jahren Freiheitsstrafe. »Im Hinblick auf die Schuld des Angeklagten und unter Berücksichtigung der zu erwartenden Wirkungen der Strafe für das künftige Leben des Angeklagten in der Gesellschaft« war das Gericht »aufgrund der Abwägung der einzelnen Strafmilderungs- und Strafschärfungsgründe der Ansicht, daß bei dem Angeklagten die Verhängung einer Freiheitsstrafe von 12 Jahren innerhalb des Strafrahmens des § 212 StGB der Tatschuld angemessen und zur Erreichung aller Strafzwecke auch erforderlich sei.«
Die Schwurgerichtskammer des Landgerichts in A. hatte sich praktisch ausschließlich mit der Qualifizierung der psychologischen Tatumstände einschließlich der Würdigung der Opfer-Täter-Beziehung zu befassen und sozusagen diesseits der (nicht mehr gestellten) Frage der prinzipiellen strafrechtlichen Verantwortlichkeit des Delinquenten aufgrund seiner seelischen und tiefenseelischen Bedingungen den Charakter der Schuld und das Maß der Verwerflichkeit der Straftat zu ermitteln. Daß es neben der klassischen Funktion der Kriminalpsychiatrie, Schuldfähigkeit festzustellen oder auszuschließen, einen Funktionsbereich gibt, in welchem die Psychiatrie konsultativ wirkt und beim schuldigen Straftäter Strafbemessungskriterien beisteuert, war hier beispielhaft zu erfahren. Der darüber hinausgehende Schritt, dem in der Bundesrepublik Deutschland nach euphorischen Ansätzen Ende der sechziger Jahre nicht mehr weiter nachgegangen wurde, was im übrigen auch für die meisten anderen sozialen Reformen gilt, sieht die Psychiatrie als exponierte Mitveranstalterin eines Strafvollzugs als Resozialisierungsprogramm. Diese Vielfachfunktionen der Psychiatrie mit unterschiedlicher fachinterner und öffentlicher Wirkung an der Seite einer einigermaßen verunsicherten oder einer doch eher auf formale Strukturierungsaufgaben zurückgenommenen Justiz soll uns im Zusammenhang weiter unten noch beschäftigen (Kap. 14 Kriminalpsychiatrie). Jedenfalls stellt gerade der hier untersuchte Fall des Hans Binding unter Beweis, daß sich Psychiatrie und Strafjustiz längst nicht auf das eng umgrenzte Feld der Klärung von Schuld- und Verantwortungsfähigkeit beschränken. Der Straftäter bleibt auch dann Gegenstand der Psychiatrie, wenn er nicht durch plakative Psychiatrisierung ex-

kulpiert und sodann als Patient in die Obhut einer psychiatrischen Anstalt überführt wird. Daß »Psychiatrie und öffentliche Ordnung« ein viel weiteres Feld und ein weit vielschichtigeres Thema darstellen, soll denn auch mit der vorliegenden Studie aufgezeigt werden. Dabei werden zusätzlich *innere* Dimensionen, für uns im allgemeinen ein blinder Fleck, sichtbar gemacht.

Bei jenem zweiten Strafprozeß gegen Hans Binding war das öffentliche Interesse extrem gering, vermutlich, weil es gar nicht mehr um eine sensationelle, sondern um eine weitaus mühevollere und differenziertere Mikroanalyse seelischer Befindens- und Reaktionsformen ging. Soviel in einem groben Aufriß vorab zur Straftat und ihrer nachfolgenden juristischen und forensisch-psychiatrischen Behandlung.

Kapitel 4

Die Beziehung (I)

Hans Binding bietet das Bild eines Ertrinkenden, Verzweifelten, als er in Blickfeld und Lebenskreis Dr. Wachters tritt. Er appelliert in sehr direkter Sprache an dessen Hilfsinstinkte und trifft zielsicher dessen karitativen Nerv.

Die Zeit der ersten Bekanntschaft in Briefzeugnissen:

Feb. 1966. — Sehr geehrter Herr Dr. Wachter!

... Es ist einfach alles zu schwer für mich. Ich traue mich nicht mehr... Mich widert alles an und jetzt habe ich es endgültig satt wie eine arme Sau zu leben. Wie ich mich umbringe weiß ich noch nicht. Vielleicht saufe ich 1 Fl. Puschkin. Das überlebe ich sicher nicht und werde dann an Alkoholvergiftung krepieren. Das Leben lohnt nicht mehr...

Eines kann ich Ihnen sagen. Ich würde gern ein gutes Leben führen. Da ich das aber nicht kann und ich nicht wie ein armer Wicht leben will, zumal ich mich zu besserem tauglich fühle als ich zur Zeit bin, wähle ich den Tod um mich zu verschonen vor allen zukünftigen Nöten des Scheißlebens. Geistesgestört bin ich nicht, aber trotzdem habe ich alles leid...

15. 2. 1966. — Sehr geehrter Herr Dr. Wachter!

... Sie haben nun meine Lebensgeschichte gelesen. Wie Sie gemerkt haben, ein großes Durcheinander. Bitte glauben Sie nicht ich wüßte nicht, was ich wolle. In Wirklichkeit sieht das so aus. Seit meiner Kindheit fand ich nie den rechten Weg zum Leben. Aber es half mir auch keiner ihn zu finden... Weil ich mit der Umwelt in Zweitracht lebte und ich ständig damit beschäftigt war »Wie setze ich mich durch«, konnte ich mich nie so recht auf das Lernen konzentrieren. So versaute ich mir dann auch die Schulausbildung...

Die Zeit im Heim war die schlimmste. Denn dort geht es noch teilweise nach dem Motto »Der Stärkere herrscht über den Schwächeren«. Da ich aber nicht gewillt bin, mich zum Trottel stempeln zu lassen, greife ich zur Waffe. Ich kann mich so gut beherrschen, um die Waffe erst im äußersten Notfall zu benutzen, dann aber mit 100% Sicherheit...

Nur eines fehlt mir noch. Zu lernen, wie ich mit anderen Menschen auskomme. Dafür gibt es weder Spritzen noch Tabletten, sondern ich brauche jemand, der mir ein Beispiel ist und dem ich nacheifern kann und der mir hilft, wenn ich angegriffen werde. Habe ich niemand, so verzweifle ich...

Bei mir ist es wie mit einem in die Enge getriebenen Tier. Es hat Angst und plötzlich bei einem Angriff überwindet es sich und faßt allen Mut zusammen und vernichtet den Gegner. Die Praxis hat es bewiesen. Man hat mich schon öfters seelisch gequält und in die Enge getrieben und dann, wenn ich nicht mehr weiter fliehen kann, greife ich zur Waffe. Es gab Momente, wo Menschen gezittert haben und um Gnade gewinselt haben...

Sehr geehrter Herr Doktor. Auch Sie haben Feinde und Mißgönner, die nicht sehen können, daß es Ihnen besser geht. Wie entledigen Sie sich solcher Elemente? Sagen Sie mir bitte in einem offenen Wort, wie Sie das machen. Ich wäre Ihnen so dankbar und bin gerne, sehr gerne bereit Lehren anzunehmen. Sie glauben gar nicht, wie groß meine Bereitschaft ist, zu lernen und an mir zu arbeiten...

3. 3. 1966. — Sehr geehrter Herr Dr. Wachter!
...Hugo A. ist ein sogenannter »Kern-Neurotiker«. Kern-Neurotiker sind Menschen, bei denen nach geltender Lehrmeinung ein Erlebnis in frühester Kindheit den Kern der Persönlichkeit so verändert hat, daß spätere Umwelteinflüsse nichts mehr daran ändern können.
Die Kontaktarmut dieser Menschen macht sie für ihre Mitmenschen kaum erkennbar. Sie haben hinter ihrer schwer durchschaubaren Fassade andauernd (bewußt und unterbewußt) Angst vor irgend etwas oder irgend jemandem. Ihre Angst treibt sie immer wieder dazu, nach dem »Alles-oder-Nichts-Gesetz« zu handeln. Sie pendeln zwischen extremer Inaktivität und Aggressivität – die Psychoanalytiker bezeichnen dies als »vegetative Kippschwingung«... Das alles paßt haargenau auf mich. Daß bei mir einiges verschoben ist, weiß ich schon lange. Ich versuche nun meinen innerlichen Saustall aufzuräumen. 70% ist mir das schon gelungen.
Die Symptome, von Sammeltick usw. habe ich bereits überwunden. Aber das Symptom »vegetative Kippschwingung« habe ich noch nicht überwunden.
Bei mit ist das genau, wie das da steht... Herr Doktor, können Sie mir helfen. Das kann ich mir selbst nicht abgewöhnen. Ich habe solche Angst, daß ich mich einmal vergessen kann und einen Menschen töte. Ich will nicht im Gefängnis landen...
Was muß ich tun, um mich zu ändern und eine andere innerliche Haltung zu bekommen. Ich will ja alles tun, nur damit ich einmal mit dem Leben klar komme...
Sagen Sie mir mal bitte was ich tun muß. Wissen Sie das denn genau? Sie sind doch ein Psychiater, und das ist eigentlich eine Sache für einen Psychotherapeut...

9. 3. 1966. — Sehr geehrter Herr Dr. Wachter!
...Mit Ihrer Unterhaltung haben Sie mir sehr geholfen. Pillen nützen bei mir doch nichts. Heute morgen war ich ganz daneben, aber jetzt bin ich wieder im Gleichgewicht...

Ganz ehrlich, ich habe zu Ihnen 100%iges Vertrauen! Das kommt bei mir nur selten vor, daß ich jemand traue. Sie sind schwer in Ordnung. Ich habe schon genug Drecksäcke kennen gelernt und kann das sicher beurteilen. Sie betrachten Ihren Beruf nicht nur als Broterwerb, sondern sind mit dem Herzen dabei. Vor so einem Menschen kann man nur Achtung haben. Sie sind einfach einmalig. Sowas möchte ich als Vater haben...

Ich mag Sie wirklich gut leiden. Mir fehlt eben ein Mann, der mir Vorbild ist und hilft, wenn ich mich mit irgend was festgerannt habe. Bis jetzt habe ich den besten Eindruck von Ihnen. Hoffentlich enttäuschen Sie mich nicht...

Eines haben Sie mir ja schon gesagt. Ich sei »ein großes Kind«. Da haben Sie recht. Seelisch war ich bis vor zwei Jahren auf der Stufe eines 4jährigen stehen geblieben. Heute würde ich sagen, meine Entwicklung habe ich jetzt mit 20 Jahren auf 12–13 Jahre aufgeholt. Die restlichen 8 Jahre werde ich hoffentlich in den nächsten zwei Jahren aufholen. Das ist das Urteil, was ich mir selbst ausstellen würde. Wie weit weicht es von Ihrer Meinung ab? Geistig fühle ich mich normal entwickelt...

Binding und Dr. Wachter, der spätere Täter und sein Opfer, haben sich im Februar 1966 in der Psychiatrischen Klinik W. kennen gelernt. Binding war von einem nahegelegenen Jugendheim aus, wohin er zurückgekehrt war, um eine Elektrikerlehre mit der Gesellenprüfung abzuschließen, mit eigenem Einverständnis in die Klinik eingewiesen worden. Dr. Wachter wurde sein behandelnder Psychiater, kümmerte sich aber darüber hinaus in ungewöhnlich intensiver Weise, so u. a. vorübergehend auch als Bewährungshelfer und Vormund, um seinen Patienten. Wie wichtig ihm diese Beziehung schon bald geworden war, wird daraus deutlich, daß Dr. Wachter sie mit folgenden Worten in einem Brief vom 28. Mai 1966 an seine betagte Mutter für erwähnenswert hielt: »Außerdem habe ich seit einigen Monaten einen 20jährigen Schützling. Es handelt sich um einen jungen Menschen, der bislang nicht nur daheim, sondern auch im Erziehungsheim nicht unerhebliche Schwierigkeiten bereitete, indem er überall opponierte und sich jeglicher Autorität widersetzte. Als man schließlich nicht weiterwußte, brachte man ihn nach W. Er ist weder dumm noch geisteskrank, sondern einfach nur ›schwierig‹. Er lief mir davon, trieb sich eine Weile herum, schrieb mir seitenlange Briefe, in denen zum Ausdruck kam, daß er mit dem Leben nicht fertig werde. Dann mußte ich mich für ihn einsetzen, daß er seine Lehre als Elektriker beenden konnte, was er mit ›gut‹ schaffte. Das zuständige Jugendamt sollte ihn anschließend in G. unterbringen. Aber dort stank es ihm bereits am ersten Tage. Er war wieder eine Weile auf der Achse und kam eines Tages wieder zu mir, um sich Rat zu holen. Es gelang mir, ihn in einer B'er Firma unterzubringen und ihm auch ein Zimmer zu beschaffen. Nun scheint er sich allmählich an ein geordnetes Leben zu gewöhnen, nachdem er auch eine Freundin gefunden hat. Aber was ich hier in wenigen Zeilen skizziert habe, hat mich in Wirklichkeit nicht nur viel Zeit, sondern auch Geduld gekostet. In meinem Beruf muß man manchesmal mehr tun als nur das, wozu man genau genommen verpflichtet ist. Schließlich kann man die Menschen nicht einfach fortschicken und verkommen lassen.«
In der Tat war die Beziehung zwischen Binding und Dr. Wachter in dieser ersten Phase schon sehr wechselvoll, wobei sich in Bindings zahlreichen umfangreichen Briefen große Erwartungen und Ansprüche an den idealisierten Wahl-Vater ausdrücken – was sich in den vorstehend auszugsweise zitierten Briefen andeutet und von Binding in der Regel so lange wiederholt und gesteigert wird, bis Dr. Wachter seinen Wünschen nachgibt oder auch ein ebenso erlösendes väterliches Machtwort dagegensetzt –, in den selteneren Briefen Dr. Wachters solche Ansprüchlichkeit so streng wie gütig zurückgewiesen, aus Enttäuschungen kein Hehl gemacht, insgesamt

ein Dokument überverhältnismäßigen affektiven Engagements geschaffen wird. Später hatte Dr. Wachter seinem Schützling, dessen Bekundung zufolge, gestanden, daß er bereits damals, sozusagen von Anfang an, stark in ihn verliebt gewesen sei. In seinem Brief an Binding vom 24. März 1966 bezieht sich Dr. Wachter auf zwei Briefe des Adressaten, die er, von einer Reise zurückgekehrt, vorfand:

> Beim Lesen wußte ich manchmal nicht recht, ob ich über Deine Naivität und Unverfrorenheit lachen oder aber empört sein sollte über Deine Unverschämtheit, mit der Du Dir völlig haltlose und oberflächliche Urteile und grundlose Anschuldigungen über Menschen erlaubst, die Dir letztlich nichts getan haben, sich aber Deine versteckten und offen ausgesprochenen Drohungen gefallen lassen mußten. Überlege Dir einmal, auf welche Weise Du in die Klinik kamst. Man wurde mit Dir im Erziehungsheim nicht fertig, Du bekamst mit Deiner Umgebung ständig Streit und bedrohtest schließlich sogar einen Erzieher mit einem Hammer. Aber Du warst nie ehrlich bereit, die Fehler auch bei Dir zu suchen, sondern fühltest Dich immer nur angegriffen und zur »Notwehr« herausgefordert. Wegen der erheblichen Schwierigkeiten, die Du bereitetest, brachte man Dich schließlich nach W...
>
> *(auf die von Binding angeprangerten Zustände auf der Krankenabteilung eingehend:)*
> Den meisten Menschen ist heutzutage das Ergehen ihrer Mitmenschen völlig gleichgültig. Mir hättest Du auch gleichgültiger sein können. Ich wäre nicht verpflichtet gewesen, mir stundenlang Deine Kümmernisse anzuhören und Dir, bildlich gesprochen, die Tränen zu trocknen...
> Du stelltest auch bei mir immer nur Forderungen, die Du mit Tränen und Drohungen durchzusetzen versuchtest. Du betonst zwar in Deinen Briefen immer, daß ich Dir sympathisch sei, aber Du versuchst auch mich unter Druck zu setzen, obwohl oder weil ich Dir helfen soll. Soll ich Dir vielleicht dankbar sein, weil Du keine Lust hast, mich zu bedrohen, wie Du wörtlich schreibst?...
> Wenn ich versuchen werde, Dir noch einmal zu helfen, dann nicht, weil ich mich vor der Verwirklichung Deiner Drohungen fürchte, sondern einfach, weil es zu meinem Beruf gehört, das Menschenmögliche auch für Dich zu tun...
> Vielleicht hast Du momentan genügend Zeit, Dir alles noch einmal richtig zu überlegen. Vielleicht siehst Du dann auch ein, daß Du mit Deiner jetzigen Einstellung zum Leben und zu den Mitmenschen eines Tages Schiffbruch erleiden wirst. Soll ich eventuell Herrn Prof. Helfrich einmal Deine Briefe schicken? Ich nehme an, er würde mir Recht geben. Wenn es Dir opportun erscheint, kannst Du selbst die Menschen, die es gut mit Dir meinen, ganz schön hinters Licht führen und enttäuschen.

Man mag aus den beiden Briefen Dr. Wachters, dem an die Mutter und dem soeben zitierten, ersehen, wie er von Anfang an seine Rollenidentität als Psychiater und Arzt problemisiert hat. Der Mutter gegenüber hat er das über das Berufliche hinausgehende Engagement als humanitäre Tat apostrophiert. Dem (heimlich geliebten) Patienten gegenüber hat er die Grenze anders gezogen: ihm wollte er sich emotionell unerpreßbar machen und belegte alles gezeigte Entgegenkommen mit dem Etikett ärztlicher Schuldigkeit. Nicht zuletzt, so hat es den Anschein, lag ihm um seiner selbst willen daran, je nach Opportunität die Grenze zwischen noch beruflicher Pflicht und schon menschlich-freizügiger Hingabe verschiebbar zu halten, um sich gegebenenfalls vor Enttäuschungen schützen zu können. Darüber hinaus mochte diese Unbestimmtheit und Unbestimmbarkeit der Grenze, ob Dr. Wachter bewußt oder nicht, noch eine weitere Funktion haben. Sie umschloß nämlich in doppelter Weise hermetisch den streng tabuierten Bereich seiner homoerotischen Neigungen, die er damals schon insgeheim, d. h. in der Phantasie, später real auf Binding gerichtet hatte. Greifen wir vor und zitieren auch hierzu aus einem Brief, den Dr. Wachter am 17. August 1970 an eine seiner Schwestern sandte. Binding war unangekündigt zu ihr nach B. gereist. Dr. Wachter muß ziemlich erschrocken sein, konnte Binding doch aus einem Affekt heraus das Geheimnis ihrer sexuellen Beziehung gelüftet und ihn damit bei den Verwandten kompromittiert haben.

> Von seiner Reise nach B. hatte ich keine Ahnung. Er fuhr nach einem Ehekrach und hoffte, in B. eine Arbeit zu finden, er kehrte aber schon nach 2 Tagen zurück, da er erkannt hatte, daß er im Getriebe einer Großstadt untergehen werde. Ich weiß, daß Ihr von meinem Verhältnis zu Hans alle eine falsche Vorstellung habt. Aber ihr täuscht Euch. Das Schicksal ließ ihn mir über den Weg laufen und er entwickelte ein Vertrauen zu mir, das ich einfach nicht enttäuschen kann. Hans ist seit 4 Jahren verheiratet und hat zwei Kinder. Seine Frau ist ganz hübsch, aber dumm und primitiv. Das genügt natürlich nicht, um eine glückliche Ehe führen zu können. Immer wenn er in eine prekäre Situation gerät, sucht er bei mir Hilfe. Soll ich sie ihm verweigern? Damit keine Mißverständnisse aufkommen, meine Unterstützung ist rein menschlicher, nicht finanzieller Art. Hans hat mich noch nie ausgenutzt. Das Interesse, welches gewisse Leute an mir in jungen Jahren bekundet haben, sollte Euch keine Veranlassung geben, hinter meinem freundschaftlichen Verhältnis zu einem jungen Menschen mehr zu sehen als in Wirklichkeit dahinter steckt.

So wird denn auch die andere Schwester des Dr. Wachter in den späteren Gerichtsverhandlungen bzw. im Rahmen des diesen vorangegangenen Ermittlungsverfahrens mehrfach betonen, sogar mit Emphase, daß es im Vorleben des Bruders außer in W. keinen Ort gegeben habe, »an dem er je in den Ruf gekommen wäre, Männerbekanntschaften zu suchen«. Er sei über all die Jahre »stets innig verbunden mit Frauen« gewesen. Es klinge »absurd, daß gerade ein solcher Mensch in einen solchen Ruf gelangt ist, während sich hier die Beweise bewährter Treue und Anhänglichkeit häufen, hinaus über eingegangene Ehen, die sie bereit wären, jederzeit zu lösen, soweit nicht der Tod des Partners bereits die Entscheidung unnötig machte«.

Gleichwohl wird später in den gerichtlichen Verhandlungen zweifelsfrei festgestellt, daß Dr. Wachter homosexuelle Beziehungen unterhalten hat und namentlich auch die Beziehung zwischen Täter und Opfer in einer –

noch näher zu beschreibenden – verhängnisvoll asymmetrischen und verqueren Weise eine sexuelle war.
Folgt man Binding, so hegte Dr. Wachter bezüglich der im oben zitierten Brief an die Schwester als »unglücklich« beurteilten Ehe anhaltend Mißtrauen und Eifersucht. Mehr oder weniger direkt habe er immer auf ihn eingewirkt und ihm klarzumachen versucht, daß diese Frau nicht die richtige für ihn sei. So sei auch Dr. Wachter die schließlich erfolgte Scheidung letzten Endes willkommen und eine Genugtuung gewesen.
Auf die hier nur kurz angesprochenen Zusammenhänge wird noch im chronologischen Ablauf der Lebensgeschichte Bindings zurückzukommen sein. An dieser Stelle geht es uns darum, die Situation zu beleuchten und plastisch werden zu lassen, wo sich Bindings im engeren Sinne psychiatrische und seine biographische Verlaufsgeschichte kreuzen bzw. zusammenschließen. Sie bleiben bis zur Tat, d. h. bis zum von Binding an Dr. Wachter verübten Tötungsdelikt, unentflechtbar. Diese Legierung einer psychiatrischen mit einer nicht-psychiatrischen Beziehung trotzte allen Trennungsversuchen, wobei der letztere das Motiv für die Tat selbst abgab.
Gegenstand psychiatrischer Beurteilung war Binding schon geworden, bevor er die Bekanntschaft Dr. Wachters machte. Der im oben zitierten Brief Dr. Wachters an Binding genannte Prof. Helfrich hatte Binding am 7. Juli 1964 begutachtet. Als kennzeichnendes Merkmal wird die Kontaktlosigkeit des Untersuchten herausgestellt, die nach Auffassung des Gutachters in einer Entwicklungsstörung gründet, die lebensgeschichtlich weiter zurückreicht und seines Erachtens mit einer ungünstigen Prognose belastet ist. Indessen wird ihm durchschnittliche bis überdurchschnittliche Intelligenz bescheinigt. Bei schwankender Stimmungslage sei er ein introvertierter, sensibler Charakter, im übrigen stark selbstbezogen, selbstunsicher und geltungsbedürftig. Dieses Persönlichkeitsprofil wird in ein Urteil des Bezirksjugendschöffengerichts D. vom 18. Oktober 1965 (Verurteilung wegen gefährlicher Körperverletzung und versuchten Raubes – Binding hatte durch Vorhalten einer Tränengaspistole eine Verkäuferin zur Herausgabe der Tageskasse zu nötigen versucht – zu 10 Monaten Jugendstrafe auf 3 Jahre Bewährung) mit folgendem Wortlaut aufgenommen:

> Bei dem Angeklagten handelt es sich um einen haltlosen, schwierigen, ohne festen Lebensplan lebenden Menschen, der sich völlig zu unrecht als Ausgestoßener fühlt und demzufolge kein Verhältnis zu seiner Umwelt, seinen Erziehern und Betreuern gewinnen kann. Worauf dieses Verhalten bei dem Angeklagten, der eine überdurchschnittliche Intelligenz besitzt, zurückzuführen ist, ist nicht restlos aufzuklären, wird aber darauf zurückzuführen sein, daß der Angeklagte

von Anbeginn an egozentrisch gewesen ist und sich stets als Maß und Maßstab nahm.

Binding verfüge nicht über die Fähigkeit sozialer Anpassung. Er sei in seiner Entwicklung retardiert. Dies begründe aber keine Zweifel an seiner strafrechtlichen Verantwortlichkeit. Es beständen offensichtlich schädliche Neigungen. Der zu dem Verfahren und zur Aburteilung Anlaß gebende Raubüberfall lasse einen verbrecherischen hinterhältigen Zug erkennen.

Diese psychiatrische und Persönlichkeitsdiagnose wird Binding fortan begleiten. Sie wird von allen Sachverständigen übernommen und, vor allem hinsichtlich konstitutioneller Verankerung und mithin prognostischer Bewertung, immer affirmativer. Mit einer Ausnahme wird Binding stets eine schwere »Psychopathie« bzw. »abnorme Persönlichkeit« nachgewiesen und zugeschrieben, die gleichwohl die Fähigkeit zu voller Einsicht in den Rechts- bzw. Unrechtscharakter seines Handelns und die unverminderte Fähigkeit, nach dieser Einsicht zu handeln und etwaigen kriminellen Antrieben gegenzusteuern, einschließe. Binding bleibt psychiatrisch gezeichnet und zugleich strafrechtlich schuldfähig und belangbar. Dabei wird vielfach in den Folgegutachten ebensowenig den lebensgeschichtlichen und aktualgenetischen situativen Zusammenhängen nachgespürt, wie dies schon bei der Gutachtenserstellung durch Prof. Helfrich der Fall war. Liest man als Kenner dieser subjektiven Geschehensseite, zumal nach einer wenigstens grobkörnigen Untersuchung auch der psychischen Dynamik dieser Persönlichkeit, die mittlerweile mehrtausendseitigen Gerichtsakten Bindings, so glaubt man einem Phantom zu begegnen. Dieses Phantom hat von Mal zu Mal weniger mit der Person zu tun, die es darstellen soll. Man hat den Eindruck, sie sei ihm mit den Jahren davongelebt; aber die Persönlichkeitsbeurteilung Bindings traf schon beim erstenmal nur bedingt zu. Sie war wesentlich auf die juristischen Bedürfnisse eines Strafprozesses zugerichtet, wobei der Einfachheit halber ein zu ganz anderem Zweck erstelltes früheres Gutachten von Prof. Helfrich nach mehr als einem Jahr in seiner Aussage als unverändert gültige und hinreichende Grundlage erachtet worden war, die strafrechtliche Verantwortlichkeit des Angeklagten zu bejahen. Wir kommen noch, im Fortgang der nun zunehmend auch kriminologischen Anamnese Bindings, zu einer Peripetie dieses von der Person des Betroffenen abgelösten Sachverstandes, wenn allen Ernstes die völlige Verzichtbarkeit der persönlichen Untersuchung des Delinquenten als methodisch ohne weiteres vertretbar behauptet wird.

Prof. Helfrich, seines Zeichens Universitätsprofessor für Psychologie in

D., war, nachdem er sich gutachterlich Binding zugewandt hatte, diesem noch vor Dr. Wachter ein »Übertragungs«-Vater geworden, was auch er mit einer gefühlvoll-väterlichen Gegenübertragung quittierte. Schon einige Jahre vor der Begutachtung hatte Binding die Bekanntschaft Prof. Helfrichs gemacht, als er ihm – etwa 14jährig – zur Frage einer Kinderpsychotherapie in der Erziehungsberatungsstelle D. vorgestellt worden war. Diese wurde offenbar auch realisiert, wie man von Binding erfahren kann; um so bemerkenswerter der Umstand, daß diese im übrigen erfolgreiche Therapie (die auch schulischen Schwierigkeiten konnten reguliert und Binding zu erfolgreichem Schulabschluß verholfen werden) später keine Erwähnung mehr wert zu sein schien. Sie blieb auch dann unberücksichtigt, als Binding längst auf die Psychopathie-Diagnose festgenagelt worden war und ihm jede Chance der Persönlichkeitsnachreifung, geschweige denn Therapierbarkeit apodiktisch verwehrt wurde.
Immerhin hat Binding, ehe ihm der neue »Vater« Dr. Wachter vollends sicher war, noch oszilliert und so beispielsweise bis Ende 1966 eine rege persönliche Korrespondenz zu Prof. Helfrich aufrechterhalten. Auch dieser war weiterhin an einer Beziehung zu Binding interessiert. Das geht aus einem Brief vom 31. August 1966 an den »neuen Vater« hervor:

> Nachdem Hans Binding Anfang dieses Jahres bei mir Zuflucht genommen hatte, habe ich versucht, diesem wurzellosen, aggressiven und stark frustrierten Jugendlichen wenigstens mit Rat zur Seite zu stehen. Ich halte ihn für einen Grenzfall, dessen pathologisches Verhalten bisher noch verstehbar war. Ich habe mich sehr gefreut, daß Hans B. seine Facharbeiterprüfung erfolgreich bestanden hat und daß er bei der Entlassung aus dem Erziehungsheim durch Sie noch Betreuung hatte. Er hat das in 2 Briefen sehr dankbar anerkannt...
>
> Persönlich wäre ich dankbar, auch von Ihnen eine kurze Nachricht zu erhalten, wie Sie die weitere Entwicklung von Hans B. beurteilen. Hans B. hat mir Vertrauen geschenkt, zeitweise war ich die einzige Vertrauenspersönlichkeit, die er hatte. Das Vertrauen darf man nicht enttäuschen. Möglicherweise ist er aber auch ein »Fall«, der Studienobjekt von unseren beiden Disziplinen sein könnte. Vom 11. bis 17. 9. werde ich auf dem X. Weltkongreß für Rehabilitation in Wiesbaden sein und dort auch das Abschlußreferat halten. Sollten Sie zufällig auch zu diesem Kongreß kommen, so würde ich mich freuen, Sie kennen zu lernen. Wenn es möglich und nützlich wäre, noch einmal mit Hans zu sprechen, würde ich mir auch gerne die Zeit nehmen, nach W. oder zu Hansens Eltern nach K. zu fahren. Ich hatte Hans in diesem Brief bereits mitgeteilt, daß ich im September voraussichtlich nach Wiesbaden kommen würde.

Die beiden »Väter« verständigen sich. Bei dem einen mischen sich wissenschaftliche Interessen am »Fall« Binding (als »Grenzfall«, gemeint ist wohl ein sog. Borderline, »dessen pathologisches Verhalten bisher noch verstehbar war«) in die Gegen-Übertragung, beim anderen Liebeswünsche. Es muß dahinstehen, inwieweit Prof. Helfrich aus seinem parathe-

rapeutischen Interesse am »Fall« Binding hat wissenschaftlichen Nutzen ziehen können. Immerhin vermag der wissenschaftlich legitimierte »Partner« auf vergleichsweise doch sehr elegante Art der Konfusion einer direkt-mitmenschlichen Beziehung zu entgehen. Damit verliert er freilich auch die Glaubwürdigkeit, auf die Psychotherapie angewiesen ist. Zumindest pflegen Psychotherapeuten die eigene Rolle zu reflektieren. Bei Psychiatern ohne tiefenpsychologische bzw. psychoanalytische Sensibilisierung, was das Gros der Zunft ausmacht, mißrät wissenschaftliches Interesse leicht zu Schmetterlingsfängerei, d. h. zu jenem Eskapismus, der sein Objekt aus der Übertragungs-Zone heraus in kommunikativ unerreichbare Ferne stellt. Wir kommen darauf noch zu sprechen. Auch Dr. Wachter hielt in seinem professionellen Selbst- und Rollenverständnis auf diese Distanz. Binding wird später im Gerichtsverfahren bezeugen, Dr. Wachter habe einen abgründigen Haß auf seine Patienten gehabt und gesagt, diese verdienten nicht, daß man sich auf sie einließe. Laut Binding hat er unter anderem geäußert: »Erst wenn man die Menschen haßt, ist man ein objektiver Gutachter!« Er sei sich als die einzige Ausnahme vorgekommen, sei freilich in der Schlußphase der Beziehung auch seinerseits der so behandelten Spezies Mensch zugerechnet worden.
Aber Dr. Wachter hat Binding über die ganze Zeitspanne der rund zwölfjährigen Beziehung hinweg auch gutachterlich begleitet und dabei auch auf ihn den gewohnten ausgefeilten, auf die traditionelle Psychiatrie wie die juristischen Denkgesetze abgestimmten Stil der Diagnostik, der Beurteilung und der Argumentation angewandt. Nirgends freilich als in dieser Anwendung beruflicher Routine und Virtuosität hat sich der Psychiater Dr. Wachter so bewußt taktisch verhalten und einen ausgesprochen außerpsychiatrischen Zweck verfolgt. Es wird später noch kritisch hinterfragt, ob das »bewußt« nicht einem großen Vorbehalt unterliegt. Denn Binding sollte, was retrospektiv sehr deutlich wird, zu keiner Zeit aus dem Status des psychiatrischen Patienten entlassen werden. Dr. Wachter hat es hier stets mit einer Doppelstrategie gehalten.
Man liest in einem Gutachten, das Dr. Wachter am 21. Dezember 1973 für ein Amtsgericht zur Frage abgegeben hat, ob bei Binding das Erfordernis bestehe, gem. § 1910, Absatz 2 BGB einen Pfleger zu bestellen, unter anderem folgendes:

> Binding ist mir seit 1966 bekannt... Hinweise für eine Geisteskrankheit oder eine hirnorganische Schädigung konnten damals nicht festgestellt werden. Binding imponierte als charakterlich abnorme Persönlichkeit, an deren Zustandekommen konstitutionelle Faktoren gleichermaßen beteiligt gewesen sein dürften wie eine frühkindliche Fehlentwicklung. B. zeigte ein mangelhaftes Selbstwertgefühl und neigte zu heftigen, abrupten Verstimmungen, die er oftmals

nicht genügend zu beherrschen vermochte. Er fühlte sich oft unverstanden, leicht verletzt, woraus bei ihm eine Trotz- und Abwehrhaltung resultierte... Da B. mich gelegentlich immer wieder aufsuchte, wenn er Rat brauchte und da ich seine familiären Verhältnisse recht gut kenne, vermag ich zu sagen, daß B. stets mit den ihm zur Verfügung stehenden Geldmitteln sparsam und vernünftig umging und für das Wohl seiner Familie sorgte...
B. wurde 1967 im Rahmen eines Strafverfahrens durch Dr. Gerber vom Institut für Gerichtliche Psychologie und Psychiatrie der Universität F. begutachtet. Auch Dr. G. konnte bei ihm keine Geisteskrankheit feststellen. Er beurteilte B. ebenfalls als einen selbstunsicheren, egozentrischen und sozial wenig anpassungsfähigen Menschen. B. lebte bisher immer in einer gewissen innerseelischen Diskrepanz zwischen eigenen Wünschen und Vorstellungen einerseits und sozialen Notwendigkeiten und Erfordernissen andererseits. Seine starke Unausgeglichenheit bedingte affektive Spannungs- und Entladungsextreme.
Nachdem B. längere Zeit arbeitslos war, erfolgte auf Veranlassung des Arbeitsamtes N. im August 1973 die Aufnahme von B. in das Rehabilitationszentrum Heidelberg zur Arbeitserprobung. Bei den Leistungstests soll B. gut abgeschnitten haben, doch hatte er nach 10tägigem Aufenthalt eine Auseinandersetzung mit einer Ärztin, die ihn dazu veranlaßte, den Arbeitsversuch abzubrechen. Nach W. zurückgekehrt, bedingte die Gewißheit und Erkenntnis des eigenen Versagens bei einer ihm gebotenen letzten Chance, sich zu bewähren und auf einen Beruf umgeschult zu werden, der seinen Neigungen entsprechen könnte, eine abnorme Erlebnisentwicklung. Nach einer kurzen depressiven Phase begann B. sein eigenes Fehlverhalten zu verdrängen und zu kompensieren. Hierbei dürfte mit eine Rolle gespielt haben, daß B. bei der Auseinandersetzung mit den eigenen Problemen und Konflikten gelegentlich auch in psychologischen und psychiatrischen Büchern gelesen hatte. Er meinte plötzlich, eine Angstneurose überwunden zu haben und aufgrund der eigenen positiven »Erfahrungen« anderen, psychisch leidenden Menschen helfen zu können. Es entwickelte sich bei ihm nunmehr ein maniformes Zustandsbild mit entsprechend gehobener Stimmungslage, überhöhter Einschätzung der eigenen Persönlichkeit und einer recht beachtlichen Betriebsamkeit, die sich vor allem im Verfassen zahlreicher, seitenlanger Briefe äußerte, mit denen B. sein »Können und Wissen« kund zu tun versuchte. Er meinte plötzlich, aufgrund des »Eigenstudiums« Psychotherapeut werden zu können und war nicht davon zu überzeugen, daß eine derartige Tätigkeit ohne entsprechende Vorbildung unmöglich ist. Die Ablehnung seiner »Ansprüche« ließ B. reizbar werden und mit Briefen beleidigenden Inhalts reagieren. Die Unsinnigkeit seiner Vorstellungen vermochte er nicht zu erkennen. Sein Kritikvermögen war infolge der maniformen Stimmungslage herabgesetzt. Während B. im allgemeinen seine Affekte verbal abreagierte, wurde er gegenüber der Ehefrau tätlich, wenn diese ihm die Unsinnigkeit seiner Gedankengänge vorhielt. Andererseits befürchtete er zu recht, daß man ihn in eine Nervenklinik einweisen könnte, was effektiv auch erforderlich war. Deshalb verfaßte er den bei den Pflegschaftsakten befindlichen »Schutzbrief Gottes für seinen Sohn Hans Binding«...
Die mir im Beweisbeschluß vom 11. 12. 1973 gestellten Fragen sind wie folgt zu beantworten:
1. Der jetzt 27jährige Hans Binding ist eine psychopathische Persönlichkeit. Im August ds. Js. kam es, ausgelöst durch ein Versagen bei der Arbeitserprobung im Rehabilitationszentrum Heidelberg, zu einer abnormen Erlebnisentwicklung, die sich während mehrerer Wochen in einem maniformen Zustandsbild dokumentierte. Hinweise für eine echte Geisteskrankheit ergaben sich anläßlich einer stationären Untersuchung und Beobachtung in der Landesnervenklinik E.

nicht. Die psychische Störung ist inzwischen abgeklungen; B. ist nunmehr durchaus in der Lage, seine Angelegenheiten selbst zu besorgen...
2. Binding befindet sich nicht mehr in einem die freie Willensbestimmung ausschließenden Zustande krankhafter Störung der Geistestätigkeit und ist deshalb als unbeschränkt geschäftsfähig anzusehen.

Wenn wir das seit dem Prozeß gegen Binding wegen Totschlags an Dr. Wachter verfügbare Wissen danebenhalten, erstaunt die sachlich-kühle und versierte Manier, mit der sich der Gutachter seiner Aufgabe entledigt. Nichts konnte auch nur den geringsten Verdacht erregen, daß der Verfasser dieser Expertise in einem intimeren Verhältnis als dem des objektivierenden Beobachters und Beurteilers zu seinem Probanden stand. Immerhin hat es Dr. Wachter verstanden, glaubhaft zu machen, daß ein »maniformes Zustandsbild«, in dessen Gestalt sich eine »abnorme Erlebnisentwicklung« dargeboten habe, inzwischen praktisch völlig abgeklungen sei und sich somit irgendwelche Maßnahmen in bezug auf Pflegschaft oder gar Unterbringung mittlerweile erübrigten. Genau dieses Ergebnis sollte durch die gutachterliche Intervention erzielt werden. Denn in seiner Psychose stellt Binding in den Augen von Dr. Wachter zweifellos ein immenses Sicherheitsrisiko dar. Was würde er unberufenen Ohren in seiner manischen Enthemmtheit nicht alles offenbaren können?

Nach allem, was die Akten hergeben, was retrograd auf diese Zeit bezogen forensisch begutachtet worden ist, was Binding selbst anamnestisch berichtet hat, was nicht zuletzt zeitlich exakt datierbar an psychotischer Produktion vorliegt, war eine manische Phase keinesfalls im Abklingen, sondern vielmehr noch im Zunehmen begriffen. Aber nicht erst die Verlaufsbeurteilung, sondern schon die Diagnose stellt einen grandiosen Euphemismus dar. Bei dem sonst erwiesenen hohen Grad klinischer Erfahrung und diagnostischen Könnens ist dem Gutachter Dr. Wachter nicht abzunehmen, daß er sich so vertan haben könnte. Jedenfalls erreichte die manische Phase erst gegen das Frühjahr 1974 hin ihren eigentlichen Höhepunkt und hielt sich über den ganzen Sommer. Es ist aus Zeugenaussagen, vor allem durch Äußerungen der jüngeren Schwester Dr. Wachters belegt, daß dieser sich damals in einem besorgniserregenden außerordentlich erschöpften Zustand befand und dringend der Erholung bedurfte. Er habe sich in einer »wahnsinnigen Nervenkrise« befunden. Erschöpft hat ihn höchstwahrscheinlich die verzweifelte Anstrengung, den manischen Binding selbst ambulant zu therapieren, d. h. durch die Psychose zu bringen, ohne daß neuerliche Internierung notwendig würde. Ihm dürfte bei seiner schon lange praktizierten Doppelstrategie, was Binding betraf, eingefallen sein, das Mitnehmen-»müssen« des manischen Binding der Schwester gegenüber bei Antritt der gemeinsamen Urlaubsfahrt an den Millstätter

See in Österreich als eine höchst lästige zusätzliche Strapaze darzustellen und mit dem aktuellen Ereignis zu motivieren, Binding habe Morddrohungen gegen Prof. Marquart, Direktor der Nervenklinik W., ausgestoßen. Indessen ist bei heutiger Übersicht über das Gesamtgeschehen davon auszugehen, daß Dr. Wachter seinen speziellen Patienten ausdrücklich mitnehmen *wollte,* vielleicht gar seinet- und der geplanten privaten Therapie wegen überhaupt die ganze Reise unternahm, damit der Ort dieses ebenso mühseligen wie verzweifelten Versuchs der intensiven 24-Stunden-Psychotherapie einer Manie möglichst weit von der ja möglicherweise hellhörig gewordenen beruflichen Umwelt der Klinik und der psychiatrischen Kollegen wie des übrigen Personals entfernt liegen sollte.

Auf Bindings Psychose und was diese an Wünschen, Forderungen, Urteilen, Unmutsaffekten bezüglich der Freundschaft zu Dr. Wachter zum Ausdruck gebracht hat, wird noch eigens eingegangen. In der Zeit der beginnenden Psychose stellte Binding den Antrag auf Scheidung seiner Ehe (am 9. Oktober 1973). Ein erstes, von der Ehefrau beantragtes Ehescheidungsverfahren 1968 war seinerzeit nach Versöhnung der Partner eingestellt worden. Jetzt beschuldigte Binding seine Frau, ihm den Geschlechtsverkehr verweigert, im übrigen ihn als Verbrecher und Wahnsinnigen beschimpft zu haben. Am 25. April 1974 erhob die Ehefrau ihrerseits Widerklage. Bei der zum 20. Mai 1974 beim Landgericht B. anberaumten Verhandlung, zu der Binding selbst nicht erschien, ergaben sich den Richtern aus den beigezogenen Akten des Amtsgerichts/Vormundschaftsgerichts B. aus 1973 Verdachtsmomente, die eine gutachterliche Überprüfung der Prozeßfähigkeit, zugleich auch der Zurechnungs- und Schuldfähigkeit nahelegten. Immerhin hatte die Ehefrau angegeben, Binding habe schon im September 1973 wochenlang »unzusammenhängendes Zeug geredet« und laufe seit einigen Tagen mit der Bibel in der Hand im Hause umher. Er habe behauptet, zur Heilung der Menschheit berufen zu sein. Eine amtsärztliche Untersuchung im Oktober 1973, exakt am Tage seiner Scheidungsklage, kam zum Ergebnis, daß Binding an einer maniformen Psychose leide, wobei ihm jegliche Krankheitseinsicht abgehe, eine Pflegschaft anzuordnen und die zwangsweise Unterbringung in einer Nervenklinik in die Wege zu leiten sei. Binding hatte dem Amtsarzt gegenüber erklärt, er wolle im Fernsehen auftreten und das deutsche Volk zum Frieden aufrufen. Bei Dr. Wachter habe er Psychotherapie und Theologie studiert. Durch Briefe wirren Inhalts habe er bewußt den Eindruck der Geisteskrankheit erwecken wollen, um so möglichst ungehindert seine Mission erfüllen zu können. Er wolle den Friedensnobelpreis haben, werde im übrigen als Psychotherapeut arbeiten.

Gemäß Beschluß des zuständigen Amtsgerichts vom Vortage wurde Binding am 13. Oktober 1973 in die Landesnervenklinik E. zwangseingewiesen. Es wurde zugleich eine Pflegschaft errichtet. Die aufnehmende Klinik hat nach kurzer Verlaufsbeobachtung die Einweisungsdiagnose »maniforme Psychose« in Übereinstimmung mit dem oben zitierten Gutachten Dr. Wachters dahingehend revidiert, daß es sich bei dem Patienten doch wohl eher um einen »hypomanischen, gemütsarmen, fanatisch-verstiegenen Psychopathen« handle, der »sozial außerordentlich lästig« sei. Die Klinik stand, zumal Binding geflüchtet war und bei seinem Psychiater-Freund Zuflucht gefunden hatte, in stetigem konsiliarischem Kontakt mit Dr. Wachter, dessen Gutachten denn auch zur Aufhebung der Zwangs- und Fürsorgemaßnahmen geführt hatte.
Mit der Erstattung des vom Landgericht B. in der Ehescheidungssache angeforderten forensisch-psychiatrischen Gutachtens wurde die Abteilung für Forensische Psychiatrie an der Universität M. beauftragt. Dieses Gutachten wurde am 10. September 1974 von Dr. Kiesel und Prof. Petri vorgelegt. Darin wird Binding u. a. wie folgt zitiert:

> Früher bin ich einmal krank gewesen. Ich hatte einige Neurosen. Durch meine Freundschaft mit Herrn Dr. Wachter habe ich Einsicht gewonnen und diese Einsicht hat mich geheilt. Ich habe seit einigen Jahren Psychologie studiert. Dazu habe ich intensiv Meinungsforschungen betrieben. Ich weiß, woher die psychischen Erkrankungen kommen und ich weiß auch, daß man sie nicht mit Medikamenten, sondern nur mit Gesprächen heilen kann. Darüber habe ich auch ein Buch geschrieben, aber das werde ich Ihnen besser nicht zeigen. Darin steht absichtlich mancher Quatsch, und wenn Sie das lesen, werden Sie mich für geistig krank erklären. Ich muß überhaupt vorsichtig sein bei dieser Untersuchung. Aber ich bin ein guter Schauspieler, und ich kann Ihnen jede psychische Erkrankung vorspielen.

Binding zeigte sich im übrigen zum Zeitpunkt der Untersuchung (3. 9. 1974) wieder geordnet und besonnen. Er hatte Erkundigungen eingeholt und plant nunmehr die spätere Ausbildung zum Heilpraktiker. Allerdings äußerte er, er wolle noch eine Weile in W. bleiben, um dort seine empirische Forschung, die bisher älteren schizophrenen Patienten gegolten hätte, noch auf jüngere depressive auszudehnen. – Die Gutachter erhoben unter anderem folgenden psychischen Befund:

> Herr Binding wirkte bei der ersten Begegnung leicht gespannt und ängstlich-erregt...
> Während der gesamten Untersuchung war Herr B. bewußseinsklar und in allen Qualitäten voll orientiert. Wahneinfälle, Wahnwahrnehmungen oder Halluzinationen konnten wir nicht feststellen. Herr B. verneinte, ähnliches je erlebt zu haben. Überwertige Ideen, d. h. Identifikationen des Ichs mit den Gedanken, die es beherrschen und die das Ich für besonders richtig hält, traten bei Herrn B. im Verlaufe der Untersuchung wiederholt auf. In seiner Überzeugung, durch

seine Freundschaft mit Herrn Dr. Wachter und durch sein langjähriges »Studium« der Psychologie besondere Kenntnisse auf diesem Gebiet zu besitzen, ferner in seiner Überzeugung, über besondere psychotherapeutische Qualitäten zu verfügen, war Herr B. nicht zu korrigieren. Er äußerte wiederholt die Überzeugung, die Ursachen psychischer Erkrankungen, vor allem schizophrener und depressiver Psychosen, genau zu kennen. Im Gegensatz zu den meisten Psychologen und Psychiatern, die bei der Behandlung dieser Krankheiten Fehler machten und daher nicht in der Lage seien, diese Krankheiten zu heilen, sei er dazu aufgrund seiner besonderen Kenntnisse befähigt...

Die Schwingungsfähigkeit der affektiven Entäußerungen war durch eine distanzierte, mißtrauisch getönte Grundeinstellung eingeschränkt. Aggressiv gefärbte Affekte wurden vor allem dann erkennbar, wenn Herr B. über seine Ehefrau und über seine Ehe berichtete. Die Kontrolle über seine affektiven Reaktionen ließ bei Herrn B. immer dann merklich nach, wenn er über seine psychologischen »Studien« und über seine psychotherapeutischen Fähigkeiten und Erfolge berichtete. Trotz seiner wiederholten Äußerung, er werde dem Gutachter sein »Buch«, in dem er seine Erkenntnisse aufgeschrieben und das er mitgebracht habe, nicht zeigen, legte er dieses »Buch« während einer seiner Exkurse über seine psychotherapeutischen Fähigkeiten doch vor, um die Richtigkeit seiner Erkenntnisse zu beweisen. Dabei wirkte Herr B. gesteigert erregt und war in seinem Redefluß kaum bzw. gar nicht zu unterbrechen. Tiefergehende affektive Entäußerungen der Freude bzw. der Trauer traten während der gesamten Exploration nicht auf.

Die Stimmung schien, synchron zur affektiven Reagibilität, oberflächlich ausgeglichen bei untergründiger, distanzierter mißtrauischer Färbung...

Die Ergebnisse unserer Untersuchungen fassen wir dahingehend zusammen, daß es sich bei Herrn B. um einen 28jährigen, körperlich gesunden Mann handelt.

Herr B. verfügt bei ungestörtem Bewußtsein und voll erhaltener Orientierung über eine gut durchschnittliche intellektuelle Leistungsfähigkeit. Die Zuwendungsfähigkeit in zwischenmenschlichen Begegnungen, wie bei der Exploration zu diesem Gutachten, scheint durch eine distanziert-mißtrauische Grundeinstellung eingeschränkt zu sein, wobei Züge einer deutlich gesteigerten Egozentrizität erkennbar werden...

Zu tiefergehenden affektiven Reaktionen scheint Herr B. kaum fähig zu sein. Als überwertige Idee scheint uns das unkorrigierbare Festhalten an der Überzeugung, nach langjährigen psychologischen »Studien« über besondere Kenntnisse und Fähigkeiten auf diesem Gebiet zu verfügen. Als ebenso unkorrigierbar erwies sich die Überzeugung des Probanden, seine Erkenntnisse auch anwenden zu müssen. In diesem Zusammenhang trat ein kaum kontrolliertes »Sendungsbewußtsein« und Größenbedürfnis zutage. Darüber hinaus akzentuieren dissimulatorische und aggravatorische Tendenzen das Persönlichkeitsbild des Herrn B....«

In ihren Betrachtungen »zur psychiatrischen Diagnose« haben die Gutachter »ungünstige äußere Einflüsse« bis zum 14. Lebensjahr des Probanden, so auch den frühen Verlust der Mutter, als Belastung anerkannt. So sei die »damalige Entwicklung für eine gewisse Zeit nachteilig beeinflußt« worden. »Von größerem Gewicht in der Entwicklung des Herrn Binding« scheinen ihnen jedoch »konstitutionelle Faktoren« zu sein. Nirgends ließen sich »so schwerwiegende traumatisierende Einflüsse erkennen, die die

Annahme einer neurotischen Entwicklung rechtfertigten«. Zumal unter Auswertung der jüngeren Verlaufsgeschichte, namentlich des Ehekonflikts, fassen die Gutachter als »vorläufige Diagnose« zusammen: »... daß es sich bei Herrn Binding um einen gemütlosen, geltungsbedürftigen, explosiblen und fanatischen Psychopathen handelt«. Auf die neuesten Erscheinungen und Befunde abhebend, die bei Binding Ende 1973 festgestellt worden sind, ergibt sich den Gutachtern darüber hinaus »durchaus der Verdacht einer bipolaren zyklothymen endogenen Erkrankung«.

> Diskretere Anzeichen wie das Dissimulationsvermögen, die als überwertige Idee zu verstehende unkorrigierbare Überzeugung, über besondere psychologische und psychotherapeutische Fähigkeiten und Kenntnisse zu verfügen, die sich bis an die Grenze der Ideenflüchtigkeit steigernden logorrhoischen Entladungen, wenn Herr B. über seine Erkenntnisse berichtete, seine Kritiklosigkeit inbezug auf seine Erkenntnisse sowie die unkorrigierbare Überschätzung seiner eigenen Fähigkeiten legen die Annahme einer psychotischen Störung im Sinne einer manisch-depressiven Zyklothymie nahe. Die differentialdiagnostische Erwägung, ob es sich bei dem Krankheitsbild um eine schizophrene Erkrankung handelt, läßt sich u. E. nach dem bisherigen Verlauf nicht beantworten.
> Zusammenfassend kommen wir zur pychiatrischen Diagnose und stellen fest, daß bei Herrn B. neben der bereits erwähnten Psychopathie im Herbst 1973 eine manisch-depressive Psychose auftrat, die in diskreter Form noch heute besteht...

Die Gutachter verneinen die Prozeßfähigkeit und beurteilen die Zurechnungs- und Schuldfähigkeit ab Beginn der psychotischen Erkrankung im Herbst 1973 als anhaltend eingeschränkt, d. h auch noch im September 1974. Am 28. Januar 1975 wird in nichtöffentlicher Sitzung beim Landgericht B. auch Dr. Wachter als Sachverständiger gehört. Er läßt sich wie folgt ein:

> Das maniforme Zustandsbild klang innerhalb weniger Wochen in der Nervenklinik E., soweit mir bekannt ist, ohne jegliche medikamentöse Behandlung ab. Als Herr B. im Dezember 1973 aus der Landesnervenklinik E. entwich, bestand eine leichte Depression, die ich jedoch als relativ ansehen mußte, da Herr B. nunmehr nicht nur keine Arbeit hatte, sondern auch kein Zuhause mehr. Auch diese relative Depression war innerhalb weniger Wochen überwunden. Im Frühjahr 1974 kam es anläßlich eines erneuten Arbeitserprobungsversuches in Heidelberg zu einem ähnlichen, jedoch weniger gravierenden Zustandsbild wie im Herbst 1973. Seit etwa April 1974 hatte ich die Gelegenheit, Herrn B. praktisch täglich zu sehen. Seit dieser Zeit hat er keine psychischen Auffälligkeiten mehr geboten, die auch nur den Verdacht auf das Vorliegen einer Psychose ergeben müßten. Sein Verhalten wurde bestimmt durch seine bereits erwähnte und beschriebene abnorme Persönlichkeitsstruktur. Abschließend sei noch erwähnt, daß auch im Rahmen dieser abnormen Persönlichkeitsstruktur seit Frühjahr 1974 keine wesentlichen Verstimmungszustände bei ihm aufgetreten sind. Wenn Herr B. seine Frau im Mai 1974, Juni 1974 und Juli 1974 mißhandelt haben soll, so ist er hierfür nach meinem Dafürhalten voll verantwortlich. Meines Erachtens ist der Beklagte voll geschäfts-, prozeß- und schuldfähig.

Die Ehe Bindings wurde am 10. März 1975 geschieden. Er wohnte seit November 1974 bei einer Freundin (Krankenschwester) in Heidelberg, war aber sporadisch immer wieder bei Dr. Wachter, wo er sich als Handwerker im Hause nützlich machte. Im Frühjahr 1976 kehrte er zurück und lebte fortan dauernd in Hausgemeinschaft mit dem Freund zusammen, und zwar offiziell in der Funktion des »Butlers«. Wie wir sahen, hat Dr. Wachter in wahrer Selbstverleugnung seinen Freund auch nach mehr als Jahresfrist unter Ausblendung der inzwischen gemachten Erfahrungen beherzt vom Verdacht der Psychose freigesprochen. Um seiner Beurteilung größeres Gewicht zu verleihen, bezog er sich gar noch auf das tägliche Zusammensein mit ihm. Das konnte er nur auf Kosten einer sehr großzügigen Auslegung und Strapazierung der Psychopathiediagnose leisten. Dadurch hat er sich Binding bei dessen Angst vor dem schlimmeren Etikett einer Geisteskrankheit (Psychose) einmal mehr zu Dank verpflichtet. Auf die Psychose selbst und, damit zusammenhängend, die Frage, ob Dr. Wachter vielleicht tatsächlich skotomisiert war und, seiner psychiatrischen Überzeugung gemäß, das Fremde und Inkommensurable der Psychose, d.h. die eigentliche Verrücktheit, im Freund abwehren mußte, kommen wir noch zu sprechen. Belassen wir es zunächst bei der Andeutung, daß Dr. Wachter mehr als nur taktische Gründe haben mochte, eine manische Phase bei Binding so energisch auszuschließen.
Richten wir nun den Blick auf die Hauptlinien der Lebensgeschichte Bindings vor Herbst 1973.

Kapitel 5

Täter-Biographie

Hans Binding wurde am 6. August 1946 in einem hessischen Dorf nahe Hanau als erstes Kind seiner Eltern geboren. Seine Geburt war normal. Der Vater, nach Verwitwung in zweiter Ehe verheiratet, war Bahnbeamter (Oberwerkmeister). Er ist 1899 geboren, Sohn eines Landwirts und Küfers im Westerwald. Die Mutter entstammte einer Bergmannsfamilie aus Dortmund.

Binding erinnert sich der Großeltern mütterlicherseits, die hochbetagt zwischen 1957 und 1960 verstorben sind. Dagegen sind ihm die Großeltern väterlicherseits unbekannt geblieben. In keiner der beiden Sippen sollen Nerven- oder Gemütsleiden vorgekommen sein. Die beiden Schwestern der Mutter haben, von allen Angehörigen, in Bindings Kindheit die größte Rolle gespielt. Die eine war Hebamme, die andere – wie die Mutter asthmaleidend – Pfarrhelferin.

Binding folgte ein zwei Jahre jüngerer Bruder. Mit ihm wuchs er auf. Die frühkindliche Entwicklung scheint äußerlich normal verlaufen zu sein. Eine objektive oder sog. Fremdanamnese liegt nicht vor. Die einzige Erinnerung an die in jungem Alter verstorbene Mutter ist zugleich die an das Erleben ihres schrecklichen Todes. Hans Binding war eben vier Jahre alt, als die Mutter in seiner unmittelbaren Nähe zusammenbrach und erstickte. Der Beschreibung nach handelte es sich um einen tödlichen Asthmaanfall. Die Krankheit der Mutter, dieses schwere Asthma bronchiale, lag freilich all die Jahre wie ein Schatten über der Familie. Ihretwegen war Binding des öfteren zur Großmutter mütterlicherseits nach D. expediert worden. Die ebenso dramatische wie traumatische Szene endet damit, daß herbeigeeilte Angehörige den leblosen Körper der Mutter, die in einem letzten Aufbäumen noch das Fenster hatte erreichen und, um mehr Luft zu kriegen, öffnen wollen, dort am Fenster aufgehoben und auf der nahen Couch abgelegt haben. Binding hat sich dieses Geschehen als scharfes Bild eingeprägt, dem aber die Affekte von Schreck und Angst entzogen sind. Lediglich der Verstand sagte ihm, daß dies ein schwerer Schock gewesen sein müsse. An Mutterstelle trat als Ersatz zunächst die Tante, jene Schwester der Mutter, die Pfarrhelferin war. Es war aber eine weniger als zwei Jahre dauernde Episode, bis die Tante, die gerne auch Stiefmutter geworden wäre, enttäuscht auszog, als der Vater statt ihrer in dritter Ehe eine Jugendfreundin heiratete. Erst jetzt, mit dem Verlust auch der Lieblingstante, wurde sich Binding des Verlustes der Mutter wirklich bewußt. Die Stiefmutter habe ein zwar gerechtes, aber ebenso strenges und gefühlskaltes Regime geführt. Sie habe statt Liebe nur Disziplin gekannt. »Vorher war ich ein ›goldiger Kerl‹, jetzt nur noch ein ›böser Bub‹.« Die Antipathie sei wohl gegenseitig gewesen. Von Anfang an habe er einen starken Haßeffekt gegen die unerwünschte Ersatzmutter gehegt. Seine erste an sie gerichtete Äußerung »Iih, ist die aber fett!« Im Hause sei bald alles auf den Kopf gestellt worden. Der Vater habe sich alles gefallen lassen, sei zu schwach gewesen, um etwas dagegenzusetzen, habe sich aus der Verantwortung (des Beschützers seines Sohnes) gestohlen und sich auf die Seite der Widersacherin geschlagen. Indessen sei der damals gerade dreijährige jüngere Bruder zum erklärten Liebling der neuen Mutter avanciert.

Binding glaubt, daß diese krasse Veränderung des zwischenmenschlichen Klimas innerhalb der Familie dazu führte, daß er eine verfrühte Entwicklung durchgemacht habe. Aus der Trotzphase heraus sei er in eine stabile Oppositionsrolle hineingewachsen, ihm sei ein für allemal die Rolle des »bösen Buben« zugefallen. Unerfüllbare überhöhte Wohlverhaltenserwartungen nahmen ihm jede Chance, sich zu rehabilitieren. Die Sanktionen bestanden nicht in körperlicher Züchtigung. Statt mit Prügeln wurde er durch Nichtbeachtung, allenfalls verbaler Zurechtweisung und Herabsetzung bestraft. Damals habe er sich, ohnedies isoliert und aus der Gruppe spielender Nachbarskinder ausgeschlossen und von diesen verhöhnt, in eine Phantasiewelt geflüchtet. Nach dem Umzug der Familie nach K. am Rhein, inzwischen Schulkind geworden, habe sein sonderliches Benehmen wo nicht Sorge, so doch Aufmerksamkeit auf sich gezogen. »Schon als Kind habe ich gesponnen.« Noch nicht acht Jahre alt, habe sein Vater ihn einem Psychiater vorgeführt. Binding erinnert sich, bei einem psychologischen Test aus ihm zur Auswahl vorgelegten Farben einzig das Schwarz genommen und damit ein Haus gemalt zu haben.

Als Vorschulkind hat er häufig eingekotet. Neben Scharlach, Mumps und Diphterie hat er eine schwere doppelseitige Lungenentzündung durchgemacht, an der er fast gestorben sei. Er erinnert sich, wohl wegen starker Unruhe im Fieberdelir, mit Manschetten am Kinderbett gefesselt worden zu sein. Namentlich in dieser Situation des hilflosen kindlichen Patienten habe er die intensivere Zuwendung der Stiefmutter als unmittelbare vitale Bedrohung erlebt, obwohl sie ihn objektiv wohl eher hingebungsvoll gepflegt habe. So abgründig sei seine Angst vor ihr gewesen. Seine Freunde seien damals mehr die Tiere, Ziegen und Hühner etwa, gewesen als Menschen. Früh ist in ihm die Sehnsucht nach einer »richtigen« Freundin erwacht, habe er sich dementsprechend einmal geäußert, sei er ausgelacht und verhöhnt worden. Kontakte zu Gleichaltrigen blieben flüchtig, beschränkten sich nahezu aufs verbotene Doktorles-Spielen im nahen Feld bis zum baldigen Entdecktwerden. Über solche Vorkommnisse habe sich die Stiefmutter über Gebühr aufgeregt: »Der hat den Teufel im Leib.« Eine stehende Redensart des Vaters sei gewesen: »Für dich muß man alle Kirchen beten lassen, aus dir wird nie etwas!« Die meisten aggressiven Phantasien galten der Stiefmutter. Sie wollte er beispielsweise treffen, als er im Kindergarten Pulverfarbe stahl, um sie in der Eisenbahnunterführung an die Wand zu schmeißen. In den Erinnerungen an die frühere Kindheit überwiegen diejenigen, wo sich Binding ungerecht behandelt, verdächtigt und bestraft sah. Ihm sei grundsätzlich nicht geglaubt worden. So hatte man ihn beispielsweise des Diebstahls beschuldigt, als er den Inhalt eines »Gutsel«-Automaten an sich genommen hatte, der sich zu seiner eigenen großen Überraschung nach geringfügiger Manipulation geöffnet hatte. In den ersten Schulklassen schon geriet er rasch ins Abseits und wurde von den Mitschülern gequält und gehänselt. Sie riefen ihm Schimpfnamen nach, verletzten sein Ehrgefühl vor allem mit Verballhornungen seines Familiennamens. Es habe sich eine ohnmächtige Wut in ihm aufgestaut. Eines Tages aber habe er genug Mut gehabt zurückzuschlagen. Dann freilich hätten sich alle zu einer Front gegen ihn zusammengeschlossen. So habe er bei den sich häufenden Schlägereien zumeist den kürzeren gezogen, einmal endete die Schlacht damit, daß die ganze Klasse ihn im Schulhof einkesselte und mit Schlamm bespritzte. Indessen waren seine Versuche, durch Witz undVorwitzigkeit zu kompensieren, auch vergebens und erfolglos. Binding erinnert sich, seinem Lehrer widersprochen zu haben, als dieser einen Zauberer in der Schule ankündigte: »Es gibt gar keine Zauberer, das ist alles bloß Trick!« Daraufhin stellte der Lehrer ihn in die Ecke und gab ihm auf, sich zu schämen. Im Zorn darauf Binding zum Lehrer: »Du Arschloch!« Das aber hatte zur Folge, daß der Lehrer nachmittags in der elterlichen Wohnung erschien und Binding, mit ausdrücklicher Billigung des danebenstehenden und zuschauenden Vaters, mit einem Wasserschlauch abzog. Die Beziehung der Eltern untereinander ist Binding undurchsichtig geblieben. Ohne es näher qualifizieren zu können, empfand er das häusliche Klima als »gestört«. Er hatte starke Weglaufimpulse und gab diesen gelegentlich auch nach. So kampierte er mitunter tagelang im Wald oder in einer alten Scheune. Aus dieser Zeit datiert seine erste Bekanntschaft mit der Polizei, die ihn aufstöberte und zu den Eltern zurückbrachte. Insgeheim hat er Trost bei religiösen Riten gesucht, mit welchen er Erlösungsphantasien verband, auch Phantasien, die Mutter wieder zu bekommen. Indessen geriet ihm manche rituelle Handlung, deren Sinn sich Außenstehenden verschloß, so mißverständlich, daß er sich einen Frevler und Gotteslästerer schimpfen lassen mußte. So hatte er zum Beispiel in einer Kirche Weihwasser entnommen, in eine Flasche gefüllt und davon als Mittel gegen »Angstzustände« getrunken. Um durch einen Gang zur Toilette nicht die Eltern zu stören, hatte er in eben diese Flasche hineinuriniert. Die Sache kam heraus, wurde in jeder Hinsicht zu seinem Nachteil gedeutet und demgemäß behandelt. Soweit ihm explizit erzieherisch entgegengetreten wurde, war diese Pädagogik ausgesprochen bigott und prüde. Es galt in den Augen des Vaters, einem heranwachsenden Jungen vor allem Schamgefühle beizubringen; so etwa habe er sich vor der »Mutti« zu schämen und dürfe in ihrer Gegenwart nicht in Unterhosen herumlaufen. Der Vater habe ihm vorgeworfen: »Du hast keinen Charakter!« und damit gemeint, er dürfe sich mit einem Streitpartner nicht hinterher wieder vertragen. Andererseits habe er Anpassung gepredigt. In der Schule hat Binding streckenweise überdurchschnittliche Leistungen erbracht. Gleichwohl stellte ihm die Stiefmutter zusätzliche Hausaufgaben, was er als Schikane empfand, mochte es auch gut gemeint sein. Damit wie mit stets untadeliger Versorgung mit Essen und Kleidung habe sie der Nachbarschaft gegenüber die perfekte, treusorgende Mutter darstellen wollen, während sie nach innen gemütskalt und menschlich uninteressiert gewesen sei. Der schulische Werdegang war insgesamt glatt und vergleichsweise unproblematisch. Er blieb nicht sitzen, meisterte auch eine ernstere Krise gegen Ende der Schulzeit mit Hilfe einer kürzeren Kinderpsychotherapie. Statt konkreter Berufspläne hatte er reichlich phantastische Vorstellungen von beruflicher Zukunft. So schwankte er etwa zwischen Bischof und E-Lok-Führer. All diese Phantasien mischten sich mit dem Bedürfnis, Mittel und eine Position zu bekommen, die es ermöglichten, die Mutter wiederzufinden. Eben diese Gefühlsqualität begleitete auch alle späteren Entweichungen und Vagabundagen: »Muttersuche« (wie es Binding selbst nennt), Eintritt in einen größeren, konfliktfreien Raum, in dem alle bisherigen Demütigungen nicht mehr gelten.

Dem Drang von zu Hause weg gaben die Eltern im 4. Schuljahr nach und expedierten Binding ins Internat eines bischöflichen Progymnasiums in der Nähe von Marburg. Dort blieb der Zögling eineinhalb Jahre. In dieser Klausur wurde er von vehementen vorpubertären Gefühlen und Proble-

men heimgesucht und vermochte sich nur ungenügend auf die Schule, vornan Latein, zu konzentrieren, so daß er schließlich in der Quinta abgehen mußte. Inzwischen nun ungefähr 14 Jahre alt, kam Binding nach R. zur jetzt dort lebenden Lieblingstante und früheren Pflegemutter. In der dortigen Schule scheiterte er an Mathematik. Er landete schließlich in einem Kinderheim in D. Die Wochenenden verbrachte er weiter bei der Tante in R. In diese Zeit fällt die schon erwähnte Kinderpsychotherapie und, im Zusammenhang damit, die erste Begegnung mit Prof. Helfrich in D. So wurde ein erfolgreicher Abschluß der Schule geschafft. Mit diesem Erfolg wollte Binding in die elterliche Familie zurückkehren. Aber er sah sich vom Vater zurückgestoßen und unerwünscht. Dieser hielt ihm vor, das Werk der (verstorbenen) Mutter fortzusetzen und ihn nervlich zugrunde zu richten. Es klappte denn auch nur kurze Zeit, daß Binding von K. aus eine Elektrikerlehre bei der Deutschen Bundesbahn in deren Betriebswerk in Mainz-Bischofsheim aufnahm. Aber »das war mir zuviel. Den ganzen Tag stehen müssen und feilen, zumal mit meinen Platt- und Senkfüßen. Der ganze Streß war zuviel. Da habe ich wieder einen Satz gemacht und bin abgehauen.« Die Polizei griff ihn auf, führte ihn dem Jugendamt vor (weil der Vater sich für erzieherisch überfordert erklärte und den Sohn den Behörden überantwortete), dieses wies ihn in ein Landeserziehungsheim in Q. ein. Binding hatte in diese Maßnahme eingewilligt. Dennoch – wo ihm die befreiende Flucht aus familiärer Drangsal, dem Leistungsdruck der Schule, der Bevormundung an der Lehrstelle in phantasierte Freiräume unbeschränkter Selbstverwirklichung in der Welt nicht gelang, und sie gelang natürlich nie, sondern mißriet regelmäßig und zog nur um so größere und bedrückendere Pressionen nach sich, nahm Binding Zuflucht in einem verlockend ausgemalten Jenseits.
In solchen sehr lebhaften Wachphantasien war er seinen Feinden unerreichbar entrückt und mit größter Macht ausgestattet, von da aus würde er sich zum Erstaunen wie Entsetzen aller für alle ihm angetane Schmach rächen können. Er besuchte bevorzugt Märchenfilme, die ihn anregten, sich mit den idealisierten Helden zu identifizieren. Indessen lebte er in der Enge der häuslichen Welt, ein Zimmer mit dem jüngeren, geliebteren Bruder teilen müssend, wurde statt für seine Laubsägearbeiten (Mickymausbilder) gelobt zu werden, ein »Volldepp« gescholten, vom Vater abgewiesen und für einen Taugenichts erklärt. Anstelle derjenigen des Vaters gewann Binding damals die Zuneigung eines Lehrers, der ihn nach Hause einlud, ihm dort etwas zu helfen. Der Gastgeber habe seinen Phallus entblößt und gesagt: »Wir wollen keine Dunkelmänner sein«, und dann vor Binding onaniert. Dieser exhibitionistisch-homosexuelle Akt hat Binding

kaum nennenswert erschüttert. Der Lehrer sei verheiratet gewesen; Binding hatte sein Kind des öfteren gegen ein Taschengeld ausgefahren.
Wir finden den 15jährigen Binding jetzt in jenem Erziehungsheim, unter Amtsvormundschaft gestellt, nachdem sich der Vater von allen elterlichen Pflichten losgesprochen hatte. »Dann ging die Hölle los. Es war wie im Gefängnis. Überall war man eingesperrt. Man hatte wenig Ausgang. Allenfalls am Sonntag für gute Noten.« Der Heimaufenthalt datiert von 1961 bis 1964. Binding konnte seine Elektrikerlehre dort fortsetzen. Er litt unter einem extrem repressiven Klima. Kontakte zu Mädchen wurden mit Einsperren bestraft. Im Heim habe das Faustrecht geherrscht, alles sei Zwang und Vergewaltigung gewesen. Er ist deshalb mehrere Male entwichen, aber immer wieder aufgegriffen und zurückgebracht worden. Bis es ihm 1964 glückte, zur Tante nach R. zu gelangen. Binding war nun 18 Jahre alt, hatte die Lehrzeit um, aber die Prüfung stand noch aus. In Dortmund machte er einen Versuch, als Elektriker im Bergwerk unter Tage zu arbeiten, war aber den harten Anforderungen nicht gewachsen, erlitt Schmähungen der Arbeitskollegen, sah sich in der Kompetenz des Elektrikers bestritten und gab schließlich nach einem dreiviertel Jahr auf. Es folgten kurzdauernde wechselnde Beschäftigungen, ebenso flüchtige und relativ oberflächliche Mädchenbekanntschaften.
1964 erlitt Binding bei einem Verkehrsunfall — er war als Radfahrer von einem Lkw angefahren worden — eine als »Contusio cerebri« diagnostizierte Schädel-Hirn-Verletzung (eintägige Bewußtlosigkeit), dazu ausgedehnte entstellende Hautschnittwunden im Gesicht (schräg von der Wange über die Oberlippe zum Kinn verlaufend). In der Klinik sei er nach dem Wiederzusichkommen reichlich enthemmt gewesen.
In diese Zeit (26. 6. 65) fällt auch die erste kriminelle Handlung. Arbeitslos und in einer fatalistisch-depressiven Stimmung drang Binding in ein Geschäft ein, richtete einen Gasrevolver auf die dort angetroffene Verkäuferin und rief: »Geld her oder es kracht!« Als die Bedrohte aufschrie, ergriff er die Flucht, wurde aber von ihr verfolgt; um sie abzuschütteln, schoß er auf sie. Unmittelbar danach reiste er mit Selbstmordphantasien nach Salzburg, besann sich dorf, fuhr nach K. zurück und stellte sich der Polizei. Das Jugendschöffengericht D. verurteilte ihn zu 10 Monaten Jugendstrafe und setzte die Strafe zur Bewährung aus.
Es schließt sich die Rückkehr ins Erziehungsheim Q. an, wo Binding die noch ausstehende Gesellenprüfung ablegen will. Wieder erlebt er die Verhältnisse im Heim als andauernden Terror. Er fühlt sich von einem Lehrer besonders schikaniert und sagt bei der Beichte: »Wenn mich der ... weiter schikaniert und mir vorschreiben will, was ich lernen muß, dann haue ich

ihm eine Eisenstange über den Kopf.« Tatsächlich hatte sich Binding mit einem Hammer bewaffnet und auch Drohungen ausgesprochen. Er erlebte die Situation als zunehmend gespannt und unheimlich, sann auf »Abschreckung« und »Gegenterror machen«. Es hatte sich seiner eine wachsende innere Unruhe und Angst bemächtigt, so daß er schließlich freiwillig in die Nervenklinik ging. Von dort floh er allerdings, als er von einer geplanten Luftfüllung des Gehirns erfuhr. Er fand Aufnahme bei Prof. Helfrich in D., der ihn zur Rückkehr nach Q. bewegen konnte. Die anschließende stationäre Behandlung in der Nervenklinik W. führte Binding erstmals mit Dr. Wachter zusammen, vor dem er zunächst Angst hatte, dann aber rasch zunehmend Vertrauen faßte. Trotzdem entwich er aus der Klinik, fuhr wieder zu Prof. Helfrich, um nach kurzem Aufenthalt in einem Jugenddorf endgültig ins Heim nach Q. zurückzukehren, wo ihm die inzwischen gewonnenen »Väter« Prof. Helfrich und Dr. Wachter zu bevorzugten Bedingungen verhalfen, so daß er sich in Ruhe auf die Gesellenprüfung vorbereiten konnte. Diese bestand er wenig später mit »gut« im praktischen und »befriedigend« im theoretischen Teil. Es folgte die Heimentlassung in Q. Das Scheitern einer nochmaligen Heimunterbringung in G. hatte Dr. Wachter scherzhaft kommentiert: Binding sei nirgends tragbar, sogar in einem Zuchthaus nicht, geschweige denn in einer Nervenklinik. Er wurde nun bei allen Schritten von Dr. Wachter wirksam unterstützt, auch ganz unmittelbar durch Geldzuwendungen und bei der Wohnungs- und Stellensuche. Bei einer der ersten Arbeitsstellen machte er die flüchtige Bekanntschaft seiner späteren Frau. Sie aus dem Einfluß einer sie unterdrückenden Mutter zu befreien, entstand die Idee, ein Kind zu zeugen. Ihm selbst konnte das nebenbei den beruhigenden Beweis männlicher Potenz und Fertilität bringen. Aber alle Bekannten, einschließlich Dr. Wachter, hatten von einer Verbindung mit dieser reichlich schlichten Frau abgeraten. So löste Binding bald wieder die Beziehung zu ihr und reaktivierte eine frühere Beziehung zu einer Arzthelferin in Kassel. Bei einer zufälligen Begegnung auf der Straße einige Wochen später eröffnete ihm die verlassene Freundin, daß sie schwanger sei. Binding wollte sich unter allen Umständen zur Vaterschaft bekennen und betrieb umgehend die Familiengründung, obwohl auch er größte Vorbehalte bezüglich Charakter und Intelligenz dieser Frau hegte. Er richtete eine Kellerwohnung ein und kümmerte sich, nachdem die Frau inzwischen von einem Sohn entbunden war, hingebungsvoll um Mutter und Kind. Er glich die hausfrauliche Unfähigkeit der jungen Mutter durch eigene rasch entwickelte Hausmanns-Qualitäten aus. Obwohl die Beziehung von Anbeginn an fast nur aus Streit bestand, heiratete er diese Frau am 8. Juni 1967.

Aber die Konflikte mehrten und verschärften sich. Die Frau konnte nicht wirtschaften. Im Zorn behauptete sie, er sei gar nicht der Vater des Kindes, woraufhin er sie verprügelte. Sie zog sich dann zu ihrer Mutter zurück. Ein Zusammenleben schien nicht länger möglich. Binding seinerseits stellte seine Habe bei Dr. Wachter ein und nahm dann Reißaus. Es waren nur zwei Monate seit der Eheschließung vergangen. Er lieh sich einen Volkswagen aus und beging, um zu Geld zu kommen (DM 520,–) einen Scheckbetrug. Er hatte die Idee, sich das Leben zu nehmen, es aber für eine kurze Zeit erst noch einmal zu genießen. Die Reise führte ihn nach Fallingbostel, wo er sich erneut einen Pkw mietete, um weiterzufahren bis zur dänischen Grenze. Dort stellte er das Auto ab und setzte sich dann zu Fuß über den Hindenburgdamm Richtung Sylt in Marsch, motiviert von der Vorstellung, am dortigen FKK-Strand eine Frau kennenzulernen. Aber der ernüchternd lange Marsch endete mit herber Enttäuschung, so daß Binding auf der Stelle umkehrte, den Zug bestieg und über Bochum, Gelsenkirchen und Passau nach Österreich fuhr. Dort wollte er den beabsichtigten Suizid ausführen. In der Tat nahm er eine Überdosis des Schlafmittels Noludar ein. Zuvor schrieb er einen Abschiedsbrief an Herrn Dr. Wachter, um diesem Dank und Lebewohl zu sagen. Aber nach einiger Zeit kam er wieder zu sich. Er hatte sich erbrochen und einen Teil der einverleibten Tabletten wieder von sich gegeben. Nach diesem »Mißerfolg« gab er sein Suizidvorhaben auf und faßte den Entschluß, nach Deutschland zurückzukehren. Um einen noch immer vorhandenen sexuellen Druck loszuwerden, suchte er en passant in Salzburg ein Bordell auf, wo er sich jedoch auf frustrierende Weise als impotent erwies. Er kehrte zu Dr. Wachter zurück und ließ sich in dessen Wohnung aufnehmen. Aber die damalige Freundin Dr. Wachters duldete nicht, daß er im Hause blieb. Er erhielt von Dr. Wachter hundert Mark und befolgte dessen Rat, sich der Polizei zu stellen und ein Geständnis abzulegen. Da er ohne Wohnsitz war, kam er in U-Haft. In der Einzelzelle allerdings hat ihn dann der »Koller gepackt«. Er entwickelte eine Haftpsychose, die sich u. a. darin ausdrückte, daß er sich den Kopf kahl schor und die Unterarmarterien aufschneiden wollte. Sofort intervenierte Dr. Wachter, ließ sich Binding zur Untersuchung vorführen, eruierte, daß er Selbstmord- und Morddrohungen ausstieß, teilte dies der Staatsanwaltschaft mit und veranlaßte seine Unterbringung in der Nervenklinik. Durch nochmalige Intervention befreite er ihn vom Verdacht der Simulation, der aufgrund der Nachwirkung und der Nebenwirkungen der von ihm verabfolgten stark sedierenden Medikamente bei der Verhandlung am 6. Nov. 1967 aufgekommen war. Es waren u. a. Krämpfe im Bereich des Halses und Mundes aufgetreten. Das Gericht beauftragte den Lehrstuhl für Forensische Psychiatrie an der Universität F. mit der Erstellung eines Gutachtens zur Frage der strafrechtlichen Verantwortlichkeit. Dieses Gutachten wurde am 24. November 1967 von Dr. Gerber und Prof. Brehm erstattet. Darin findet sich der auszugsweise wie folgt wiedergegebene *psychische Befund:*

Binding wendet sich gut – zunächst deutlich mißtrauisch – zu und berichtet spontan sehr ausführlich und offenbar untendenziös, wobei er an dem Vorgetragenen innerlich noch stark Anteil nimmt und auch retrospektiv dazu nur unvollständig Distanz gewinnt. Es kommt auch eine gewisse Naivität und Treuherzigkeit zum Ausdruck, wenn der Untersuchte sehr direkt mit dem Bericht des Vorgefallenen die Mitteilung der ihn bewegenden, in vielem – wie er wohl weiß – noch sehr kindlichen Vorstellungen und Gefühlsreaktionen verbindet. Er fürchtet deshalb auch, sich lächerlich zu machen und verschanzt sich zunächst hinter Mißtrauen. Eine für ihn entscheidende Disposition, nach dem Alles-oder-Nichts-Gesetz durchs Leben zu stürmen – oder aus diesem heraus, wird hier deutlich und entspricht dem »kindlichen« Unvermögen die intellektualistische Relativierung der Weltbezüge zu realisieren. Der Untersuchte denkt absolut. Er meint sich selbst gegenüber »ehrlich« zu sein, wenn er die zur Funktion des Ganzen in der Welt nun einmal notwendigen Kompromisse und Eingeständnisse nicht vollziehen will. – Auf diese Weise kommt B. in seiner Trotzhaltung auch dazu, daß man ihm eine gewisse affektive Aufrichtigkeit bescheinigen muß, wenn er sich auch in dieser Haltung – einer durch Übertreibungen auch subjektiv nicht zu rechtfertigenden kindlichen Kohlhaas-Version Ausdruck verleihend – maßlos und von ihm bewußt gegen die herrschende Ordnung stellt – »Kindlich« sind auch die übertriebenen Geborgenheitsansprüche, bei denen B. eine alles und immer verzeihende, verständnisvolle Instanz als selbstverständlich setzt.

Man kann den Untersuchten in dem geschilderten Rahmen als von seinen wechselnden Stimmungen abhängigen, haltungslabilen Charakter bezeichnen. Die bei dieser Ich-Welt-Diskrepanz zwangsläufig zu erwartenden Konflikte kann B. nicht kompensieren. Er bleibt innerlich unausgeglichen, in ständiger Bewegung zwischen affektiven Spannungs- und Entladungsextremen. Wegen seines hohen psychoenergetischen Potentials und wegen der seinem absoluten Denken entsprechenden Rücksichtslosigkeit im Vollzug muß auf das Risiko seiner erhöhten Selbst- und vielleicht auch Fremdgefährdung aufmerksam gemacht werden. Dies gilt solange, als es dem Untersuchten nicht gelingt, durch eine Nachreifung Einsichten zu übernehmen, die die Heftigkeit seines Charakters mildern. Dies ist zu hoffen, da B. in seiner Persönlichkeit primär nicht als Fanatiker imponiert, mit seiner aktuellen Haltlosigkeit keine Willensschwäche verbindet und überdies auch in intellektueller Hinsicht eher über dem Durchschnitt liegt.

In der abschließenden *Beurteilung* führen die Gutachter aus, der Untersuchte könne, obwohl retrospektiv zu dem Unfall von 1964 die Annahme einer damals erlittenen Hirncontusion (vielleicht sogar mit Kontusionspsychose) gerechtfertigt sei, als in körperlicher Hinsicht gesund betrachtet werden. Es bestünden allerdings belangvolle psychische Abweichungen.

Bemerkenswerterweise bezeichnet sich B. selbst als »Psychopath und vollverantwortlich«. Man kann ihn zwar als »haltunsicher«, aber nicht als »willens-

schwach« charakterisieren. Unabhängig von der Reifungsverzögerung besteht bei ihm eine primäre Stimmungslabilität im Sinne einer psychopathischen Persönlichkeitsartung. Anhaltspunkte für krankhafte Störungen der Geistestätigkeit sind nicht gegeben. Insbesondere finden sich keine psychopathologischen Auswirkungen, aus denen heute noch auf einen cerebralen Contusionsschaden geschlossen werden könnte.
Für die Beantwortung der Frage nach der strafrechtlichen Verantwortlichkeit des Angeklagten bezüglich der hier zur Diskussion stehenden Taten kann wegen des sehr starken Ausmaßes der bei ihm unterschiedlich konditionierten psychischen Auffälligkeiten (vergleiche weiter oben) trotz der guten intellektuellen Anlagen eine »Geistesschwäche« im juristischen Sprachgebrauch als biologische Voraussetzung des § 51 StGB angenommen werden. Dies gilt umso mehr, als die genannte Disposition in einer ab Juli 1967 situativ entstandenen abnormen seelischen Reaktionslage verstärkt zu Wirkung kam.
In Bezug auf die psychologischen Voraussetzungen des § 51 StGB ist auf den kurzgliedrigen Aufbau des Tatgeschehens – bei dem sich eins unmittelbar in gewisser Steigerung aus dem andern ergab – hinzuweisen. Es kann aber nicht bezweifelt werden, daß die Einsicht in den Unrechtscharakter dieses Tuns zur Tatzeit bei B. voll erhalten war. – Ebensowenig sollte aber unseres Erachtens bezweifelt werden, daß trotz dieser erhaltenen Einsichtsfähigkeit die Fähigkeit zu einsichtsgemäßem Handeln wegen der oben beschriebenen Geistesschwäche beeinträchtigt war. Wir sind aufgrund des Ausmaßes der hier zu diskutierenden Abnormität darüberhinaus auch der Meinung, daß diese Beeinträchtigung der Fähigkeit einsichtsgemäßen Handelns so erheblich war, daß deswegen die Voraussetzungen des § 51 Abs. 2 StGB als erfüllt anzusehen sind.
Für die weitere allgemeine und kriminologische Prognose wird es darauf ankommen, ob es gelingen wird, B. so lange den für ihn unbedingt erforderlichen und intensiven äußeren Halt zu geben, bis die zu erwartende Nachreifung den Angeklagten in die Lage versetzen wird, aus eigener Kraft ein einigermaßen stabilisiertes Auskommen mit der Gesellschaft zu finden.

Dieses Strafverfahren endete mit der Verurteilung Bindings am 11. Dezember 1967 unter Zubilligung verminderter Zurechnungsfähigkeit zu einer Gesamtfreiheitsstrafe von vier Monaten und zwei Wochen. Unter Anrechnung der Untersuchungshaft wurde diese Strafe bis 15. Februar 1968 verbüßt. Daran schlossen sich unmittelbar die früher verhängten zehn Monate Jugendstrafe an, da deren Aussetzung zur Bewährung aufgehoben wurde. Binding saß daher bis 15. Dezember 1968 ein. Danach kehrte er zu einem Versöhnungsversuch zur Ehefrau zurück. Die von der Ehefrau am 25. Januar 1968 eingereichte Scheidungsklage wurde zum Ruhen gebracht.
Die lange Haft kam Binding schwer an. Dabei haben ihm die vergleichsweise häufigen Besuche Dr. Wachters gutgetan. Sie sind von lebhaftem Briefwechsel gesäumt. Darunter befinden sich bedeutende Dokumente, die den Übergang zu einer nun engeren freundschaftlichen Beziehung mit Einführung der gegenseitigen Du-Anrede im Februar 1968 festhalten. Dieser Qualitätswandel in der Beziehung war allem Anschein nach vor allem für Binding ein Problem, dem er angestrengt nachsann, das ihn zum

Teil zur Revision, jedenfalls zu größerer Disziplin seines Umganges mit sich selbst veranlaßte. So schrieb er am 21. Februar 1968 an Dr. Wachter:

> Lieber Alfons!
> Zuerst danke ich Dir für Deinen Besuch gestern abend. –
> Was Du gestern getan hast, zeigt mir wieder eindeutig Deine Gesinnung und daß es Dir auch ernst ist, daß wir Freunde sind. –
> Du sagtest mir, ich soll mir alles gut überlegen. – Ich habe es getan! Die »Kündigung« habe ich ja bereits gestern abend noch annulliert. Aber ich muß immer daran denken, wie es denn später mal weitergehen soll??? – –
> Stellen wir uns erst einmal die Frage: »Was ist Freundschaft«? – Ich versuche dieses Wort zu definieren!
> 1) Eine Freundschaft kann zwischen 2 Männern oder 2 Frauen bestehen. –
> 2) Eine Freundschaft zwischen einem Mann und einer Frau gibt es nicht, da diese Beziehung entweder zu Liebe wird oder zerfällt. –
> 3) Eine Freundschaft zwischen mehr als 2 Männern oder Frauen gibt es nicht. Diese Beziehung ist dann mit Kameradschaft zu bezeichnen. –
> Nun die Spezifizierung einer Freundschaft:
> 2 Menschen, egal welchen Geschlechts, nur eben gleicher Geschlechtsgruppe, lernen sich kennen und stellen fest, daß sie gut miteinander auskommen, ungefähr die gleiche Weltanschauung haben sowie ähnliche Interessen. – Sie lernen sich immer besser kennen und jeder der beiden muß bereit sein für seinen Freund, oder Freundin, notfalls ein Opfer zu bringen und dem in Not geratenen Partner zu helfen. – Diese beiden Menschen müssen volles Vertrauen zueinander haben. –
> Eine Freundschaft kann auch bestehen, wenn 1 Partner verheiratet oder verlobt ist oder eine 2. »Freundschaft« mit einer oder einem andersgeschlechtlichen Menschen hat. –
> Toleranz ist bei jeder Freundschaft oberstes Gebot. –
> Das wäre meine Meinung von einer Freundschaft, ob ich die richtige Meinung habe, weiß ich nicht. Nun kommt die Frage, was ist mit Dir und mir? Hast Du alle Bedingungen erfüllt? Ich muß beeiden, daß Du nach meiner Meinung ALLE Bedingungen erfüllt hast! – Was habe ich getan? N I C H T S ! Warum? Weil ich nichts habe und Du noch nicht in Not warst, seit wir uns kennen und ich wünsche es Dir auch nie, so in Not zu kommen wie ich es war und bin und sein werde. – Was Du in Hamburg erlitten hast und in Berlin, wird nicht mehr geschehen können, aber solltest Du jemals in Not geraten und ich lebe noch, so bin ich für Dich da, egal um was es geht. – Ich werde es nie vergessen und ich warte auf die Stunde, wo ich mich revanchieren kann und für Dich was tun kann, egal was! Diese »Gegenleistung« für Deine guten Taten bringe ich auch auf, falls unsere Freundschaft durch höhere Gewalt zerstört werden sollte. –
> Deine guten Taten »verjähren« niemals!
> Aber wie Du gelesen hast, stelle ich mir unter einer Freundschaft auch vor, daß man sich gut versteht. Das ist doch wohl der Fall, glaube ich. Du kannst Dir ziemlich genau meine emotionelle »Welt« vorstellen, das selbe Vermögen habe ich. – Was die Weltanschauung betrifft, Deine und meine ähneln sich, bis zu einem gewissen Punkt, dann weicht meine ab und wird asozial und kriminell. –
> Was die Interessen anbelangt: ich habe großes Interesse an Psychiatrie und Psychologie, aus verschiedenen Gründen. Z. B. »Filme« drehen, wenn nötig gar in »Farbe«! Aber ich interessiere mich auch für diese Gebiete, um andere Menschen besser verstehen zu können und zu taxieren! Ansonsten fahre ich leidenschaftlich gern Auto und wäre am liebsten Arzt. – Mein Beruf langweilt mich und ich habe auch keine Lust, so primitive Arbeiten zu verrichten. –

Wenn wir über Toleranz sprechen, so glaube ich, das sind wir beide. Vertrauen liegt auch vor, in vollem Umfang, so wie es sein muß. –
Nach den Ansichten von mir, das Wort Freundschaft definiert, könnte man konstituierend glauben, alles sei in bester Ordnung. – Leider ist es aber nicht der Fall. – Meine Emotionen für Dich sind zwar nicht pervers, aber auch nicht völlig normal. – Es ist ja soweit bei mir, daß ich am liebsten immer bei Dir sein möchte, so gerne habe ich Dich und ich fühle mich überflüssig auf der Welt, wenn ich ohne Dich bin. – Das eben Aufgezählte hat mit Freundschaft, im Sinne des Wortes, nichts mehr direkt zu tun, ist aber nicht pervers. – Ich habe Dich eben lieb, zumal ich sonst nichts habe, was liebenswert wäre. – ...

(Nach selbstmitleidigen Ausführungen über sein Gefangenenlos – er werde in dieser »Lehranstalt für Verbrecher« erst recht zum Kriminellen ausgebildet, sein Leben sei »völlig versaut« – schließt B. diesen Brief:)

Da Du die »Kündigung« der Freundschaft meinerseits nicht angenommen hast, will ich heute nicht wieder kündigen, sondern überlasse es D I R was Du tun willst. –
Ich selbst wäre froh, es wäre alles zwischen uns wie früher, aber es ist nun nicht mehr so und kann auch nicht mehr so werden. – Die Voraussetzungen fehlen. Lieber Alfons, sei nicht traurig, es geht alles vorbei und für uns beide gibt es keine Zukunft mehr. – Wenn Du die Wahrheit gesagt hast, so hast Du ja jetzt Irma, und dann sei vernünftig und sehe ein, daß es zwischen uns aus ist. Es fehlt jede Basis für mich, ein neues Leben zu beginnen, und mir fehlt der Mut. ...

Denke bitte an Deine Zukunft und lasse mich bitte »sausen«. Du hast ja jetzt Irma und ich bringe Dir nur UNGLÜCK! –

Es grüßt Dich herzlich Dein Freund Hans.

Dieselbe Begegnung, auf die sich Binding hier bezogen hat, war von Dr. Wachter ganz anders erlebt worden. Sein unmittelbar danach verfaßter Brief, der sich mit dem vorstehend zitierten von Binding kreuzte, äußert Kritik und Enttäuschung. Anstatt auf die Zukunft gerichtet Gefühle einer nun (im gegenseitigen »Du« symbolisierten) engeren Freundschaft auszudrücken, werden die Negativa der Vergangenheit zusammengetragen und zu einem einzigen Vorwurf verdichtet. Dr. Wachter scheut sich nicht, sich ausdrücklich auf die Seite seines psychiatrischen Kollegen Prof. Brehm zu schlagen und dessen, von Binding verworfenes Gutachten einschränkungslos, namentlich auch in seinen diagnostischen Schlußfolgerungen, zu bestätigen und gutzuheißen. So gibt sich Dr. Wachter betont in der Pose des psychiatrischen Beurteilers und des moralischen Predigers.

Lieber Hans!
Wenn ich auf die vergangenen 2 Jahre zurückblicke, dann bin ich zutiefst deprimiert. Was habe ich bei Dir und in Bezug auf Deine Persönlichkeitsentwicklung auszurichten vermocht? Du hast Dich in keiner Weise geändert, außer daß Du heute noch trotziger und oppositioneller geworden bist. Du bist derart von der Richtigkeit Deiner Ansichten und Handlungen überzeugt, daß alle vernünftigen Einwände sinnlos sind. Immer versuchst Du Deinen Willen durchzusetzen, falls erforderlich auch mit Drohungen und Gewalt. Nie bist Du auch einmal bemüht,

Fehler und Verschulden bei Dir selbst zu suchen. Immer ist es die Umwelt, die an Deinem Elend schuld ist. ...
Wenn Du meintest, daß Du den F.'er Psychiater aufgrund gewisser angelesener Kenntnisse »hereinlegen« konntest, dann irrst Du Dich gewaltig. Ich habe inzwischen das Gutachten kommen lassen. Der Psychiater hat Dich genau so beurteilt wie Du bist, nicht wie Du es ihm vormachen wolltest. Und seine Ansicht deckt sich auch mit der meinen, wie sie aus meinen Beurteilungen hervorgeht. ...
Du willst Dich offenbar gar nicht ändern. Jedenfalls gibst Du Dir nicht die geringste Mühe. Du denkst auch nicht in positiver Weise an Deine Zukunft. Du willst jetzt Verbrecher sein, weil Du meinst, andere hätten Dich dazu getrieben. ...
Eine Freundschaft muß man doch nicht rücksichtslos strapazieren. Manchmal verstehe ich Dich nicht. ...
Auch der Tonfall bei unseren letzten Begegnungen, Dein herausforderndes, überhebliches, fast ungezogenes Benehmen mißfiel mir. Du wolltest Deine Freundschaft doch unter Beweis stellen? Mit der Rückzahlung von Schulden ist das nicht getan. Ich erwarte von Dir, daß Du Dir einmal, ernsthaft Mühe gibst, mit Deinen Verstimmungen und Launen fertig zu werden, auch wenn man Dir bescheinigt hat, daß Du ein Psychopath bist, das war noch nie ein Entschuldigungsgrund. Prof. B. stellte nicht Deine charakterliche Abnormität, sondern Deine Unreife in den Vordergrund, wobei er meinte, daß Du allmählich klüger und vernünftiger werden würdest. Bisher spürt man davon noch nichts. ...

So versucht Dr. Wachter über die ganze Zeit der Haft mäßigend auf den unbequemen Gefangenen einzuwirken. Noch kurz vor der Haftentlassung zieht Binding vor allem wegen des Versendens »unsinniger Briefe«, den Verdacht der Geisteskrankheit auf sich. Auf Dr. Wachters Intervention wird er jedoch bald nach seiner Einweisung in ein psychiatrisches Landeskrankenhaus auf freien Fuß gesetzt.
Binding kehrte versuchsweise zu Frau und Kind zurück. Er fand auch bald eine Arbeitsstelle. Er kam zunächst in größeren Abständen, dann immer öfter und länger zu Dr. Wachter in dessen Wohnung, wo er, je nachdem, handwerkte, vor allem sich badete.

Kapitel 6

Die Beziehung (II)

Es begann die Phase nun auch sexueller Beziehungen. Man trank zusammen, tauschte Zärtlichkeiten aus, schlief zusammen in einem Bett und praktizierte schließlich gegenseitige Masturbation und Fellatio. Binding war allenfalls von Neugierde getrieben. Im übrigen ließ er sich aus Dankbarkeit auf diese homosexuellen Handlungen ein, ohne selbst entsprechende Neigungen zu verspüren. Er hielt seinerseits Dr. Wachters homosexuelle Orientierung für ein neurotisches Symptom und verfolgte den Plan und das Ziel, durch eigene Partizipation den vermeintlich triebgestörten »Patienten« allmählich auf den Weg der »normalen« Sexualität mit Frauen bringen zu können. Dr. Wachter hingegen vertrat die Auffassung, daß Homosexualität zweifelsfrei anlagebedingt sei, und nahm diese Theorie ausdrücklich auch für sich selbst in Anspruch. Darüber kam es zu gelegentlich heftigen Auseinandersetzungen zwischen den beiden Partnern mit monatelangen sexuellen Pausen, denen aber wieder um so intensivere und häufigere Kontakte folgten. Die Phase der stärksten Sexualisierung der Beziehung fiel in die Jahre 1970 bis 1973. Ab Mitte 1972 war Binding anhaltend arbeitslos, im übrigen auch an der weiteren Ausübung des erlernten Berufs des Elektrikers nicht mehr interessiert. Er befaßte sich vornehmlich mit der Lektüre psychologischer und psychiatrischer Fachliteratur, wie er sie in der ihm ohne weiteres zugänglichen Bücherei Dr. Wachters vorfand. Gleichzeitig driftete die Ehe Bindings, aus der mittlerweile noch ein zweites Kind, eine Tochter hervorgegangen war, dem endgültigen Scheitern entgegen. Um so bedeutungsvoller wurde die freundschaftliche Bindung an Dr. Wachter. Dieser und Binding waren auf verschiedene Weise in hohem Maße, so schien es, aufeinander angewiesen: Binding figurierte als der meistgeliebte Sexualpartner, Dr. Wachter als der einzig akzeptable soziale Beziehungspartner. Sie nahmen gegenseitig die nach und nach lästiger werdende abweichende Rollenzuschreibung hin, um sich den Partner jeweils in der gewünschten und benötigten Funktion zu erhalten. Verweigerten sie einander im Streit diese Verfügbarkeit, traten schon damals heftige psychische Reaktionen zutage, zumeist in der Erscheinungsform dysphorischer Gereiztheit und depressiver Erschöp-

fung auf beiden Seiten. Dr. Wachter applizierte sich selbst und auch Binding in solchen Krisen Psychopharmaka, namentlich Antidepressiva, aber auch das Analepticum (antriebssteigernde Mittel) AN 1.
Binding zog bisweilen aus bzw. mied längere Zeit die Wachtersche Wohnung, um dessen Einlenken und Rückbeorderung abzuwarten. In diesen Zeiten wurden wieder Briefe verfaßt. So schrieb beispielsweise Binding am 16. November 1972:

> Lieber Alfons!
> ... Zu dem »Hausverbot«: wenn Du wirklich Hilfe brauchst, so steht Dir meine Tür offen. Sonst bleibt die Tür zu.
> *Begründung:*
> Ich bin ein großer Psychopath.
> Du bist ein genau so großer Psychopath.
> Jeder spinnt in einer anderen Richtung.
> Dieser Zustand macht eine Freundschaft unerträglich.
> Das sind die Fakten und Diskussionen wünsche ich keine. Auch keine schriftlichen, da ich genau weiß, daß alles stimmt.
> Für Dein weiteres Leben wünsche ich Dir alles Gute.
> Gruß Hans.

Unmittelbar vor Ausbruch der manischen Phase schreibt Binding einen ausführlichen Brief, der durch die handschriftlichen Randnotizen des Adressaten Dr. Wachter (ähnlich wie später das »Buch« »Die Wahrheit des Lebens« von Binding) eine ungefähre Vorstellung vom Dialogstil der beiden zu vermitteln vermag. (Die Marginalien Dr. Wachters sind kursiv in Klammern gesetzt.)

> Lieber Alfons! 10. 6. 73
> Mein Geist gibt mir ein, einen Brief zu schreiben, welcher sicher Wiederholungen enthält, aber welcher von mir nur geschrieben wird, um Dir eventuell damit zu helfen. Ich bin bemüht, nur meinen Verstand zu benutzen und Emotionen auszuschalten.
> Wie Du selbst weißt, bist Du am Rande des »Durchdrehens«. Dein Benehmen ist mit dem eines kläffen Hundes zu vergleichen. Jeder andere Mensch außer mir würde sagen: Der Umgang mit Ihnen ist mir zu schwierig und tötet mir die Nerven.
> Nur weil ich Dich als echt krank ansehe, konnte ich Dich in letzter Zeit ertragen. Da ich aber auch nur ein Mensch bin, muß ich auch an mich selbst denken und sehe mich daher gezwungen, Dich alleine zu lassen, bis Du wieder zu Dir selbst gefunden hast und nicht mehr so »kläffst«.
> DU hast mir in meinem Leben sehr viel geholfen, wofür ich Dir ewig dankbar sein werde. Ohne Dich wäre ich sicher echt geisteskrank geworden.. Sehr wahrscheinlich schizophren.
> Nach meinen psychiatrischen Kenntnissen glaube ich das. Das jetzt wissenschaftlich zu belegen *(?)* lohnt sich nicht, weil Du sowieso nichts anerkennst, und ich ja, weil ich Dich als Mensch und Freund kennengelernt, mich sehr für mich günstiger entwickelt habe *(wieso?)*. Ich habe meine Entwicklung noch nicht abgeschlossen, aber vielleicht gelingt es mir *(wann wird das sein? 26 Jahre!)*

Zur Zeit kann man mich als antisozial bezeichnen, oder als Soziopath, aber ob das so bleibt wird sich ergeben *(mit 26 Jahren entwickelt man sich nicht mehr; was bleibt, ist charakterlich festgelegt!)*
Aber nun zu Dir. Seit ich Dich kenne hast Du Dich zu Deinen Ungunsten gefährlich entwickelt. Vor ca. 6 Jahren hatte ich den Eindruck, daß Du ein ganz guter Mensch bist. Psychisch schwach und anlehnungsbedürftig *(jedoch ich halte mehr aus als Du)*
Ansonsten fühltest Du Dich schon damals beruflich überfordert *(weil ich immer bemüht bin, mich ganz einzusetzen)*. Sonst ist mir nichts besonderes aufgefallen. Wie Du zu mir stehst brauche ich nicht zu erwähnen.
Aber nun nach vielen Jahren muß ich folgende Eindrücke von Dir haben:

1. Berufliche Überforderung, welche Du selbst verschuldest, weil Du letztlich zuviel von Dir selbst verlangst *(s. oben)*
2. Siehst fast ausschließlich nur noch das Negative im Leben. Das Positive nimmst Du anscheinend fast gar nicht mehr bewußt wahr *(wie steht es da mit Dir?)*
3. Dein Lebensstil alleine zu leben, ist unerträglich, und trägt in erster Linie dazu bei, daß Du Dich sehr negativ veränderst.
4. Neigst Du offenbar dazu kaum eine Arbeit eines anderen Menschen sachlich richtig einzuschätzen und zu begreifen, wieviel Mühe darin steckt. *(oh, doch)*

Zu 1. Kann ich Dir nur empfehlen: arbeite weniger, mache weniger Gutachten. Wie hart das für Dich scheinbar ist weiß ich nicht. Aber es stehen Dir nur zwei Sachen zur Wahl, nämlich überleben und mal in den Genuß der Altersversorgung zu kommen, oder so IRRE weiter zuwurschteln.und einsam zu verenden. *(Das ist unser aller Schicksal!)* ... Zu einem standesgemäßen Leben reicht Dein Geld noch immer *(kaum! Stundenlohn 12,25)*

Zu 3. Die »Arbeit« mußt Du Dir schon machen einen Menschen zu suchen, der immer da ist. Da würde ich Dir eine Frau empfehlen, weil nach dem Gesetz der Wahrscheinlichkeit das langfristig besser hinhaut als was »maskulines« *(greif Dich an die eigene Nase)* Rein finanziell schon günstiger (Steuer).
Wie schwer das ist, ist mir voll bewußt, ebenso das so sehr hohe Risiko, daß was schief läuft. *(Das weißt Du selbst!)*
Aber bei einer 2jährigen »wilden Ehe« als Probe erniedrigt sich das Risiko. *(wieso?)*

Zu 4. Kein Mensch ist verpflichtet, Dir immer gefällig zu sein. Primitiv ausgedrückt »Zucker in den Arsch zu blasen«. Ich auch nicht. *(Das habe ich nie erwartet!)*
Der Gipfel ist, sich für eine Hilfe, welche kein anderer Mensch machen kann so gut wie ich, noch anmeckern zu lassen *(stimmt nicht)*.
Niemand kann in Deiner Wohnung so perfekt herumhantieren und das Handwerkliche regeln *(stimmt!)*. Ich habe alles aus Dankbarkeit getan *(will ich nicht!)*.
In Zahlen ausgedrückt, aufgrund meiner Qualifikation und der vielen Stunden habe ich mir mindestens 2000,— DM verdient. Das ist ein objektiver Preis. Da sind 200,— DM ein lächerliches Trinkgeld *(werde ich mir merken!)*. Ich habe nicht den Begriff für Geld verloren, sondern Du *(Oh doch!)*. Ich hätte gar kein Geld von Dir genommen, wenn ich nicht meine Familie ernähren müßte.
Wir beide sind finanziell absolut quitt und rein menschlich auch *(ich habe schon vor langem das gesagt)*.

Entweder Du spinnst Dich jetzt aus, oder Du siehst mich nicht mehr wieder.
Wenn Du nun anfängst zu motzen und schickst mir auf mein Konto Geld, dann SCHLAGE ICH Dir das Geld solange um die Ohren, bis Du zur Vernunft kommst.
Ich will kein Geld sondern Dich von Deiner Spinnerei erlösen, daß Du glaubst die Std. 25 DM kassieren zu können und andere haben nur 2,— DM zu beanspruchen *(s. oben 12,25)*
Ich habe Dich in der Not, als Du mich gebraucht hast, nicht im Stich gelassen. Die Wohnung ist fertig. Das Arbeitszimmer kann man, wenn man will, auch mit einem Schwamm vorsichtig abwaschen. Dann sind die Schatten an der Wand weg. Ebenso kann ein Maler Dir in Schwarzarbeit das Zimmer streichen.
Natürlich werde ich es Dir auch sofort streichen, sobald Du wieder normal bist und sagst, wann ich es tun soll. *(will ich nicht!)*
Nun noch ein paar starke Beweise von »Spinnerei«.

1. Bei der Badrenovierung die Tatsache, daß Du nicht soweit mehr denken konntest, Dich auf die Toilette zu setzen, anstatt Dich zu stellen (wegen der feuchten Wandölfarbe). *(Hatte andere Gründe!)*
2. Der »Tanz« als ich Dir vor das Schlafzimmer eine Türe stellen wollte, damit Du meine Nachtarbeit nicht hörst. Dein jetziges Schlafzimmer hat auch eine Türe, und das findest Du nun positiv. *(Grund kann ich nennen)*
3. Die abgezwickten Holzschrauben an dem Schloß an der Truhe. Das war sachlich idiotisch, was Du da vollführt hast. *(möglich!)*
4. Teppich. Extra habe ich nichts getan. Aber wenn Du so einfach darüber hinweg gehst, wenn der Lehmann (d. i. der Hund, Anm. d. Verf.) Dir die Perserteppiche vollkotzt, dann ist es völlig harmlos, wenn mir auf einer Teppichunterseite möglicherweise ein wenig Farbe drankommt, welche ich sofort mit Terpentin entfernt hätte. *(ich habe nur gesagt »paß auf!«)*

Mehr Beispiele will ich gar nicht anführen, denn ich hoffe, es genügt.
Aber eines sollst Du wissen: Ich bin kein Hund, und selbst an einem Hund sollte man seine Verstimmungen nicht abreagieren. Man sollte versuchen, die Gründe für die Verstimmungen auszurotten. *(bei mir bekommt auch Lehmann keine Verstimmungen zu spüren)*
Noch zu meinem Satz: Du hast ja ein »genormtes Gehirn«. Wenn Du das als Beleidigung aufgefaßt hast, so müßte ich den Satz von Dir »Handwerker haben ein genormtes Gehirn« auch als Beleidigung auffassen, weil ich bis jetzt noch Handwerker bin. *(Ich habe davon erzählt, daß mein Bruder die Redewendung gebrauchte)* Auch der Satz im Beisein des Lehrers: es sei gar nicht so dumm, was ich sagte, kann man als Beleidigung auffassen, da die logische Folgerung wäre, daß vieles, was ich sonst sage, »Käse« ist. *(Das ist Dir selbst gar nicht aufgefallen, das ist eine Redewendung)*
Ich habe es als Scherz aufgefaßt und so war auch mein Satz gedacht.
Wenn Du Dich nun endlich ausgesponnen hast, und weiterhin willst, daß wir Freunde bleiben, dann sage mir Bescheid.
Mir würde es leid tun, wenn Du, der mich sehr wahrscheinlich vor einer ausbrechenden Geisteskrankheit bewahrt hast, selbst geisteskrank wirst. *(Du hast immer noch nicht begriffen, daß seelische Belastungen nicht zu einer Geisteskrankheit führen.)*
Nun reiße Dein »Lebenssteuer« herum und denke nach. Zuerst mach mal

Urlaub. *(Geisteskranke können nie selbst ihr »Lebenssteuer« herumreißen.)*
Vergiß nicht, daß ich den Brief geschrieben habe, um Dir zu helfen und nicht, um Dir eine Abreibung zu geben.
Es grüßt Dich herzlich Hans.

PS.: Noch ist nichts zu spät! *(Vielleicht doch!)*

Der Brief ist, gerade auch seiner trivialen Passagen wegen, vollständig wiedergegeben. Man wird in Sprache und Charakter dieses Dialogs eingeführt, der ein Dialog zwischen Ungleichen war. Binding steht an der Schwelle zur manischen Psychose. Das vergrößert den Abstand, vertieft die Kluft zwischen den Partnern, schiebt sich als zunehmend unüberwindliche Barriere zwischen sie. Gleichwohl und paradoxerweise finden sie an diesem Übergang zur Psychose die offenste Sprache miteinander, kommen sie sich am nächsten. Die »genormten Gehirne« des Psychiaters und des Handwerkers, von denen ungeklärt bleibt, ob sie in solcher Attribuierung zur Beleidigung gereichen und Freundschaft so verscherzt werden kann, oder noch zulässige scherzhafte Anspielung sind, so oder so Ausdruck berechenbarer (?) Differenz festliegender Rollen, bleiben Hintergrundthema. Im Vordergrund finden wir verstreute Reminiszenzen an eine kürzliche Wohnungsrenovierung, die Hans Binding freilich ziemlich direkt und unbekümmert zum Maß seiner psychopathologischen Forschung macht. Darin erscheinen Widersprüche im Verhalten Dr. Wachters, Widersprüche in der Beziehung überhaupt, die nun Binding seinerseits psychiatrisieren muß, um sie ertragen zu können. Er setzt Reaktionen und Äußerungen ins direkte Verhältnis zu den realen materiellen Tatsachen. Die Flexionen und geistreich-mehrdeutigen Kommentierungen, den relativierenden Intellekt läßt Binding nicht gelten. So wird namentlich Dr. Wachter der Ausweg (zwischen »normal« und »durchgedreht«) ins Ironisch-Intellektuelle bestritten. Daß auch er nichts weiter als ein von Geisteskrankheit bedrohter psychisch gestörter Mensch, also ebenfalls Patient sei, das zu beweisen war Bindings Anliegen. Dr. Wachter wehrt und windet sich. Aber es macht einen reichlich hilflosen Eindruck, wie er lediglich einige von Binding behauptete Tatsachen punktuell bestreitet, korrigiert, erläutert. Er muß es sich gefallen lassen, von dem prä-manischen Binding »auf die Knie« gezwungen zu werden. Dabei geht ihm in der Tat die Distanz des Psychiaters verloren. Das wird im folgenden noch deutlicher. Binding indessen hält sich nicht auf der Stufe einer Gleich-zugleich-Beziehung unter Patienten. Die Manie reißt ihn »nach oben« fort. In ihn fährt die Berufung des Psychotherapeuten, der sich auf »die übergeordnete Macht Gottes« stützen und anheischig machen kann, »das Paradies zu schaffen«. Er spürt die intuitive Fähigkeit psychisch Kranke, namentlich auch Schizophrene zu heilen. Bezogen auf einen anderen Patienten Dr. Wachters schreibt Binding am 20. Juli 1973:

Lieber Alfons!

....

Von dem Mann von heute morgen glaube ich, die Krankheit ist ausgebrochen, weil man sich zu wenig als Kind um ihn gekümmert hat. Da hat er falsche »Erlebnislösungen« in sein Gehirn programmiert. Wenn ich lange genug den Mann bearbeiten könnte, dann hört er nie mehr Stimmen, davon bin ich überzeugt. Auch Medikamente würde er eines Tages nicht mehr benötigen. Der Mann könnte wieder arbeiten...

Ich glaube fest an eine Endheilung dieses Mannes, auch wenn Du die Sache als »verloren« betrachtest...

Ich bin bereit, bei diesem Mann den geistigen Kampf gegen die Schizophrenie anzutreten...

Kriege ich die Chance, den Mann nach meiner Methode zu behandeln, ich suche so lange, bis ich gefunden habe, warum er seine Persönlichkeit gespalten hat. Dann fange ich an zu kompensieren. Vielleicht gelingt es mir, weil ich mich dann ganz dieser einen Aufgabe widme...

Hans Binding sitzt zu dieser Zeit schon über seinem Werk einer Über-Psychiatrie, das er später »Die Wahrheit des Lebens« titulieren wird. Er verfaßt auch die ersten Drohbriefe an Prof. Marquart, den Direktor der Landesnervenklinik, Dr. Wachters Vorgesetzten. In ihm bekämpft er die psychiatrische Herrschaft; sie zu brechen ist notwendige Voraussetzung für den Aufbau der neuen Kurmethode. Den Drohungen folgen »Angebot« und »Forderung«:

(4. 9. 1973)
...Mein Gehirn ist kostbar für alle Menschen. Es ist wie ein Elektronengehirn. Ich habe alles gespeichert, um geistig Kranken zu helfen. Ich bin der Schlüssel für die Wissenschaft. Ich biete mein Wissen und Können für einen Doktortitel. Ich will Dr. Binding heißen, damit mich die Menschen anerkennen. Denn leider kann ich nur helfen, wenn die Menschen, denen ich helfen will, mich anerkennen und mir vertrauen und mitmachen.
Ich weiß, was ich zuerst tun muß. Ich muß beweisen, daß ich nicht geisteskrank bin. Das werde ich...
Mein Gehirn darf nicht überlastet werden. Ich mache, was ich will.
Größenwahnsinnig bin ich nicht und ich muß tun was ich will, damit ich mich nicht überlaste und zusammenbreche...
Die Ärzte sollen mir die Ruhe lassen. Abwarten.
Wäre ich manisch-depressiv, so müßte der Zusammenbruch ja bald erfolgen.
Schizophren bin ich auch nicht. Auch das zeigt sich, weil ich keine UNLOGISCHE Handlung mehr freiwillig mache.
Ich gehe meinen Weg. Ich bin 27 Jahre und bin ein Spezialist für Geisteskrankheiten...

Mein Wissen muß ich erst noch ein bißchen erweitern und deshalb brauche ich Kranke zum Reden. Es darf mich kein Arzt hindern, auch wenn er glaubt, es sei Irrsinn, was ich treibe. Außerdem kann ich ja auch bei einem Patienten Pech haben. Auch bei einem Chirurgen stirbt mal ein Patient. Das selbe Risiko gehe ich auch ein.
Ich kämpfe um den Geist eines Geisteskranken. Dabei wird der Patient sich vielleicht aufregen. Ob der Kreislauf mitmacht, ist schwer kalkulierbar. Ich kämpfe praktisch auf Leben und Tod. Ich glaube zu gewinnen.
Gegen mich selbst habe ich auch meinen Kampf gewonnen. Wer sich selbst unter Kontrolle gebracht hat, der ist ein Könner.
Bis jetzt gab es keinen Menschen auf der Welt, dessen Willen mich hätte fertig machen können. Ich möchte auch meinen, daß es in Zukunft keinen geben wird. –
Hans Binding

Binding sucht, nachdem er den Freund Dr. Wachter als (für das jetzige Vorhaben nicht bündnisfähigen) Patienten klassifiziert hat, in Prof. Marquart einen wissenschaftlichen Partner. Es ist ihm sehr darum zu tun, daß dieser sein Genie anerkennt und ihn vom Makel des psychisch Kranken freispricht. In einem weiteren Brief vom 4. 9. 1973 liest man:

Sehr geehrter Herr Professor Marquart!
... Wir beide müssen ein wissenschaftliches Experiment starten...
Ich will versuchen, mein starkes Gehirn als Waffe zu nutzen gegen ein krankes Gehirn...
Meine Idee ist 100 % richtig...
Viele Psychiater werden unsere Idee nicht wahr haben wollen, weil wir beweisen, daß die bisherigen Methoden der Behandlung falsch waren...
Sehr geehrter Herr Professor! Wir haben beide was zu bieten. Sie Autorität und viel Geist. Ich viel körperliche Kraft und viel Geist.
Zuzweit werden wir es schaffen. Allein jedoch an dem Widerstand der anderen Psychiater scheitern. Außerdem gibt jeder von uns dem andern Kraft, falls er mal unsicher wird.
Denken Sie nun nach, ob so ein Brief wie dieser einem großen Geist oder einem kranken Gehirn entsprungen ist...

Man erkennt unschwer, daß Binding sein Größen-Ich um den narzißtisch vereinnahmten, ebenso gehaßten wie gefürchteten Prof. Marquart vergrößern will, um die bisherige Vaterautorität Dr. Wachters, der in Bindings Vorstellung zum »kranken Gehirn« heruntergekommen ist, um so vernichtender zu treffen. Dr. Wachter ist in diesen Phantasien sowohl Patient und damit potentielles Objekt zur Anwendung der neuen Methode als auch »anderer Psychiater«, deren es viele gibt und die den bisherigen falschen Methoden aufsitzen, gegen die man allein scheitert.
Dr. Wachter durchleidet während der beginnenden manischen Phase Bindings in der Tat eine seelische Krise. Ein schreckliches Geschehen, das Binding trotz der Aktualität und Sensation in seinen Briefen unerwähnt läßt, hat eine Depression ausgelöst. Der nach § 42b StGB a. F. untergebracht gewesene Patient Mahngast[1], dem Dr. Wachter als zuständiger

Stationsarzt langem Drängen nachgebend Aufenthaltslockerung gewährt hatte, hat bei einem Ausgang Ende August 1973 die halbwüchsige Tochter des Anstaltspförtners ermordet. Dr. Wachter quält sich mit Schuldgefühlen und sieht ängstlich seiner Vernehmung durch Kripo, Staatsanwalt und Gericht entgegen. Binding hat sicher (unbewußte) Gründe, diese Mordtat nicht weiter zur Kenntnis zu nehmen. Er darf sich keinesfalls identifikatorisch in den Mit-Patienten Mahngast hineinversetzen. Denn allzu leicht könnten eigene alte, stark angstbesetzte Phantasien, sich selbst zu entgleiten, die Herrschaft über sich selbst zu verlieren und einen Menschen zu töten, neuerlich auftauchen und Macht über ihn gewinnen. Um so stärker wird der megalomane Drang, sich seinerseits in die Richtung des »starken Gehirns« des Psychiaters zu entwickeln. So dürfte die emotional aufwühlende Straftat ein zusätzlich wirkendes Moment zugunsten der manischen Realitätsflucht Bindings dargestellt haben, hier mit der Funktion einer Überkompensation eigener (verdrängter) Tötungsphantasien.
Zugleich fiel zweifellos ein starker Schatten auf Dr. Wachter. Denn dieser, doch auch von Binding allen Alterationen und Konfusionen der Beziehung zum Trotz anhaltend in der Rolle des väterlichen Therapeuten gewünscht und beansprucht, hatte seinen Patienten Mahngast vor diesem äußersten Sichverlieren, vor diesem letzten Sturz in die Nacht der Geisteskrankheit nicht bewahren können. So entscheidend im Ansehen geschwächt, war es einmal mehr tunlich, den Freund von den Eigenschaften der Psychiaterrolle zu dispensieren und ihn durch umkehrende Zuweisung der Patientenrolle wieder annehmbar zu machen.
Aus einem Brief Dr. Wachters an Binding vom 1. September 1973 kann man Zustimmendes zu dieser Rollenumkehr (in der sich auch der Psychiater zunächst geschützter erlebt haben mochte) heraushören.

> Lieber Hans,
> ehrlich gesagt, ich hatte es gestern nicht ganz begriffen, was es mir Deiner Geheimnistuerei um »psychische Hilfe« für mich mittels einer Tonbandaufnahme auf sich haben sollte. Heute habe ich mir, nachdem ich nach einem auch für mich aufregenden Mordfall ausgeschlafen habe, mir die Mühe gemacht, das Tonband – gereinigt von allem schwülstigen Beiwerk und abgelesenen Ausführungen über das Problem der Neurose noch einmal anzuhören.
> Auf Deine Ausführungen über Möglichkeiten der Frustration in meinem bisherigen Leben erspare ich mir, einzugehen, weil sie nicht zutreffen.
> Ich bin dadurch nicht neurotisch geworden; im Gegensatz zu Dir, der Du durch Deine Neurose (oder Psychopathie) bisher immer versagt hast, habe ich meinen Lebensweg gemacht. Wenn ich infolge beruflicher Überanstrengung und Überforderung gelegentlich unleidlich, mürrisch, unausgeglichen etc. bin, dann steht das auf einem ganz anderen Blatt und hat nichts mit einer Neurose zu tun.
> Gestern abend war ich über Deinen schulmeisterlich-belehrenden, überheblichen, gleichzeitig beschwichtigenden Tonfall Deiner Stimme auf der Aufzeich-

nung empört. Heute habe ich dem »Klartext« die ganz schlichte Feststellung entnehmen können, daß Du mir die Freundschaft aufkündigst – mit der Einschränkung für den »Notfall«. Du meintest offensichtlich, daß mich diese Mitteilung derart schockieren könnte, daß ich »suicidgefährdet« sein könnte und hast deshalb vorsorglich seit 20 J. bei mir herumliegende Med. Ampullen versteckt. Ich bin ein klein wenig über Deine (vielleicht fürsorgliche) Haltung enttäuscht. Nach Jahren der Freundschaft hätte ich mehr Vertrauen erhofft...
Ich habe in meinem Leben sehr viele Enttäuschungen erlitten und verkraftet, von denen ich Dir nie etwas erzählt habe. Weshalb sollte ich mir das Leben nehmen wollen, weil Du von mir gehen willst? Ich habe nie einen Alleinanspruch auf Dich und Deine Freundschaft erhoben oder Derartiges beabsichtigt. Anscheinend aber bringen Dich familiäre und freundschaftliche Beziehungen in einen Konflikt, den Du nur lösen kannst, indem Du die Freundschaft aufgibst. Nun denn, was soll's?
In einer Zeit, als es Dir sehr dreckig ging – und das war lange Zeit der Fall – habe ich mich mit wechselndem Erfolg um Dich zu kümmern bemüht, mit der Einschränkung allerdings, daß dies nie als Arzt geschah, sondern immer als Mensch – und als Freund, ein Wort, das ich nach Deinen Tonbandausführungen streichen sollte, denn ich muß annehmen, daß Dich die Freundschaft seit einiger Zeit belastet hat. Natürlich spielte in meiner Einstellung zu Dir oft mehr das Gefühl eine Rolle als der Verstand. Aber da Du selbst viele Frustrationen im Leben erlitten hattest, war »Gefühl« wichtig. Du solltest Dich geborgen und geliebt fühlen. Daß ich mit meinen Bemühungen nicht falsch lag, dafür sprechen eine Reihe Deiner früheren Briefe. In Situationen, da Du niedergeschlagen und verzweifelt warst, habe ich mit Dir gelitten und Dir dadurch vielleicht auch geholfen. Als Du im Knast warst habe ich manchmal auch geweint. Du hattest eine viel schwerere Jugend als ich. Dein Vater hatte wenig Verständnis für Dich. Ich habe deshalb versucht, das »Vaterbild« (nachzulesen bei Freud) ein bißchen zu verbessern. Natürlich gehörte zu einer solchen Aufgabe auch Liebe – nicht nur der nüchterne ärztliche Verstand. Wenn man sich aber einem Menschen gefühlsmäßig verbunden fühlt, dann macht man auch Fehler – gerade dann. Frustrierend für mich waren nicht die nur flüchtigen sexuellen Beziehungen zwischen uns, als vielmehr die Tatsache, daß ich auf Deine Persönlichkeitsentwicklung keinen positiven Einfluß nehmen konnte...

Es folgt der Versuch einer Deutung der Tatsache, daß sich Binding distanziert. Dr. Wachter bringt das »Verblassen« seines »Image« damit zusammen, daß er durch einen Arzt jenes Rehabilitationszentrums ersetzt worden sei, wo sich Binding seit 10 Tagen zu einer Arbeitserprobung aufhält. Es sind bitter-sarkastische, vorwurfsvolle Worte eines Enttäuschten, der eine achtjährige »nicht immer leicht zu ertragende Freundschaft« schlecht gedankt sieht. Er ironisiert die »Wandlung« und ist offensichtlich blind für die *pathologische* Abwandlung des Freundes. Das dem Freund aufgeheftete Psychopathie-Ekikett aus der altpsychiatrischen Requisitenkammer läßt nicht zu, etwas anderes zu vermuten als die vollverantwortliche Undankbarkeit, Bosheit und Feigheit (Gefühlsarmut, Egozentrismus, Haltlosigkeit) eines psychopathischen Charakters. Wir haben schon gesehen, wie Dr. Wachter selbst die voll ausgebildete klinische Erscheinung des manischen Verstimmungszustandes noch der Deutung

eben dieser Psychopathiediagnose gefügig macht und diese gegen die korrigierende Auffassung mehrerer Fachkollegen auch nach genauer Kenntnis eines inzwischen einjährigen Verlaufes aufrechterhält. So treiben die Freunde gewissermaßen in entgegengesetzte Richtungen auseinander: Der eine verweigert dem anderen die Psychosen-Diagnose (und damit die Exkulpationsfähigkeit), der andere dem ersteren die Kompetenz des Psychiaters (und stilisiert dessen Verhalten in der Vorstellung zu dem eines Patienten, wodurch es entschuldbar und erträglich wird; ihm wird die Satisfaktionsfähigkeit verweigert). Binding wird freilich nicht erlaubt, das Patientenkostüm abzulegen; mit seiner »Psychopathie« ist er kernhaft psychiatrisch stigmatisiert ohne Anrecht auf besondere Therapie oder Fürsorge. Wir treffen Dr. Wachter und Binding in dieser Phase ihrer Beziehung an beim Versuch gegenseitiger Psychiatrisierung. War die vorangegangene Sexualisierung der Versuch der »Einstimmung« »nach unten«, so kann diese gegenseitige Psychiatrisierung als der Versuch der »Einstimmung« »nach oben« angesehen werden. Nur blieben beide gescheiterte Versuche. Sie führten mitnichten zur Übereinstimmung der Partner, sondern vergrößerten durch die gegenläufigen Intentionen stets nur die Asymmetrie der Beziehung.
In seinem Brief vom 1. September 1973 fährt Dr. Wachter fort:

> ... Du solltest einmal in einem richtigen Lehrbuch über psychische Reaktionen, Entwicklungen und Neurosen nachlesen. Du würdest mit Erstaunen feststellen müssen, daß es nicht nur verdrängte Komplexe und Angstneurosen gibt. Ich habe jedenfalls keine Angstneurose, die Du mir so gerne »suggerieren« wolltest. Vielleicht hat sich im Verlaufe vieler Jahre, da ich die Menschen kennenlernte in ihren vielfältigen Verhaltensweisen, eine gewisse Resignation, Enttäuschung und auch Depression eingestellt. Ich glaube, ich sagte Dir kürzlich — oder war es jemand anderes? – daß ich die Menschheit insgesamt zum »Kotzen« finde; ich mag bestenfalls den einzelnen Menschen.
> Ich hoffe, daß Du nicht etwa ernstlich glaubst oder den Anspruch erhebst, daß Deine Tonbandausführungen irgendetwas mit »Psychotherapie« – auch nur im entferntesten Sinne zu tun haben. Für mich sind sie nichts anderes als eine sehr wortreiche Rechtfertigung Deinerseits für einen Rückzug – von mir und meinem nachteiligen Einfluß. Sie sind auch keine menschliche Hilfe und enthalten zum Schluß nichts als altbekannte, aber nichtssagende gute Ratschläge für das »fernere Leben«. Aber ich gestehe Dir zu, daß Du nach diesem schweren »Werk«, welches Du viel einfacher hättest haben können, erschöpft und ausgelaugt bist. Du hast offenbar das letzte an psychischer Energie »verströmt«, was Du für mich aufbringen konntest!
> Ich danke Dir für alles, was Du jemals für mich empfunden und getan hast ...
> Ich hoffe, daß Du nun ohne eine Dich belastende freundschaftliche »Liebe« endlich Deinen Weg machen wirst – und wünsche Dir dazu von Herzen alles Gute
> Dein Alfons.

Dr. Wachter verwahrt und wehrt sich gegen die diagnostische (Ab-)Qualifizierung als »Angstneurotiker«; das Leben habe ihn in vielen Jahren zum Misanthropen gemacht. Im übrigen gerät ihm der Brief zuletzt doch noch gründlich zur larmoyanten Abschiedsepistel. Er erkennt nicht, daß Binding im Begriffe ist, die konfuse Beziehung mit den »Mitteln« einer Psychose zu »lösen«, und daß dabei die Umdefinition der Rollen eine wichtige Funktion hat. Dagegen greift er mit der argwöhnischen Vermutung, durch einen anderen Arzt (Freund) binnen nur zehn Tagen ersetzt worden zu sein, ebenso zu kurz wie mit der Hypothese, Binding sei durch das Zugleich von Freundschaft *und* familiären Beziehungen überfordert und in einen anders als durch Preisgabe der Freundschaft nicht lösbaren Konflikt geraten. In Wahrheit hat ihn die Psychose aus allen zwischenmenschlichen Bezügen dispensiert. –

Die Hinweise auf frühere, zumal auf prägende und weichenstellende Erlebnisse im Leben Dr. Wachters, sind überaus spärlich, dazu noch selektiert und zensiert. So bleibt das, was er an Vorerfahrungen und »Übertragungsstoff« in die Beziehung zu Binding eingebracht und in ihr reaktualisiert hat, überwiegend im dunkeln. Vor allem hat der neurosenpsychologische Untersucher längst nicht genügend Informationen, um die psychische und Persönlichkeitsentwicklung Dr. Wachters zu rekonstruieren und diese Persönlichkeit psychopathologisch zu qualifizieren. Die Gestalt Dr. Wachters bleibt facettenhaft und so unvollständig, wie sie sich vor dem Hintergrund der Beziehung zu Binding ausnimmt. Sein Verhalten und Reagieren erschließen sich in dem Maße dem Verständnis, wie sie konstitutiv für die jeweils aktuelle Situation oder deren unmittelbarer Ausfluß sind. Obwohl durch Wahrnehmung und (tendenzielle) Deutung Bindings auf vielfach sicher nur einen Aspekt reduziert, d. h. nicht in ursprünglicher Intention erfaßbar, treffen wir dennoch in seinen Beschreibungen auf konstant wiederkehrende und mithin als charakterspezifisch zu wertende Strategien des Verhaltens bei Dr. Wachter. Geht man pragmatisch an die Fallgeschichte heran, so ist wohl die vereinfachende Formel statthaft, daß auch der individuelle biographische Vorverlauf bloß noch von eher akademischem Interesse ist, da es für die vitale Prognose Dr. Wachters einzig darauf ankam, wie er sich und unter welchen empirischen, taktischen, geistigen, professionellen und nicht zuletzt auch einschränkend-neurotischen Voraussetzungen in der Beziehung zu Binding einstellte. Dieser war für ihn, mochte er noch so schwerwiegende Vorbehalte haben und sich gelegentlich, wie etwa dem neu in die Klinik gekommenen Diplompsychologen Dr. Hell gegenüber, unmutig darüber äußern, zur Bedeutung des wichtigsten und intimsten Partners aufgestiegen. Daneben waren alle vielleicht denkbaren, vielleicht auch erträumten alternativen Lebensentwürfe nicht zum Zuge gekommen. Im folgenden soll das Wenige aus der Lebensgeschichte Dr. Wachters, und zwar im wesentlichen aus drei Quellen, zusammengestellt und zu einem Bild gefügt werden. Einmal haben wir als für die letzte Phase relevanteste Angaben den Bericht Bindings, zum anderen – aber mehr als schemenhaftes Bild – Bekundungen einiger Angehörigen, zum dritten Zeugnisse von Kollegen und anderen Mitarbeitern aus der beruflichen Umwelt, die auf seine fachliche Kompetenz und generell auf seinen beruflichen Habitus schließen lassen.

Kapitel 7

Opfer-Biographie

Die moderne Viktimologie muß schon, um wirklich eine wünschenswerte bilaterale Beziehungsanalyse durchführen und den »Tatbeitrag« des Opfers beim Homicid erforschen zu können, vom Zufall begünstigt sein. Dies ist beispielsweise der Fall, wenn etwa von einem akribisch tagebuchführenden tiefenpsychologisch versierten Autoanalytiker dessen post mortem verfügbare Dokumentationen vorliegen.

Auch Dr. Wachter war nicht der Typ des Introspektiven, der seine Selbstreflexionen oder seine Selbstzweifel, überhaupt den Ertrag einer Auseinandersetzung mit sich selbst, geschweige denn Träume schriftlich festgehalten hätte. Er hat sich allenfalls sporadisch in Gesprächen oder, seltener, in Briefen und dann zumeist in aphoristisch knapper und dazu selbstironischer Manier Luft gemacht.

Vieles, was ihn bewegte, war ihm selbst kaum geständnisfähig. Um so weniger vermochte er sich darüber Dritten mitzuteilen. Tat er es einmal, so blieb es zaghafter Versuch, wurde vor allen Dingen dann fachlichverbrämt wie beispielsweise bei dem Problem, ob Homosexualität anlagebedingt oder neurotisch erworben sei. Dabei dürfte ihm gerade dieses Problem, welches im Klartext ja das der eigenen homoerotischen Triebneigung mit dem starken Bedürfnis ihrer Legitimierung war, wie kaum ein anderes unter den Nägeln gebrannt haben. So vermittelt sich insgesamt der Eindruck eines introvertierten, im Herzensgrunde unglücklichen, sich in bezug auf die zentralen eigenen Bedürfnisse stark zensierenden und unterdrückenden, vielfach depressiv gestimmten Menschen, der sich normativen Erwartungen entsprechend die Maske des Angepaßten, Vitalen, Erfolgreichen, Sportlich-Agilen, gar des allenthalben beliebten geselligen Unterhalters aufsetzt. In dieses Image nimmt er prononciert auch eine heterosexuelle Interessenhaltung auf, wobei ihm anscheinend eine gewisse Überkompensation um so eindringlicher die demgegenüber weit stärkere homosexuelle Neigung ins Bewußtsein bringt. Das wiederum steigert die innere Zerrissenheit ins Unerträgliche. Aber damit sind wir schon bei jener schicksalhaften Aporie, in die sich Dr. Wachter am Ende tödlich verstrickt.

Als eines von fünf Kindern einer seinerzeit wohlhabenden und sehr angesehenen Familie wurde er am 19. Februar 1929 in Berlin geboren. In der Geschwisterreihe standen zwei Schwestern und ein Bruder vor ihm, ihm folgte ein jüngerer Bruder. Der Vater, ein hochgebildeter Mann, doppelpromoviert (Dr. phil. et rer. pol.), war seit 1916 schwerkriegsbeschädigt. Inflationsbedingt büßte er ein Gut ein, war danach für längere Zeit als Güterdirektor beim Fürsten Thurn und Taxis tätig und bekleidete zuletzt bis zu seinem Tod im Jahre 1949 ein behördliches Amt in Berlin. Als er starb, war Dr. Wachter 20 Jahre alt. Wie seine Geschwister war er über die Kriegszeit in einer Internatsschule in Thüringen untergebracht. Er durchlief die Gymnasialzeit ohne irgendwelche Schwierigkeiten und legte 1948 erfolgreich die Reifeprüfung ab. Im selben Jahr beging der ihm besonders eng verbundene jüngere Bruder (aus nicht bekanntgewordenen Gründen) Selbstmord. Davon ging ein außerordentlich tief wirkendes seelisches Trauma auf Wachter aus. Offenbar wurde dieses Schreckenserlebnis in späteren depressiven Verfassungen jeweils wieder thematisiert. Im übrigen schien sich Wachter eine anhaltend herzliche und schonend-vertrauensvolle Beziehung zu seiner Mutter bewahrt zu haben. Er besuchte die in Berlin lebende betagte Frau bis zu ihrem Tod 1967 regelmäßig zu Weihnachten bzw. über Silvester und Neujahr. Diese Bindung übertrug er in den späteren Jahren auf die beiden Schwestern, die ebenfalls in Berlin lebten.

Der Schulausbildung schloß sich eine »karge Studentenzeit« an. Wachter absolvierte das Studium der Medizin an der Humboldt-Universität in Ost-Berlin und an der Universität in Hamburg. Dort begann er auch, als Assistent des bekannten Psychiaters Bürger-Prinz, die Facharztausbildung, die er in Chur und Davos (Schweiz) fortsetzte und schließlich, nach seiner Anstellung dort 1961, an der Landesnervenklinik W. beendete.

Es schließt sich eine offensichtlich erfolgreiche berufliche Laufbahn an: 1965 wird Dr. Wachter beamtet und zum Medizinalrat ernannt; als solcher übernimmt er die Leitung einer geschlossenen Abteilung und entfaltet zugleich eine vielfältige und allem Anschein nach überaus umfangreiche Tätigkeit auf dem Gebiet der forensischen Psychiatrie. Zur Zeit seiner Ernennung zum Obermedizinalrat 1969 und wenig später, etwa 1972, zum Medizinaldirektor und stellvertretenden Direktor der Klinik hat sich sein Ruf als fachlich versierter und gerichtsprozessual routinierter psychiatrischer Sachverständiger gefestigt. Er gilt als geschätzter ärztlicher Kollege, seinen untergebenen Mitarbeitern als »guter Chef«, er wird posthum als »ausgezeichneter Arzt mit Führungsqualitäten« gelobt. Man sagt ihm eine bemerkenswerte Fähigkeit zu logischer Schärfe des Denkens und einen

ausgezeichneten Schreibstil nach sowie, etwa im Gerichtssaal, ausgefeilte Rhetorik. Diese Bewertung findet in den hinterlassenen schriftlichen Gutachten, Berichten und Briefen Dr. Wachters durchaus ihre Bestätigung. Er scheint indessen keine wissenschaftlichen Ambitionen gehabt zu haben. Vielmehr verstand er sich, der Erwartung an den Medizinalbeamten entsprechend, als Dienstleistender und verschrieb sich ausschließlich der psychiatrischen Anstaltspraxis sowie der Explikation und Ausdeutung jener »herrschenden Lehre«, die diesem Ort wissenssoziologisch zugemessen ist und als psychiatrischer Sachverstand von den Instanzen der Strafverfolgung und Gerichtsbarkeit gefragt ist. Was er später über solchen Fachhorizont hinaus, zumal auf die Herausforderung Bindings hin, etwa unter Rekurs auf Freud sporadisch äußerte, nimmt sich einigermaßen unverbindlich und amateurhaft aus. Im Gespräch mit seinesgleichen, d. h. mit Fachkollegen im klinischen Alltag, hat er sich, soviel rekonstruierbar ist, auf jeweils aktuelle praktische Schwierigkeiten einer Therapie, administrativer Handhabung eines Problems oder Beurteilung einer gutachtlichen Frage beschränkt; dabei war Dr. Wachter zumeist der Kundigere, Erfahrenere, der jüngeren Kollegen Rat und Hilfe gab. Zu seinem Image gehörte denn auch, daß er sich vielfach in außergewöhnlichem Maße für Mitarbeiter und Patienten einsetzte und zu diesem Zwecke auch einmal die Grenzen des persönlich Zumutbaren oder der streng fachlichen Zuständigkeit selbstlos überschritt.
Er war Junggeselle und lebte zurückgezogen. Zunächst bewohnte er im Klinikgelände eine Arztwohnung, später, 1976, zog er in eine Doppelhaushälfte eines eben gerade außerhalb dieses Terrains gelegenen Ärztehauses. Im Kreis der Kollegenschaft hatte Dr. Wachter einige »Bekannte«, keine Freunde. Er schien sogar ausdrücklich auf Distanz zu halten. Das schloß jedoch nicht aus, daß er bei Geselligkeiten aus sich herausging, gar den Unterhalter spielte und seines Witzes wegen recht beliebt war.
Die strikte Abschottung der privaten von der dienstlichen Sphäre gelang allerdings immer weniger, als sich heftige Eruptionen einer reichlich wechselvollen und zunehmend konfliktbelasteten Beziehung zu einer Frau (Dr. Irma Strack, ledige Ärztin aus einer benachbarten Stadt) auch nach außen Luft schafften. Das offenbar sehr ungleiche Verhältnis hatte sich in zermürbender Weise von 1961 bis 1969, also acht Jahre, hingezogen. Die enttäuschte Freundin scheute sich in ihrem Haß und ihrer Eifersucht nicht, Dr. Wachter auch öffentlich zu kompromittieren. Damals umlaufende Gerüchte, er sei homosexuell, sollen von der Praxis dieser Ärztin ausgegangen sein. Die Eifersucht war auf Binding gemünzt, der ja

ab 1966 tatsächlich zunehmend eine Rolle in Wachters Leben gespielt hat. Ihn hatte Dr. Irma Strack einen »Strichjungen« genannt. Wachters Schwester, die gerade zur Zeit des Zusammenbruchs dieser Beziehung ihres Bruders die eigene zerrüttete Ehe aufgelöst hatte und sich von da an stärker denn je in betont vertraulichem geschwisterlichem Kontakt zu ihm befand, hebt im späteren Strafverfahren gegen Binding emphatisch hervor, daß dies alles absolut haltlose Diffamierungen gewesen seien, aus Rachsucht motivierter Rufmord. Dr. Wachter sei stets »Frauen innig verbunden« gewesen, nie zuvor und nirgendwo anders als in W. sei er als Homosexueller in Verruf gebracht worden. Vieles deutet aber darauf hin, daß Dr. Wachter damals schon neben dieser (heterosexuellen) Beziehung homosexuelle Kontakte unterhielt, sich darüber auch Binding anvertraut hatte. So soll es in der Schweiz nicht lediglich, wie es Wachters Schwester dann behauptete, eine lose fortgeführte Beziehung zu einer anderen (Silvester 1961 allerdings plötzlich verstorbenen) Frau gegeben haben, die Wachters Ausflüge dorthin erklärten, sondern einen männlichen Geliebten. Im übrigen setzte, was nicht zuletzt durch die überlieferte briefliche Korrespondenz zwischen Täter und Opfer glaubhaft gemacht ist, tatsächlich unmittelbar nach der Trennung von Frau Dr. Stark die homoerotische Beziehung zu Binding ein. Der Umstand, daß Dr. Wachter unmittelbar nach der Trennung von seiner streitbaren Freundin versucht hat, über Annoncen zu einer neuen Frau zu kommen, ist demnach auch so zu deuten, daß er damit ein Gewicht gegen sein beschädigtes Ansehen setzen wollte. Er gab diese Bemühung alsbald »als nutzlos und entwürdigend« wieder auf. Seitdem wurde immer wieder im Kreise der Klinikbediensteten gemunkelt, daß Dr. Wachter wohl »anders herum« sei.

Folgt man der Darstellung von Wachters Schwester, so hat man in dieser Zeit, genau ab 1965 bis zur Lösung des ungleichen Verhältnisses 1969, die zweite von insgesamt drei schweren seelischen Krisen Dr. Wachters zu datieren. Die erste fiel in die Zeit des Abiturs mit dem zeitlich benachbarten Selbstmord des Lieblingsbruders und dem bald darauf folgenden Tod des Vaters. Die dritte Krise erstreckt sich von 1973 bis 1976. Sie ist die am besten bekannte und durchschaubare, weil sie das besondere forensische Interesse und im angeklagten Binding auch ihren unmittelbaren Zeugen hatte. Die erste Krise bleibt im dunkeln. Bei den beiden anderen kommt jeweils auch ein homosexuelles Problem an die Oberfläche. Aufgrund der späteren objektiven Kenntnis konnte freilich nicht an der von der Schwester bevorzugten Deutung festgehalten werden, homosexuelle Züge seien dabei lediglich als der Ausdruck der seelischen Erschöpfung und Derangiertheit, quasi als charakterfremde abnorme Symptomatik aufgetreten, die Krise selbst aber durch ganz anderes verursacht und ausgelöst worden. Hingegen spricht einiges für die Annahme, daß die von Dr. Wachter durchlittenen Krisen jeweils auch signalisiert haben, daß sich die Kompensations- und Kaschierungsstrategien der homosexuellen Interessen und Bedürfnisse und ihrer nur stückwerkhaften und höchst unbefriedigenden Realisierbarkeit erschöpft hatten. Dabei hat die auch in anderer Hinsicht unlebbare Beziehung zu Binding der dritten und auch der finalen, mithin eigentlich vierten Krise Dr. Wachters das Signum malum der Ausweglosigkeit aufgeprägt.

Dr. Wachter hatte Binding anvertraut, schon als zehnjähriger Junge seine homosexuelle Triebrichtung entdeckt zu haben. Damals in Berlin habe ihn der Anblick des nackten behaarten Rückens eines Gleisbauarbeiters sexuell erregt. Ihm seien später zwar auch Frauen nicht ganz gleichgültig gewesen, aber das Interesse an Männern habe stets deutlich überwogen. Er habe im Laufe der Jahre zahlreiche flüchtige sexuelle Bekanntschaften mit Männern gehabt, die zum Teil noch lose fortbestünden, so etwa mit Freunden in Berlin. Auch während seiner Schweizer Jahre und über diese hinaus habe er derartige Beziehungen unterhalten. Sexualität mit Frauen hätte ihn zu keiner Zeit auch nur annähernd so befriedigt wie Sexualität mit Männern, mit ihnen habe er stets »die schöneren Erlebnisse« gehabt. Neben homosexuellen Kontakten mit Binding gab es solche vorübergehend noch zu einem Lehrer aus N., der dies vor Gericht auch bestätigt hat, desgleichen zu einem Fotografen aus Berlin. Schließlich fanden sich bei der gerichtsmedizinischen Obduktion der Leiche Dr. Wachters im Enddarm die untrüglichen Zeichen (Fremdsperma) eines kurze Zeit vor dem Tod ausgeübten Analverkehrs, dessen Akteur unbekannt geblieben ist. Binding jedenfalls war als Produzent des vorgefundenen Ejakulates auszuschließen. Dr. Wachter hatte zwecks Partnersuche auch mehrfach in der Zeitschrift HIM inseriert. 1976 hat er seinem Neffen gegenüber homosexuelle Neigungen gestanden, diese aber mehr als ein ihn beschäftigendes theoretisches Problem dargestellt. Im eigentlichen Lebensumkreis war nur Binding über die tatsächlichen Gegebenheiten informiert. Dr. Wachter hielt es im übrigen mit einer seit Jahren im großen und ganzen bewährten Strategie, schon den möglichen Anschein, geschweige denn konkreteren Verdacht homosexueller Interessen ins Reich der Fabel oder des bösen Willens zu verweisen. Wie gut ihm diese Doppelstrategie bis zuletzt gelang, geht daraus hervor, daß seine letzte Freundin Esther Trautwein selbst angesichts sie zweifelsfrei widerlegender Tatsachen vor Gericht an der Überzeugung festhielt, die Dr. Wachter nachgesagte Homosexualität sei ein bösartiges Gerücht; er sei einwandfrei heterosexuell gewesen und habe sie auf einer geplanten Reise nach Hawaii heiraten wollen. Diese in erster Ehe geschiedene und in ihrer zweiten Ehe in Scheidung lebende Frau war schon seit 1973 als Sekretärin in der Nervenklinik W. tätig, lernte Dr. Wachter aber erst 1976 außerhalb der Klinik, in einem Reitverein privat kennen. Esther Trautwein, 33 Jahre alt, Mutter eines zehnjährigen Sohnes (aus erster Ehe) war alsbald vor allem bei Wachters Schwestern zur Favoritin avanciert. Sie hat ihn, der bei einer Körpergröße von 185 cm und einem Gewicht von 85 kg sportlich trainiert wirkte und eine gute Figur machte, anscheinend sehr bewundert und seinem Narzißmus so geschmeichelt, daß er ihrer zielstrebigen Diplomatie nichts hat entgegensetzen können. Im Gerichtssaal wird sie später sagen: »Der Tote war für mich fast ein Heiliger, wenn Sie das hören wollen!«

Während Esther Trautwein insgeheim Hochzeitsvorbereitungen trifft und solches auch von Wachter annimmt, vertraut dieser Binding an, er werde Esther nie heiraten. Allein schon die absehbaren finanziellen Belastungen schreckten ihn ab, vor allem: »Je mehr ich Esther ficke, desto mehr Lust habe ich, mit einem Mann ins Bett zu gehen.«

Aber wir haben den Ereignissen vorgegriffen. Der Bekanntschaft mit Esther Trautwein geht Dr. Wachters zweite, wie es seine ihn verstärkt betreuende damals 50jährige Schwester bezeichnete, »wahnsinnige Nervenkrise« voraus. Er litt unter Depressionen, Kopfschmerzen und Ohrensausen, letzteres wird als Folge zweier Unfälle interpretiert (1970 Sturz vom Pferd und 1973 Gehörschädigung beim Probeschießen). Zermürbt hatten Dr. Wachter im Jahr 1973 vor allem wiederholte Morddrohungen, die von der Organisation »Rote Hilfe« und von Terroristenkreisen ausgegangen sein sollen, nachdem er als psychiatrischer Gutachter (zur Frage der Prozeßfähigkeit) in Prozessen gegen RAF-Mitglieder tätig geworden war. Zu seinem Schutze beschaffte er sich einen Revolver, erwarb einen Waffenschein und lernte schießen. Damals hielt sich Binding, jetzt ja als »Butler« legalisiert, ständig im Wachterschen Hause auf und war so auch Zeuge der sich überstürzenden Ereignisse. Im Mittelpunkt jener Serie unheilvoller Geschehnisse stand fraglos der Mordfall Mahngast, von dem wir weiter oben schon berichtet haben. Dr. Wachter entwickelt Schuldgefühle, nur durch die von ihm verfügte Aufenthaltslockerung konnte der Mord an der Pförtnerstochter geschehen. So lastet subjektiv schwere Verantwortung auf ihm. Vorübergehend ist er so in Panik versetzt und demoralisiert, daß er Binding aufgibt, die Hausglocke auszuwechseln; diese nämlich hatte der Patient Mahngast unmittelbar nach der Tat bedient, um seinem Psychiater den Vollzug zu melden. Dr. Wachter zerquälte sich monatelang ob der Ungewißheit, inwieweit ihn auch objektiv juristische Schuld

träfe und er vielleicht mit Bestrafung zu rechnen habe. Diese Spannung löste sich nur langsam. Zur faktischen und juristischen Entlastung Wachters beurteilt der schon in diesem Verfahren exponierte Prof. Petri den Angeklagten Mahngast als strafrechtlich voll verantwortlich, obwohl dieser als »Geisteskranker« wegen Fremdgefährlichkeit bis zur Tatzeit in der Nervenklinik zwangsuntergebracht war.
Zu den Morddrohungen und der durch den Patienten Mahngast verursachten Panik kommt als dritte Belastung Bindings Entgleiten in die manische Psychose, die sich unter anderem in Morddrohungen gegen den Anstaltsdirektor Prof. Marquart äußert. Wachters Angehörigen war aufgefallen, wie dieser bei alledem das (psychotisch) »anmaßende Verhalten Bindings gelassen hingenommen hat«. Im übrigen habe sich Dr. Wachter sehr abträglich über Binding geäußert.
Auf der zur Erholung gedachten Reise an den Millstätter See in Österreich im Frühsommer 1974 hat Dr. Wachter seiner begleitenden Schwester erstmals zugegeben, daß er in HIM inseriert habe; zugleich stellte er ausdrücklich in Abrede, mit Binding homosexuelle Beziehungen unterhalten zu haben oder zu unterhalten. Indessen war es gerade während dieses Urlaubsaufenthalts – Dr. Wachter hatte sich mit Binding zusammen in einem Doppelzimmer einlogiert – zu direkten homosexuellen Handlungen zwischen den beiden gekommen. Darin ist freilich kaum der wesentliche Aspekt dieser Phase der Täter-Opfer-Beziehung zu sehen. Den Hauptakzent erhält diese Phase vielmehr durch die ins Psychotische verschobene Kommunikation, auf die im folgenden Kapitel zusammenhängend eingegangen wird.
Fragt man nach dem Charakter Dr. Wachters, so findet man – vor allem von den Angehörigen – sein Insichgekehrtsein, seine innere Vereinsamung und Depressionsneigung hervorgehoben; auf der anderen Seite – dies namentlich aus den Beobachtungen und Berichten Bindings als dem wie auch immer zu qualifizierenden tatsächlichen längerfristigen Lebensgefährten und Freund – muß man sich Dr. Wachter als einen oft ärgerlich-ungebärdigen, galligen, dann zu Unkontrolliertheit und Verbalinjurien neigenden Zyniker vorstellen, der allerdings die dadurch ausgelösten Reaktionen der Gezüchtigten, Bindings zumal, nicht ertrug und sich alsbald revidierte und Abbitte leistete. Insgesamt bietet sich das Bild eines sehr unausgeglichenen, innerlich zerrissenen Menschen, der von Ambivalenzen gequält war, der große Sensibilität und emotionelle Weichheit hinter einer Fassade betont männlichen Auftretens zu verbergen suchte, dessen zweifellos hohe Intelligenz gegen die vielfältigen Brüche und Risse seiner Selbstinszenierung nichts auszurichten vermochte, diese allenfalls durch

Ironie und Selbstpersiflage etwas erträglicher zu machen verstand. Außer Zweifel steht, daß er, aller geheimen Triebwünsche und zuweilen auch Hintergedanken ungeachtet, sozial stark affizierbar und daß seine karitative Zuwendung gefühlsecht war. Er war, anders und gründlicher als es seine Angehörigen aufgrund seiner Doppel- und Ablenkungsstrategie wissen konnten, ein unglücklicher Mensch, keinesfalls ein Heiliger. Sein Verhängnis bedarf nicht verklärender Legendenbildung. Es klärt sich auf als ein durch zusätzliche ungünstige und unheilvolle Umstände ins Tragisch-Ausweglose gesteigertes Schicksal, dem jeder, auch wir als Psychiater, die Grenzwächter zwischen Vernunft und Verrücktheit, unterworfen sein kann.

Kapitel 8

Die Beziehung (III) – »Die Wahrheit des Lebens«

Zur »Wahrheit des Lebens« wollte Hans Binding vordringen in einer Verfassung gesteigerten Selbstgefühls, höchster subjektiver Klarsicht, in einem Bewußtsein der Sendung und göttlicher Inspiration, dabei starker Getriebenheit, Gereiztheit und Unduldsamkeit gegenüber Kritikern und Ungläubigen. In diesem Zustand, dem die psychiatrische Krankheitslehre die Diagnose einer Manie zuteilt, entwirft Binding »seine« Psychiatrie, die eine von Gott unmittelbar eingegebene Über-Psychiatrie ist. Sie findet ihren Niederschlag in einem Buchmanuskript, dessen Endfassung während jenes gemeinsamen Österreich-Urlaubs im Frühsommer 1974 in Tag-und-Nacht-Arbeit entstanden ist und eben diesen Titel *»Die Wahrheit des Lebens«* erhalten hat.

Im folgenden sei etwas genauer in diesen Text hineingeblickt und untersucht, was dieser psychotische »Lösungs«- oder »Rettungs«-Versuch als Medium der Kommunikation zwischen dem psychiatrisch kranken Binding und seinem Psychiater Dr. Wachter darstellt. Die Psychose soll natürlich nicht als Orakel herhalten. Binding hat sie überwunden, und sie in klar abgrenzenden Urteilen als seinem vernünftigen Bekenntnis nicht zurechenbar ad acta gelegt. Gleichwohl kann kaum übersehen werden, daß diese psychotische Abwandlung der Kommunikation zwischen den Partnern eine dezidierte Funktion hatte. Hier ist Psychiatrie selbst sowohl Anlaß als auch Thema der Produktivität eines Menschen in einem psychiatrischen Ausnahmezustand. Nach Abklingen dieses pathologischen Zustandes hat sich in der Tat die frühere Beziehung zwischen den Partnern nicht wiederhergestellt, war also etwas »gelöst«, verändert worden. Er hat den Partnern, die in einem zuvor unlösbaren Clinch verfangen waren, zu einer gewissen »Freiheit« verholfen, beiden wieder einen größeren Handlungsspielraum, wieder größere Unabhängigkeit voneinander erschlossen. Aber im Blick auf den tatsächlichen historischen Ablauf ist wesentlich dennoch nichts gelöst, nichts verändert worden. Die Ver-rücktheit selbst war die andere Möglichkeit, oder wäre es gewesen. Aber sie war nicht lebbar. Sie konnte sich schon gar nicht entfalten, ohne psychiatrisch frisiert und gezähmt zu werden. Binding selbst hat in seiner Psychose eine Art neuer Vernunft gewonnen und diese als Heilsbotschaft und -technik auf den Markt der Hilfsmittel und in den Wettbewerb wissenschaftlicher Theorien geworfen. In dieser Konkurrenz konnte sie nicht gut bestehen. Binding hat später, mit beiden Beinen wieder fest auf dem Boden der Wirklichkeit stehend, die tatsächlichen Möglichkeiten und Bedingungen erforscht und zu der realistischen Einschätzung gefunden, daß er bei seinen bildungsmäßigen Voraussetzungen allenfalls Heilpraktiker werden könne. Es geht hier nicht etwa darum, eine detaillierte inhaltliche Untersuchung des Bindingschen Werkes »Die Wahrheit des Lebens« vorzunehmen. Vielmehr soll der vor ihrer Konkretisierung liegenden »Intention« der Psychose nachgespürt werden mit der Frage nach deren Relevanz für die gleichzeitig therapeutische und nicht-therapeutische und auf beiden Ebenen ungleiche Beziehung zwischen dem späteren Täter und dem späteren Tatopfer.

Ich konnte in das Dr. Wachter zugeeignete Exemplar des Bindingschen Manuskripts Einsicht nehmen. Darin sind die zahlreichen und vielfach auch aufschlußreichen Randnotizen Wachters enthalten, die in einigen Aspekten seinen Beitrag zu jenem angestrengten Dialog nach Tendenz und Inhalt kennzeichnen. Diese handschriftlichen Anmerkungen Wachters sind im Zitat kursiv gesetzt.

Schon im »Vorwort« läßt Binding keinen Zweifel an seiner Sendung, an seinem Anspruch und an der religiösen Dimension seines Werks offen:

> Dieses Buch soll dazu dienen, den Menschen eine Chance zu geben, sich selbst zu erkennen und sich so weiterzuentwickeln, daß sie das P A R A D I E S haben werden und soll verhindern, daß es neue psychisch gestörte Menschen gibt.
> ...
> Der Autor ist der Stellvertreter der übergeordneten Gesetzmäßigkeit, ein PSYCHOPATH, der die Welt verbessern will, weil er sich dem Irrsinn der Menschheit nicht anpassen will. Er will im Paradies leben statt in der »Hölle« [Dr. W.: *Das wollen wir alle!*] und will, daß die ganze Menschheit Frieden schließt und ebenfalls das PARADIES hat ...

Als Topos der Bescheidenheit folgt ein »Eingeständnis«, das Dr. Wachter gleichwohl als *Überheblichkeit* ankreidet:

> Eingeständnis
> Früher war ich ein psychisch Kranker. Meine frühere Schwäche habe ich überkompensiert mit einem zehnjährigen Eigenstudium und eine Stärke aus meiner Schwäche gemacht. Jeder sollte es mir nachmachen um das Paradies ebenfalls zu erlangen ...
> Meinen Dank allen Ärzten, Psychologen und Psychiatern, welche mich schon behandelt haben. AUS IHREN FEHLERN HABE ICH ZUSÄTZLICH STUDIERT...

Sodann gibt er sich als der neue Sohn Gottes, wo nicht als Gott selbst zu erkennen: »Ich bin ein Mensch und gleichzeitig Gott, so wie Jesus ihn angekündigt hat.« Und er läßt keinen Zweifel darüber aufkommen, was dem droht, der ihm die Gefolgschaft verweigert.

> ICH VERKÜNDE SCHONUNGSLOS DIE ABSOLUTE VOLLE WAHRHEIT in diesem Buch.
> NUR SO KANN MAN DIE MENSCHHEIT E R L Ö S E N .
> Jesus Christus hat man vor 1974 Jahren gekreuzigt, weil er die Wahrhheit verkündet hat, um sich und anderen Menschen zu helfen.
> Mich hat man auch schon »gekreuzigt«, aber ich habe überlebt, weil ich schlauer bin als Psychiater und Psychologen und sie ÜBERLISTET habe. So habe ich mich gerettet.
> Ein Richter vom Amtsgericht hat einen Gerichtsbeschluß verfaßt, mit welchem mir sechs Wochen meines Lebens in Freiheit genommen wurden. Ein Amtsarzt, in meinen Augen geisteskrank (Paranoia) hat ein Gutachten verfaßt und mich damit in die Hände des Amtsrichters ausgeliefert. Ein Psychologe, in meinen Augen auch geistesgestört (Schizophrenie) hat dazu beigetragen, daß ich meinen Führerschein entzogen bekam, weil ich »Sohn Gottes« hinein geschrieben habe.
> Das sind genau so erbärmliche Menschen wie vor 1974 Jahren Judas, Pontius Pilatus, Hohe Priester.
> Die Strafe Gottes wird sie alle vernichten.
> Für die WAHRHEIT habe ich bisher alles verloren, jedoch einen erleuchteten Geist erhalten.
> Nun darf die Menschheit mich genauso töten wie Jesus Christus. Kreuzigen ist etwas aus der »Mode« geraten. Dafür gibt es heute IRRENHÄUSER und Gefängnisse, in die man jeden hinein schaffen kann, der »UNANGENEHM« auffällt und den »Frieden« der Gesellschaft stört.
> Das ist die heutige Art der »KREUZIGUNG« von Menschen.

Dem folgt, nochmals, die einigermaßen barocke Inhaltsansage:

> DIE PSYCHE DES MENSCHEN
> ihre Erkrankung und Heilung durch die Wahrheit
> DER ÜBERGEORDNETEN MACHT
> verkündet durch
> »Gott Vater, Gott Sohn, Gott Heiliger Geist«
> den PSYCHOTHERAPEUTEN GOTTES
> Nachfolger von Jesus Christus und allen anderen
> Religionsgründern
> G O T T
> Hans Binding
> ein Geist frei von irren menschlichen Denkschemen.

Wer sich trotz seiner Heilsbotschaft weiter für die Lüge entscheiden sollte, »geht der totalen VERNICHTUNG entgegen«. Bevor er systematisch wird, Begriffe prägt, Theorien entfaltet und diese mit Graphiken illustriert, verleiht Gott Binding seinen Einfällen und Eingebungen Ausdruck, die ihm aus der Machtfülle des neuen Heilands zuströmen:

Über mir steht nichts mehr außer einer »Gesetzmäßigkeit«. Ich kenne diese Gesetzmäßigkeit, weil diese sich mir zu erkennen gegeben hat ...
Das letzte Gericht wird jetzt kommen und auch anders sein, als die Menschen es erwarten.
Es wird die Selbsterkenntnis sein. Jeder Mensch soll sich selbst erkennen. Das wird für manchen Menschen das »Fegefeuer« und die »Hölle«, für gute Menschen das PARADIES. *[Wie sieht »Fegefeuer« und »Hölle« aus?]*
Bis heute hat kein Mensch vor mir die übergeordnete Gesetzmäßigkeit erkannt. Die Tatsache allein hat zu allen Zeiten die Psyche der Menschen beunruhigt und deshalb haben sie aus Angst vor der Wahrheit zur Selbstlüge gegriffen und sich etwas erfunden. Nach einiger Zeit der Selbstbelügung haben sie die Lüge nicht mehr erkannt und als Wahrheit betrachtet und empfunden, als Tatsache hingestellt und an die Lüge fest geglaubt.
Daher auch die vielen Religionen und Irrlehren und jeder glaubt, seine Erfindung sei der Weg zu Gott ...
Huldigen die Menschen weiterhin mehr der Lüge als Gott, wird die Menschheit bald durch einen ATOMKRIEG vernichtet sein.
Außerdem wird es immer mehr psychisch gestörte Menschen geben, denen niemand hilft, weil es gar nicht genug fähige Psychiater, Psychologen und Priester gibt, die den Irrsinn und die Lüge ausgleichen können.
Die PSYCHOPHARMAKA sind ungeeignet zur Bekämpfung der Lüge.
Zur Bekämpfung der Lüge und des Irrsinns müßte eine neue Bibel geschrieben werden, für den heutigen Menschen verständlich ...
Muster einer Bibelübersetzung für das Jahr 2000 ...
Ein Mann und eine Frau leben auf dieser Welt. Sie sind aufrichtig zueinander, vertrauen und lieben sich. Ihr Glück ist vollkommen, ungetrübt und nicht zwiespältig. Sie haben überhaupt keine Angst. In der Frau wird der Wunsch wach, den Mann zu beherrschen, obwohl er ihr körperlich überlegen ist. Deshalb greift sie zur Lüge. Eine Lüge ergibt die andere. Der Mensch verliert das Vertrauen in die Worte des anderen Menschen und an sich selbst. Er kann Wahrheit nicht mehr von Lüge unterscheiden, wird zwiespältig und psychisch gestört. Die Angst und das Elend kommen. – ...

Auf Bindings Bekundung »Jesus Christus war mein Vorgänger« merkt Dr. Wachter mit atheistischem Sophismus an: *Du bist Dir doch im Zweifel, ob Jesus nicht vielleicht »geisteskrank« war; dann müßtest Du bei Dir auch im Zweifel sein!* Darin darf man wohl ebenso eine lakonische Notiz sehen wie auch den zaghaft-umständlichen Versuch, Binding zu der Einsicht zu führen, daß er nicht begnadet, sondern krank sei. An anderer Stelle setzt er *Krank oder Anmaßung?* an den Rand und muß eigentlich, da er doch in seinem Gutachten über Bindung über eben die hier dokumentierte seelische Verfassung überzeugend ausgeführt hat, es handle sich lediglich um ein maniformes Zustandsbild als Variante der vorbestehenden Psychopathie, davon überzeugt sein, daß es nur boshafte, gotteslästernde Anmaßung sein kann. Diese Unsicherheit der Einschätzung, genau genommen die Weigerung, Bindings Psychose zu realisieren und ihr entsprechenden Krankheitswert zuzugestehen, durchzieht diese lange Periode. Dr. Wachters sonst so scharfer und sicherer diagnostischer Blick ist ange-

sichts dieser psychotischen (Aus-)Flucht seines Freundes Binding aus dem bisherigen Beziehungsrahmen getrübt, wenn nicht ganz und gar blind. Binding seinerseits erinnert aus dieser Zeit, daß Wachter ihm überwiegend applaudiert habe, die gedankliche Substanz dieses Opus überwiegend gut und akzeptabel gefunden, ihn auch nach jeweils einem Abschnitt zur Weiterführung der Arbeit ermuntert habe. Das läßt den Schluß zu, daß Dr. Wachter denn doch wohl im stillen die richtige Diagnose einer manischen Psychose gestellt hat und an die schriftstellerische Produktion Bindings die Hoffnung knüpfte, er werde so die Psychose kathartisch ausleben und sie, unter Verzicht auf (die von Binding abgelehnten) Psychopharmaka auf dem schnellsten Wege hinter sich bringen können. Durch solches Gewährenlassen und Rücksichtnehmen aber fand sich Binding als der gottgesandte Über-Therapeut bestätigt, der seinen bisherigen psychiatrischen Herrn und Meister weit übertraf und ihn nun in die Schranken verweisen konnte. Dieser schien jetzt umgekehrt von der Gnade und Hilfe des bisherigen Knechts abhängig zu sein.
Wie sehr es ihm um Macht und Übermacht ging, wird auch in mehreren Briefen deutlich, die Binding einige Zeit nach diesem Österreich-Urlaub an Dr. Wachter richtete. So enthält beispielsweise ein Brief vom 22. Juli 1974 Passagen wie:

> ... Der liebe Hans ist der Größte und läßt sich auch von Dir nicht verrückt machen.
> Das jüngste Gericht wird auch über Dich hereinbrechen, wenn Du erkennen mußt, daß Du Dich meiner nicht 1966 aus barmherziger Güte angenommen hast; mir zwar geholfen hast mit Geld, aber viele Patienten mit Psychopharmaka ERMORDET hast.
> Du bist ein chemischer Mörder.
> Wenn Du mit der Sauerei nicht aufhörst, wird die Baader-Meinhof-Bande Dich erschießen ...
> Die Psychologen und Psychotherapeuten werden die Psychiater für geisteskrank erklären und die Approbation entziehen. Das ist die Strafe Gottes ...
> Du stehst unter meinem Befehl ...
> Ich werde siegen und die Kranken heilen und vor Psychiaterschweinen RETTEN ...
> Gott Hans Binding

Es hat den Anschein, daß in der abklingenden Psychose die aggressiven Affekte, insbesondere gegen Wachter, wieder ungeschminkter und mangels Intuition wieder gänzlich ohne die kunstvolle Verbrämung einer überpsychiatrischen Heilslehre zum Durchbruch kommen. Sich als der wiedererstandene Christus zu fühlen, erübrigte derartige aggressive Entladungen. Lesen wir weiter in der »Wahrheit des Lebens«:

> Jesus Christus wußte, daß er nicht allein das Paradies schaffen kann. Er wußte, daß es einen anderen Menschen geben wird, der sein Werk vollendet. Jesus hat

seinen Geist in einem »Geheimcode« verschlüsselt, so daß sein Geist getarnt allen Feinden widersteht, weil die Feinde die Tarnung nicht durchschauen.
Alle Lügner sind Feinde von Jesus.
Jesus hat wie folgt seinen Geist verschlüsselt. Das Gebet ist eine unbewußte Autosuggestion, damit die Menschen unbewußt ihr psychisches Gleichgewicht halten konnten. Die Messfeier ist lediglich eine Handlung, um an Jesus zu erinnern und auch um unbewußt psychisches Gleichgewicht zu halten.
Ich habe den »Schlüssel« um den »Geheimcode« von Jesus zu entschlüsseln und die Botschaft in die BEWUSSTE Gefühlssteuerung zu verwandeln, damit die Menschen ab sofort viel wirkungsvoller psychisch Gleichgewicht halten und Geisteskrankheiten in der Wurzel erstickt werden ...
Die BEWUSSTE EHRLICHE GEFÜHLSSTEUERUNG IST DER SCHLÜSSEL ZUM P A R A D I E S.

Jesus, so fährt Binding fort, habe bei allen seinen Wundertaten ausschließlich mit Suggestion gearbeitet. Er nun sei von Gott befugt, das aufzuheben. Ab sofort seien Beten, Kirchgang, Zahlen von Kirchensteuer, das Aufsuchen von Wallfahrtsorten, kirchliche Trauung abzuschaffen. An die Stelle von Jesu »Wunderwaffen« trete die »bewußte Gefühlssteuerung«. Das sei die Regierung des Geistes über das Gefühl. Das Axiom lautet: »Das Gefühl ist vom Gedanken abhängig, nicht etwa umgekehrt!« Bei psychisch Kranken nun seien durch irgendwelche schädlichen Erlebnisse oder Umwelteinflüsse den Gedanken falsche Gefühle zugeordnet. Dies könne dann durch systematisches Training von außen korrigiert werden. Im übrigen werde der psychisch krank, wer falsch denkt, sich also belügt. Damit weiche er der Realität aus und flüchte in »die Scheinwelt des Irrsinns«. Alle Neurosen und psychosomatischen Krankheiten seien »Folge der Lüge! Das ist die Strafe Gottes: Geisteskrankheit und körperliche Krankheit«. Lüge aber sei gleichbedeutend mit Sünde. Es gehe demnach um nichts anderes als um Selbstbesinnung und Umkehr, »Selbstumerziehung«.

Das Endziel der ganzen PSYCHOTHERAPIE ist, daß ein Mensch wieder real an sich glaubt und sich selbst vertraut.
Selbsterkenntnis bis ins kleinste Detail muß vermittelt werden. – Auch die Erkenntnis, daß der eigene Wille der Befehlsgeber sein muß. Der Wille eines anderen Menschen darf nie der Befehlsgeber sein, sondern nur dienen, bei Entscheidungen des eigenen Willens zu helfen.
Ist man genötigt, im Leben sich anzupassen, so kann man das ja tun, wenn es einem vorteilhafter erscheint. Auf den Gebrauch des eigenen Willens darf man nie verzichten und sich einfach treiben lassen...

Auch Depressionen und Selbstmordimpulse erscheinen Binding letztlich als Ausdruck von Willens- und Gedankenfaulheit; sie seien durch die Anstrengung positiver Gedanken zu überwinden. Aus allem spricht Bindings Unwille, die Macht des Unbewußten gelten zu lassen. Mit dem Anspruch auf den eigenen unumschränkt herrschenden Willen und Gedanken will er sich gegen die zudringlichen Psychiater schützen, die zudem immer Ursache und Wirkung verwechselten.

> Außerdem gibt es nur sehr wenige fähige Psychiater und Psychologen.
> Nur der Psychiater und Psychologe ist fähig, der sich selbst völlig erkannt hat, seine echten Motive kennt, sich alle seine Fehler ehrlich eingesteht und auch bereit ist, die Wahrheit zu verkünden, selbst dann, wenn es hart ist.
> Psychiater und Psychologen, welche sich selbst belügen und psychisch krank sind, sind UNFÄHIGE VERBRECHER an den kranken Menschen...

Das ist alles ganz eindeutig an Wachters Adresse gerichtet. Bindings Theorie, die im übrigen nun kaum mehr Psychotisches erkennen läßt, ist ein schlichtes Balance-Modell: den negativen Erlebnissen und Lügen in der Vergangenheit sind gleichgewichtige positive Erlebnisse und Wahrheiten in der Gegenwart und Zukunft entgegenzusetzen. Das wird mit Beispielen belegt.
Auch die folgende Erkenntnis ist, im Klartext, Tadel und Warnung an Dr. Wachter:

> Die IRREN Denkschemen (Gedanken) müssen durch neue sinnvolle ersetzt werden.
> Diese Hilfe am Kranken darf nur ein Mensch machen, der selbst nicht psychisch gestört ist, logisch denken kann und der KEINE ÜBERFLÜSSIGEN HEMMUNGEN hat. Der Helfer muß als erstes gelernt haben, seine eigenen Gefühle BEWUSST mit dem Willen zu steuern. Nur der Mensch, der das kann, und völlig ehrlich mit sich selbst ist und im psychischen Gleichgewicht steht mit Gedanken und Gefühl zur Realität und Wahrheit, der kann real dem psychisch Kranken helfen.
> Alle Psychiater und Psychologen, welche diese Bedingung nicht erfüllen, sind real NICHTSNUTZIGE SCHARLATANE...

Christus hat gesagt: »Nach mir wird einer kommen, der ist größer als ich.« Als dieser Größere erkennt sich Bindung und geht nun mit den Priestern und dem Papst ins Gericht. Sie seien alle wert, vernichtet zu werden.
Es kann hier nicht darum gehen, die ganze (klinische) Geschichte der Manie aufzurollen, sie psychopathologisch ins einzelne zu verfolgen, auch nicht darum, sie nach allen Aspekten der Differentialdiagnose zu diskutieren. Natürlich können manische Syndrome ganz unterschiedliche nosologische Bedeutung und Zugehörigkeit haben, selten einmal auch die temporär gesteigerte Ausprägung einer habituell hyperthymen bzw. hypomanischen Persönlichkeit sein. Kulminieren sie in religiösen Bekehrungserlebnissen und weisen sie als Pendant zum depressiven Versündigungswahn einmal das Erlebnis metaphysischer Erhöhung auf, was sehr selten vorkommen soll, so kann die Abgrenzung gegen eine schizophrene Psychose schwierig werden. In aller Regel jedoch sind religiöse Begnadungserlebnisse Manischer eher spielerisch und flüchtig (Weitbrecht[1]).

Gerade der manische Größenwahn beeindruckt im Vergleich mit den gewohnten Charakterzügen außerhalb der Psychose als ausgesprochen persönlichkeitsfremd. Das schließt keineswegs die durch vielfältige Beobachtung gesicherte reaktive Auslösbarkeit, d. h. die pathoplastische Beeinflussung der manischen Verstimmung durch besondere Umweltkonstellationen, aus. Oft nimmt sie ihren Ausgang von einer »pressorischen« Vorfeldsituation (Tellenbach[2]). Im übrigen darf die Manie, worauf Dörner und Plog[3] hinweisen, in psychoanalytischer Sicht als »manische Abwehr« einer sonst wohl eher depressiven Reaktion auf Schmerz-, Kränkungs-, Ängstigungserlebnisse, d. h. als ein Lösungsversuch verstanden werden, der freilich mißlingen muß, zumal in seiner Ungeduld und Gewaltsamkeit. So sehr der manische Mensch in seiner Rastlosigkeit und Betriebsamkeit, in seinem vermeintlichen Besserwissen und Besser-Können *außer sich* ist, sich im »Außenfeld« verliert, sich dabei selbst erhöht und überschätzt und insgesamt »jede soziale Übereinkunft außer Kraft setzt« (Dörner/Plog[4]), so ist er doch im Unterschied zum depressiven Menschen, wie L. Binswanger hervorgehoben hat (Melancholie und Manie 1960[5]) zweifellos extraversiv, anstatt auf die Eigenwelt aufs *alter ego* ausgerichtet (wobei die Phänomenologie nach dem Versagen in der manischen Konstituierung des alter ego fragt mit dem Ergebnis, daß die transzendierende Erfahrung des fremden Ich mißlingt).

Auf die besondere Struktur des Umgangs mit dem manisch Kranken haben wiederum Dörner/Plog hingewiesen. Sie betonen das Erfordernis einer ständigen und gleichbleibenden Präsenz des Therapeuten, der dies aber nur dann leisten kann, wenn ihn ein erfahrenes, eingearbeitetes Team trägt und hält und gegebenenfalls entlastet. Man müsse sich als Bezugspartner bereithalten, dürfe sich aber um keinen Preis dem manisch-expansiven Patienten ausliefern. Ziel und Absicht dabei seien, das Ausklingen und die abschließende integrierende Verarbeitung der Psychose möglichst gefahrlos zu gestalten. Die größte Gefahr besteht fraglos in einem Umschlagen ins Depressive mit dem Übermächtigwerden von Schuld- und Schamgefühlen und daraus resultierender Suizidalität. Gleichzeitig gelte es, das *Befreiende* des manischen Lösungsversuchs *festzuhalten,* d. h. »die freie Äußerung meiner Wünsche und Proteste ohne Schuldgefühl. Ich muß sie nicht schnell »vergessen«, sondern kann sie erst gegenüber dem Team, dann in der Übertragung auf meine Bezugspartner ausprobieren. So kann ich erfahren, welche anderen Ausdrucksformen ich für meine Wünsche und Proteste finde, Ausdrucksformen, die meine Selbstachtung nicht allzusehr kränken, gleichzeitig aber für mich besser lebensfähig sind.«[6]

Das mag, besonders für traditionell-psychiatrische Ohren, euphemistisch klingen, ist es doch das optimistische Ansinnen, auch beim manischen Psychotiker einen psychotherapeutischen Zugang zu gewinnen. Aber Bindings Manie, so wie sie in die Kommunikation zu Dr. Wachter eingeführt war, Intention, Sinnrichtung, Art und Weise des Ausagierens, sowie der Umgang mit ihr, lassen vermuten, daß es sich hier um verwandte Bewertungen und Vorstellungen gehandelt haben könnte. Dr. Wachter fehlte freilich jenes stützende, einen institutionellen Hintergrund bildende, ihn vor erschöpfender Beanspruchung bewahrende Team erfahrener Mit-Therapeuten. Statt dessen war er auf sich selbst gestellt und mußte dazu noch präventiv und aktuell den Argwohn und Unmut seiner Reisegefährten auf jener Österreichtour besänftigen. Aber, was der wesentlichere Unterschied zu der von Dörner/Plog skizzierten optimalen Situation einer Therapie ist, er war als Therapeut eben auch depotenziert (durch die von Binding betriebene und de facto vorübergehend denn auch durchgesetzte Rollenumkehr i. S. einer Psychiatrisierung Wachters) und in einem weitergreifenden Sinne im übrigen paralysiert (weil als auch sexueller Freund beanspruch- und erpreßbar). Der im manischen Ausagieren ausgedrückte Protest war, zumal wenn man das Thema des manischen Größenwahns berücksichtigt, nicht als Übertragung auf Dr. Wachter als einem therapeutischen Probe-Partner zu verstehen, er galt ihm primär, galt ausdrücklich ihm als Person. Es ist im nachhinein nicht zu sehen, wie er sich angesichts dieser Verstrickung optimal hätte einstellen können. Er wand sich, schwankte zwischen Hinnahme und Betroffenheit einerseits, Zurückweisung, ironischer Verfremdung, Rationalisierung und psychiatrisch-distanzierendem Diagnostizieren andererseits. Hingewiesen sei noch auf den Umstand, daß nicht etwa Binding nach Art der den Manischen nachgesagten Hypersexualität bzw. pathologischen Promiskuität, sondern durchaus Wachter bei den sexuellen Handlungen (Analverkehr) während der Österreich-Fahrt den aktiven, initiierenden Part spielte.
Halten wir im übrigen fest, daß im gesamten historischen Verlauf der Beziehung zwischen Binding und Dr. Wachter die manische Psychose trotz aller Auffälligkeit und des extremen Ausdrucks von Anklage und Protest nur episodischen Charakter hatte.
Kehren wir nochmals, gleichwohl, zur »Wahrheit des Lebens« als dem schriftlichen Vermächtnis dieser Episode zurück, überspringen jene breitere, quasi rationalistische und technologische, vielfach auch recht redundante »Durchführung« und geben auszugsweise einen Eindruck von der »Coda« dieses Werkes. Dabei wird versucht, stärker als bei den vorangegangenen Zitaten Wechselspiel und Tonart des von ihm ausgelösten »Dia-

logs« zwischen Hans Binding und Dr. Wachter zu vermitteln. Die Wachterschen Konnotationen sind in kursivem Druck jeweils rechts neben den Text gesetzt.

Vernichtung einer maniform-depressiven Psychose
Eine körperliche Ursache liegt nicht vor.

Ich strotze vor körperlicher Gesundheit

Ich vernichte diese »Geisteskrankheit« wie folgt.
Ich beeinflusse suggestiv den Patienten bei Depression mit Euphorie.
Bei Euphorie mit Depression.

Wie originell! Kann aber auch schief gehn

...

Den psychisch Kranken muß man Unterricht in Psychologie geben, soweit es seine Krankheit betrifft, dann ist er geheilt. Das geht schneller und billiger als mit Psychopharmaka und langem Klinikaufenthalt. ALLE ANDEREN METHODEN SIND IRRSINNIG. Die Praxis und der Heilungserfolg zählen, nicht Spinnereien.

Das solltest Du beherzigen!!

...
Der Psychotiker und seine Heilung
Der Patient muß erst mal leidend gemacht werden um gesund gemacht werden zu können.

Auch das noch!!

Er muß in den Konflikt gebracht werden, damit er sich zwischen Lüge und Wahrheit entscheiden muß. Jeder geistige Widerstand muß unterlaufen und überwunden werden. Meistens durch scheinbares Nachgeben und trotzdem hartnäckiger Verfolgung des Zieles ihn in die Realität und Wahrheit zurückzuholen.
Nur wenn der direkte Weg nicht geht, dann wird der indirekte gewählt, z. B. Malen, Psychodrama, indirekte Psychotherapie, schreien lassen, auf dem Boden rumwälzen lassen, Gedanken aufschreiben lassen u.s.w.

Das ganze »Werk« ist ein Drama, besser gesagt ein »Melodrama« – mit schnulziger Musik unterlegt.

Motto: Wer spinnt mehr, der Patient oder ich?

...
Ich habe auch schon Neurosen und Psychosen real geheilt. Da waren Psychiater, Psychologen und Kurpfuscher vor mir dran. Man hatte Elektroschock, Insulinschock und Psychopharmaka angewendet und nichts erreicht.

Dann kam ich – Binding und Gott!

Durch meine Therapiemethode habe ich geistige Gewalt ausgeübt und den Patienten zur Gesundheit und Wahrheit gezwungen.

»liebevoll – und mit großer Geduld«

Was kam dabei heraus?: »Ich will nichts arbeiten, ich bin lieber krank und faul.«

Meinst Du damit Dich? Selbsterkenntnis?

...
Zu einem späteren Zeitpunkt fing mein »Opfer« von alleine an, etwas zu arbeiten, weil es ihr langweilig wurde, nun die Kranke BEWUSST zu spielen.

und mir weiter zuzuhören!

...
Diese tückische »Krankheit« kann nur durch List und Tücke, kombiniert mit Wahrheit und logisch begründeten Argumenten vernichtet werden.

auch Irre versuchen umgekehrt die Psychiater »auszutricksen«

In der Sache GEFÜHLSSTEUERUNG heiligt der Zweck alle Mittel.

Vor allem, wenn man sich durch neue Scheinmethoden viel Geld... erhofft! Hallelujah! 2x

Weisung des Gottes HANS BINDING
Die ganzen zwiespältigen Gesetze müssen in eindeutige verwandelt werden.

Meine Gesetze werden im kommenden Werk veröffentlicht. Versäumen Sie nicht, es als Taschenbuch für DM 2,80 netto zu erwerben.

Das Ehegesetz muß dahin geändert werden, daß die Ehe jederzeit auflösbar ist, wenn nur ein Partner es will.

Weil ich der Vielweiberei huldige

Nackt sein in der Öffentlichkeit darf kein strafbares Delikt mehr sein. Wer es will, muß es tun können.

Er darf nur keinen Bauch haben

Die Sexwelle läuft sich tot. Sie wird reizlos.

wie alles Langweilige

Jeder Zwang ist schädlich für ein glückliches Leben.
Die alte Bibel ist UNNÜTZ jetzt, da sie nur der Weg war zum Gott HANS BINDING.
Der Weg ist zu ENDE.

Gott sei Dank!!

Die neuen Gebote sind:
Gott ist die letzte wissenschaftliche Erkenntnis und Wahrheit. Liebe Deinen Nächsten wie Dich selbst.

»ich liebe mich am meisten!«

Sei ehrlich mit Dir selbst und anderen.

»ich bin es nicht!«

Hilf einem Schwachen oder Kranken.

»ich denke nur an mich!«

Gib den Armen, wenn Du kannst.

»ich gebe nichts!«

Baue Dir keinen Scheingott auf.

laß auch mich nicht Dein Gott sein

...

Zwinge Deinen Nächsten nicht mit Gewalt oder Lüge unter Deinen Willen.

Der Verfasser wird sich bemühen, selbst dieses Gebot zu beherzigen

...

Für dieses Werk dürft Ihr Euren Gott töten und ins Irrenhaus sperren, weil die Wahrheit so schrecklich war.

Du solltest freiwillig gehen!

Hans Binding
Ein Mensch, der für die Wahrheit ALLES verloren hat.

Kapitel 9

Beziehungskatastrophe und Tatgeschehen

Bindings Manie klang im Spätsommer 1974 allmählich ab. Die fortschreitende Remission war an Stil und Inhalt der Dr. Wachter zugedachten Briefe deutlich erkennbar. Es schloß sich eine Phase der Ernüchterung an. Was sich in der manischen Produktion Ausdruck verschafft hatte, fiel dem Schweigen und der Vergessenheit anheim, wurde zwischen Binding und Dr. Wachter nicht nochmals thematisiert. Binding erinnert sich, daß jedenfalls während des gemeinsamen Ferienaufenthaltes am Millstätter See, wo er sein »Werk« geschrieben hatte, auch der psychiatrische Freund in einer überwiegend gehobenen Stimmung gelebt habe. Ihr Umgang sei freizügig-jovial gewesen. Es sei viel getrunken und nächtelang diskutiert worden. Dr. Wachter habe ein seltsames Interesse an der Vollendung des Manuskriptes bekundet, ja auf dessen Fertigstellung förmlich gedrungen. Er habe sich auch dafür verbürgt, das Buch bei einem Verlag unterzubringen. Wie über eine Geheimsprache verständigten sich beide über diesen Text »Die Wahrheit des Lebens« oder »Der Weg ins Glück«, wie der andere Titel lautete; die anderen Reisegefährten waren davon ausgeschlossen. Dr. Wachter versah das Manuskript mit seinen Glossen, worüber sich sehr angeregte, bisweilen auch ziemlich heftige Diskussionen entspannen. Rückschauend stieg in (dem zum psychotischen Erleben nun kritisch distanzierten) Binding der Verdacht auf, Dr. Wachter habe ein zynisches Spiel mit ihm getrieben, denn er habe ihn zu einer Arbeit ermuntert, von der doch sonnenklar gewesen sei, daß sie inhaltlich »Quatsch« und ihr Verfasser psychisch nicht in Ordnung war. Irgendwie habe sich Dr. Wachter daran »aufgegeilt«, vielleicht auch den Hintergedanken gehabt, mit diesem schriftstellerischen Produkt ein Dokument in die Hand zu kriegen, mit dem sich bei späterer Gelegenheit die diagnostische Aburteilung als Geisteskranker belegen ließe. Indessen wird dem neutralen Beobachter solche hintersinnige Voraussicht nirgendwo evident. Dr. Wachter mochte, wo es ihn nicht selbst fortriß und er sich am psychiatrisch Quergedachten Bindings begeisterte, eher therapeutisch gedacht und darauf spekuliert haben, daß solche Expressivität, zumal als Protest gegen (vermeintlich) unterdrückende Mächte, ein begrüßenswertes Ventil darstellen

könnte, durch das die psychotisch gestauten Energien und Aggressionen sich Luft schaffen konnten. So konnte unter Umständen der Verlauf abgekürzt werden. Den Mitreisenden vermittelte sich offensichtlich nicht, daß sich vor ihren Augen ein kompliziertes psychiatrisches Geschehen zutrug. Es mochte zuweilen Züge einer konformen Psychose gezeigt haben. Der Schwester und den beiden anderen Begleitern gegenüber erweckte Dr. Wachter den Eindruck, daß Binding ein schwer zu führender und zu überwachender Schützling sei, jedenfalls kein psychiatrischer Fall. Sein abnormes Verhalten erschien als »anmaßend« und egozentrisch, eine moralisch zu verurteilende unbillige Zumutung. Insoweit blieb die dem Psychopathen für gewöhnlich zukommende Einschätzung und Behandlung erhalten, an welcher ja auch Dr. Wachter selbst, wie wir gesehen haben, in zwei gutachterlichen Interventionen während und nach der Manie festgehalten hatte. Wo er sich nicht gar für seine Opfermütigkeit feiern ließ, holte sich Wachter bei den Mitreisenden den Applaus für bewunderungswürdige Geduld und Besonnenheit. Trotz aller Herausforderung der Psychiatrie und deren unverhohlener Diffamierung bewahrte er die Ruhe und zeigte Verständnis.
Im unmittelbaren Verhältnis Binding gegenüber war Dr. Wachter, wenn man Bindings Erinnerungen folgt, eher beschwingt und ausgelassen. In dieses Bild fügen sich gut die berichteten episodischen sexuellen Handlungen, die kaum den therapeutischen, statt dessen den privaten Charakter der Kommunikation zwischen Binding und Dr. Wachter herausstellen. Man darf in dieser Situation ein konzentriertes psychiatrisches Zwischenspiel sehen, in dem auch Dr. Wachter »verrückt gespielt« hat. Er konnte vergleichsweise zwanglos die eigene Patientenseite aktivieren und so auch seine homosexuellen Bedürfnisse vorübergehend etwas freier ausleben. Gleichwohl war es, wie weiter oben schon interpretiert, auch und eigentlich in erster Linie der verzweifelte Psychotherapieversuch bei einem manisch Kranken, den Wachter aus verständlichen Gründen nicht gern in die Obhut seiner Kollegen geben wollte.
Es folgten nach dem Österreich-Urlaub noch ein paar schwierige Monate, in denen Dr. Wachter Binding in seine Wohnung nahm und wohl noch manches Mal die Luft anhielt, wenn dieser etwa neuerlich Prof. Marquart anschrieb und die pflichtschuldige Anerkennung seiner die ganze Psychiatrie revolutionierenden neuen Behandlungsmethode forderte. Diese Aktivitäten hörten schließlich im September 1974 völlig auf.
Als Binding am 3. September 1974 von Dr. Kiesel und Prof. Petri in M. untersucht und begutachtet wurde, bot er das Bild eines nach psychotischem Einbruch wieder leidlich stabilisierten Menschen. Gleichwohl tra-

ten noch »überwertige Ideen« auf. Binding erschien gesteigert egozentrisch sowie »durch eine distanziert-mißtrauische Grundeinstellung eingeschränkt«. In seinem in der explorativen Situation durch die gutachterliche Neugierde herausgelockten und -modellierten und von Binding anscheinend auch narzißtisch-lustvoll dargestellten »unkontrollierten ›Sendungsbewußtsein‹« erkennen die Gutachter eine noch fortbestehende »diskrete Form« einer im Abklingen begriffenen manisch-depressiven Psychose. Binding gewährt, nach einigem Zögern und Zieren, diesen forensischen Psychiatern sogar Einsicht in »Die Wahrheit des Lebens«. Damit liefert er in deren Augen ein Indiz respektive Symptom mehr für die Psychosendiagnose, obwohl er eigentlich anderes im Sinn hatte. Er wollte dieses psychotische Werk nur zu den Teilen und in dem Maße zur Geltung bringen als es ihm nützlich schien, durch Hervorhebung eigenen psychiatrischen Wissens sich dem psychiatrischen Zugriff zu entziehen. Die in dieser Schrift dokumentierten Größenideen, einschließlich der selbstzuerkannten göttlichen Berufung zum überragenden Psychotherapeuten, hatte er in einem Kommentar ausdrücklich als »Quatsch« apostrophiert (aus dem leicht auf das Vorliegen einer Geisteskrankheit geschlossen werden könnte) und damit kritische Distanz und Einsicht bekundet. So auch zog er sich auf die einfühlbare und wirkliche Situation eines Mannes zurück, der mit einem prominenten Psychiater gut befreundet und in solcher Nähe zur Psychiatrie quasi selbst Insider ist und über einschlägige Erfahrung verfügt.

Einmal mehr hatte sich Binding ja tatsächlich psychiatrischer Taxierung zu erwehren. Gerade noch war ihm, während des Urlaubs am Millstätter See und in den Monaten danach, eine manische Psychose und ihr Produkt, jene Über-Psychiatrie in »Die Wahrheit des Lebens«, das Mittel gewesen, sich der demütigend erlebten Qualifizierung als eines psychiatrischen Patienten durch Umkehrung der Rollen, sozusagen in einem Akt der Machtübernahme zu entziehen. Das schriftstellerische Opus diente ihm dabei nicht zuletzt auch als Testmaterial, zu dem sich der (zwar entmachtete, aber jedenfalls theoretisch immer noch zuständige, sich denn auch stellvertretend für die stark attackierte Psychiatrie wehrende) Alfons Wachter verhalten mußte. Seine Reaktionen, vor allem eine daraus ablesbare grobe Differenzierung, einerseits berechtigte Kritik an der Psychiatrie anzuerkennen, andererseits dem Autor aber den Ausdruck subjektiver Pathologie zu bescheinigen, waren Binding Orientierungshilfen bei der postpsychotischen Einsichtsbildung. Seine neuerlichen Gutachter hatten freilich wenig Sinn für eine solch differenzierende Einordnung seines psychotischen Schaffens. Ihnen genügte es, aller verständnisfördern-

den Vermittlung ihres Objektes ungeachtet, ein weiteres theoriegerecht beweisendes Symptom an der Hand zu haben. Wie sehr sich Binding auch Mühe gab, den Eindruck des besonnenen und objektiven Diagnostikers seiner selbst zu machen, es half nichts: Man blickte förmlich durch ihn hindurch auf jenen Grund, der hinreichend sicher, das heißt von persönlicher Wertung und gar noch schönender Ausgestaltung unberührt, als naturhafter Tatbestand gelten konnte. Wir sehen im nächsten Kapitel, wie es Prof. Petri nachgerade seinem methodischen Rüstzeug und zentral seinem gutachterlichen Selbstverständnis und der ihn tragenden wissenschaftlichen Psychiatrie zurechnet, am Personsein und der Selbstinterpretation des jeweils Untersuchten *vorbei*, am besten aufgrund fremdanamnestischer Informationen oder gar des polizeilich und staatsanwaltschaftlich ermittelten Straftatbestandes zu einem Urteil über die gesellschaftliche Tüchtigkeit, über den Charakter, speziell über Schuldfähigkeit und strafrechtliche Verantwortlichkeit zu gelangen.
Halten wir fest, daß der Wert dieses Gutachtens sich also vor dem Hintergrund von Geschichte und Erfahrung des Probanden relativiert. Es hat die Gutachter auch nicht erkennbar interessiert, was Binding in seiner soeben durchgemachten Psychose problematisiert und thematisiert hat. So mußte ihnen entgehen, daß die gutachtliche Situation selbst eine Wiederholung jener pathogenen und weiter stark konfliktbeladenen Konfrontation war, an welcher und gegen welche der Untersuchte seine Identität auszubilden und zu verteidigen versucht hat. Nun sollte er in dieser neuen Begegnung mit der Psychiatrie, sozusagen ohne Bezugnahme auf die eigene jüngste Geschichte, unhistorisch also, um seine Beurteiler zu überzeugen, ein psychisch unauffälliges Verhalten zur Schau tragen und sich befleißigen, sich als ein in bezug auf die Psychiatrie weitgehend unbefangener, »natürlich« gebender Untersuchter darzustellen. Indessen hatten die Gutachter selbstverständlich Einsicht in alle schon vorhandenen Akten über Binding und daraus vor allem die psychiatrischen Vor-Urteile und Befunde extrahiert. Dementsprechend war es um ihre Unbefangenheit bestellt.
Wenden wir den Blick auf den Lebensalltag, wie er sich mittlerweile für Binding darstellte. Er ist bis November 1974 im Hause Dr. Wachter einlogiert und offiziell als »Butler« deklariert. Die abgelaufene Psychose hatte verändernde Wirkung auf die interpersonelle Beziehung. Die psychiatrischen Rollen verlieren an Bedeutung, verblassen, treten in den Hintergrund. Weder ist Binding auch nur entfernt in dem Maße wie früher als Patient klassifiziert, noch agiert Dr. Wachter als Psychiater ihm gegenüber. Auch wird Wachter von Binding nicht oder kaum mehr zugemutet,

sich zu einem solidarisierenden Patientsein zu bekennen. Die Psychose, so scheint es, hat in jeder Hinsicht der Beziehung zwischen den beiden »Freunden« das psychiatrische Flair, die psychiatrische Bewandtnis, überhaupt das Angewiesensein auf psychiatrische Explikation entzogen. War aber ohne derartige Rahmung und ohne von der Psychiatrie bezogene Rechtfertigung und Funktionszuweisung die Beziehung realisierbar? Konnte die psychiatrische und die therapeutische, konnte die entsprechend geartete Konfliktvorgeschichte einfach ad acta gelegt und vergessen werden? Sollte mit einem Mal eine nicht psychiatrisch vermittelte, unmittelbare Beziehung »von Mensch zu Mensch« zwischen beiden Partnern möglich sein?
Sehen wir auf den weiteren Ablauf der Geschichte, so war es offenbar so, daß die Beziehung selbst zunächst ausgeklammert, als Thema tabuisiert war. Sie bestand gleichwohl, auch bis in die sexuelle Konsequenz. Aber vor allem Binding orientierte sich nach draußen. Seine Ehe war gescheitert und stand vor der endgültigen Auflösung. Mehr denn je unterschied er den Bedürfnissen und der Zweckbestimmung nach seine Beziehung zum männlichen Freund Dr. Wachter von der erstrebten Reinstallierung in einer heterosexuellen, zumal ehelichen und häuslich-familiären Partnerschaft mit einer Frau. So forcierte er die Suche nach einer Heiratskandidatin; die zahlreich aufgegebenen Heiratsinserate werden später auf den Richtertisch gelegt werden zum Erweis einmal seiner normalgeschlechtlichen Triebneigungen, zum andern, wichtiger als der erste Gesichtspunkt, zur Widerlegung des ihm zum Nachteil unterstellten Schmarotzertums, wonach es ihm auf Biegen und Brechen darum gegangen sein soll, in der bequemen Schonsituation der Wachterschen Wohnung zu verbleiben.
Tatsächlich dürfte jedoch Wachter mit mehr als gemischten Gefühlen die Anstrengungen Bindings registriert haben, sich abzusetzen und spätestens im Erfolgsfall die Freundschaft zu Wachter auf den Gehalt einer mehr ideellen als erotischen Kameradschaft zwischen Männern zurückzuschrauben.
Es schließt sich auch an einen zweiten (und wieder scheiternden) Versuch beruflicher Umschulung im Rehabilitations-Zentrum Heidelberg eine Phase der Trennung an. Binding hat über Vermittlung eine Krankenschwester kennengelernt und ist zu ihr in eine Hausgemeinschaft gezogen, um »die Ehe zu probieren«.
War der »Butler« bis dahin weiter eine Tarnung, hinter der Wachter seine homosexuellen Neigungen mit Binding zu befriedigen suchte, was dieser gewährte und sich dabei »nur noch als eine Art männliche Hure« begriff, so trat Binding nach der Trennung bei seinen sporadischen Anwesenheiten

jetzt bei Wachter tatsächlich nur als handwerkliche und hausmännische Assistenz auf den Plan. Es wird im übrigen ständiger Briefkontakt gehalten. Binding beschränkt sich dabei auf die Mitteilung von vergleichsweise alltäglichen Begebenheiten aus seiner Probe-Ehe mit sich mehrenden Unmuts- und Mißtrauensbekundungen. Vor allem der 10jährige uneheliche Sohn der Freundin wird mehr und mehr zum unüberwindlichen Hindernis. Wachters Antwortbriefe sind leider nicht erhalten. Aus Bindings Zeugnissen ist aber darauf zu schließen, daß er seine auf Binding gerichteten Sympathiegefühle bewahrt hat und so auch kein Problem darin sah, diesen allein (d. h. bei eigener Abwesenheit wegen einer Terminverpflichtung bei einem auswärtigen Gericht) den gesamten Wohnungsumzug in jene Arzthaushälfte durchführen zu lassen, die später der Schauplatz der Totschlagshandlung werden sollte. (Umzug im Dezember 1975).
Binding hat indessen in weit stärkerem Umfang seine Affekte von Wachter abgezogen und die Beziehung sozusagen ethisiert. Das bedeutete Respekt gegenüber dem väterlichen Freund und dessen karitativer Zuwendung und Dank mit dem Versprechen auf Gegenleistungen.
Kurz nach erfolgter Ehescheidung schrieb Binding am 27. März 1975 an den Freund:

> Lieber Alfons!
> ... Ich habe nie einen Freund gehabt, weil es mich so anwidert, daß die Menschen, wenn man in Not ist, nicht zu einem halten.
> Du hast fast immer zu mir gehalten und bist mein einziger Freund.
> Wenn Du in Not bist und mich unbedingt brauchst, werde ich Dir helfen.
> ... Ich stehe in dem Konflikt, entweder Barbara oder Du. – Ich brauche eine Frau, kann aber im Notfall nicht anders handeln, als Dir zu helfen, wenn Du mich brauchst. Weil Du mir bewiesen hast, daß Du mir hilfst, bringe ich es nicht fertig, Dich im Stich zu lassen.
> Gruß Hans.

Mit zunehmender räumlicher und zeitlicher Distanz wachsen Wachter auch wieder therapeutische Qualitäten zu, er kann wieder als der gute verständnisvolle Vater erlebt werden. Binding vertraut ihm am 13. Mai 1975 an:

> Lieber Alfons!
> Fast glaube ich, den nächsten Fehler gemacht zu haben. Ich mache nun ca. vier Monate »Probeehe«.
> Es scheint mir, daß die Sache langfristig keinen Wert hat. Solange ich arbeitslos bin und alles mache, läuft es. Würde ich jedoch arbeiten, wird alles sinnlos. Der Junge paßt mir nicht.
> ... Ich leide keine Not. Nun muß ich mir den nächsten Schritt überlegen.
> Wenn ich zu Dir erst mal wieder kommen könnte, würde ich das tun. Wenn das nicht geht, muß ich mir ein Zimmer suchen irgendwo.
> Gruß Hans.

Der nächste Brief datiert vom 15. Mai 1975 und ist die Reaktion auf Dr. Wachters schnelle positive Antwort: Binding kann jederzeit zurückkehren.

> Lieber Alfons!
> ... Es freut mich, daß ich wieder kommen kann. Aber so plötzlich will ich nicht abreisen. Ich muß die Sache planen. Ich habe zuviel investiert und muß jetzt sehen, wie ich mich am besten zurückziehe, mit wenig Schaden.
> Die Barbara ist keine schlechte Frau. Aber der Junge kotzt mich an. Langfristig hat es keinen Wert für mich.
> ... Ich lege nur drauf. Den Nutzen haben ausschließlich Barbara und der Junge.
> ...
> Gruß Hans.

Binding rechnet und denkt an seine Unterhaltsverpflichtung für zwei Kinder, die bei der geschiedenen Frau aufwachsen. Er erwägt, gegenüber fordernd auftretenden Behörden »verrückt zu spielen«, und assoziiert »gewagtes Spiel«, besinnt sich schließlich: »Ich will mal lieber nicht verrückt spielen. Ohne Dich wäre ich 1974 erledigt gewesen.«
Wieder verschafft sich Psychiatrisches Geltung, mischt sich, wenn auch nur als die Möglichkeit des Spiels zur Täuschung von Behörden, ins strategische Denken. Es ist die Erinnerung an jene frühe Zeit der ersten Begegnungen, als am anderen Ende der Psychiatrisierung (mit Asylierung in der psychiatrischen Anstalt) Wachter zwar affirmative Diagnosen stellte, aber als psychiatrischer Gutachter doch alles in einer Weise zurechtrückte, daß es glimpflich ausging. Jedenfalls war Binding damals als Schützling, Mündel, Sohn, seinetwegen auch Patient, wieder aufgehoben. Er phantasiert jetzt Ähnliches. Aber er kann nicht verdrängen, daß es seitdem auch warnende Erfahrungen gegeben hat. Dennoch ersteht in der Phantasie Dr. Wachter wieder als die Gestalt des väterlichen Therapeuten. Ein Umstand, der fürs Verständnis der Endphase in der Beziehung Wachter–Binding, wie wir noch sehen werden, ein bedeutsamer Hintergrund sein wird. Was die nicht auszuschließende Notwendigkeit künftiger gutachterlicher Intervention betrifft, so verfolgt Binding die Absicht, den als Psychotherapeuten erwählten Wachter davon freizustellen. Er schreibt am 5. August 1975 an ihn:

> Lieber Alfons!
> ... Ansonsten habe ich mir rein vorsorglich einen Psychiater gesucht, den ich in regelmäßigen Zeitabständen aufsuche und den ich vor Gericht laden lasse, falls mir mal wieder jemand so blöd kommt wie der Kiesel.
> Ich baue vor, falls man mir einen Prozeß macht wegen Unterhaltsverletzung. Mir kann man nichts anhaben, da ich ja arbeitslos bin. Ich will nur auf jeden Fall verhindern, daß man mich für sechs Wochen wieder ins Irrenhaus sperrt, um festzustellen, ob ich die »Tassen im Schrank« habe.

Wenn ich regelmäßig einen neutralen Psychiater aufsuche, kann der mir jederzeit eine Bescheinigung verfassen, daß ich a) zurechnungsfähig und b) prozeßfähig bin.

...

Gruß Hans.

Über diesen Schritt zum »neutralen Psychiater« muß Dr. Wachter nicht wenig erschrocken sein. Er legte ihn Binding als Akt des Mißtrauens aus und reagierte seinerseits mit Argwohn: Binding könnte, zumal von der Intimität der psychotherapeutischen Situation dazu ermutigt, Interna der Beziehung ausplaudern. Allerdings hat sich der aufgesuchte fremde Psychiater »kollegial« verhalten und umgehend Wachter über den Therapieaspiranten konsultiert, dabei Entsprechendes erfahren, mit dem Ergebnis, daß eine Psychotherapie bei Binding nicht mehr attraktiv erschien. Vielleicht um weiteren Demarchen dieser Art vorzubeugen, hat Wachter zusätzlich in warnendem Ton Binding folgenden Traum erzählt: »Ich hatte einen Angsttraum. Mehrere Männer griffen mich an. Ich leistete keinen Widerstand. Ich spürte keine Angst, nur körperliche Anspannung. Ich konnte sie alle in den Abgrund stürzen, ins tiefe Meer.« Sofern bezweckt war, ihn vor kompromittierenden Äußerungen über Wachters Homosexualität zu warnen, fand Binding dies überflüssig. Faktisch hatte es aber zur Folge, daß Binding weder einen fremden Therapeuten noch Gutachter fand. Wachter hat somit auch seinerseits die Wiederherstellung der alten Rolle betrieben und bei Binding sein psychiatrisches Monopol angemeldet. Beide waren in den Sog der früheren Rolle geraten und haben mit wachsendem Abstand zum Sturm der Psychose und der darauffolgenden psychiatrischen Windstille an der Rekonstruktion jener konfusen Beziehung gearbeitet, die sich schon einmal als nicht lebbar erwiesen hatte. Ein kommunikationspathologisch geschulter Analytiker würde damals ohne weiteres die Prognose gestellt haben, daß es unweigerlich wieder zu einer Beziehungskatastrophe kommen würde, vielleicht neuerlich zu einer Psychose. Bei gleicher Anlaßsituation wäre ein Psychoserezidiv nicht erstaunlich. Nur, es konnte nicht gut davon ausgegangen werden, daß der megalomane Gott-Psychotherapeut und ein um ihn herum gesponnenes Gepränge apodiktischer Heilsgebote noch einmal produziert und »lösend« ausagiert werden könnte. Das stand Binding nicht mehr zu Gebote. Aber was statt dessen?

Binding verhielt sich ziemlich ambivalent. Seine Aussteigerabsichten schwankten, seine Ablösungsbemühungen von jener Krankenschwester zogen sich lange hin. Erst im Frühjahr 1976 schaffte er den Absprung und nutzte Wachters Angebot, wieder zu ihm ins Haus zu ziehen, wieder den

Tarnanzug des »Butlers« anzulegen. So sehr der eine – Wachter – die Wiederholung früherer schöner Erlebnisse herbeisehnte, so sehr war es dem anderen – Binding – vor solcher Wiederholung bange. Er hatte vorgesorgt, es zumindest versucht. In seinen Briefen findet man Wendungen wie diese vom 20. August 1975:

> Lieber Alfons!
> ... Falls ich bei Dir erst mal wohnen könnte, muß ich gleich im voraus sagen, daß ich vorhabe, mir irgendwann ein neues Weib zu suchen und zum letzten Mal zu testen, ob es langfristig möglich ist, mit einer Frau eine vernünftige Beziehung zu haben.
> ...
> Freundlichen Gruß Hans.

Binding bezog ein eigenes Zimmer und war von nun an, kurzfristige Abwesenheiten nicht eingerechnet, bis zu Wachters Tode ständig in dessen unmittelbarer Umgebung. Das Personal der benachbarten Klinik konstatierte diese »Heimkehr« und munkelte wieder und sprach »Butler« mit hörbaren Anführungszeichen aus. Natürlich wirkten sich die sehr unterschiedlichen Erwartungen an dieses neue Zusammenleben alsbald spürbar aus. Nur widerstrebend ließ sich Binding zu sexuellen Handlungen herbei. Immer öfter verweigerte er sich, ekelte sich gar. Dann verlor ebenso immer öfter Dr. Wachter die Fassung, machte seinem Ärger Luft, bediente sich des psychiatrischen Vokabulars aus dem Bereich der Oligophrenien und hieß, gelegentlich auch in Anwesenheit Dritter, Binding einen Idioten, Trottel, Deppen. Er nahm ihn auch bevorzugt in die Pflicht eines regulären Butlers, der von seinem Herrn wegen nicht lupenrein gespülter Tassen und Teller oder wegen Fettfingern an Gläsern oder wegen eines nicht ordnungsgemäß abgelegten Badewannenstöpsels angefahren werden durfte. Von Mal zu Mal besser gelang es den Partnern bzw. Kontrahenten, sich gegenseitig zu frustrieren und an besonders verletzlichen Stellen zu treffen. Von Mal zu Mal wurden die Szenen heftiger, eskalierten die Streitereien, zog sich die Spirale mehr und mehr zu. Der Spielraum für versöhnliche Formen des Umgangs miteinander engte sich zusehends ein. Binding wie Wachter verweigerten sich gegeneitig in der erwarteten Rolle. Wachter weigerte sich, Therapeut und als solcher guter Vater zu sein; Binding weigerte sich, in nicht-gleichberechtigter Stellung, d. h. auf dem diagnostischen Niveau eines psychiatrischen Patienten, ein willfähriger, sexuell stets verfügbarer jugendlicher Freund zu sein, der dazu noch diese allenfalls hingenommene, zunehmend gehaßte und abgelehnte Funktion nach außen kaschieren mußte. Dazu diente die Maske des Butlers, die ihn freilich, um glaubwürdig zu sein, schließlich ganz ins Pensum eines wirklichen Butlers zwang.

Die andere Weise, den möglichen Verdacht einer homosexuellen Beziehung präventiv zu widerlegen, Bindings angestrengte und ausdauernde Frauensuche, war indessen kein Mittel, das Beziehungsklima zu verbessern. Damit wurden nur immer Wachters Gefühle verletzt bzw. Eifersuchtsgefühle geweckt.
Immer seltener und dazu noch immer kürzer wurden Phasen des Einvernehmens, der Bereitschaft, dem anderen zuzuhören, der Versöhntheit, der Harmonie. Immer widersinniger und utopischer waren, angesichts der wachsenden Schroffheit und Militanz von Sich-Verweigern und Verbalinjurien, die sehnsüchtigen Erwartungen der Freunde an eine stabile harmonische Beziehung. Wachter spielte seine psychiatrische Vormacht und seinen Wissensvorsprung nur noch aus, um Binding schmerzlich zu treffen, in die Schranken zu weisen, ihn im Zorn herabzuwürdigen. Mit gewisser Zwangsläufigkeit wurde bald schon der gelegentliche »Saufabend« ins Beziehungsrepertoire aufgenommen, der allmählich häufiger wurde und zuletzt nahezu tagtäglich vorkam. Nur alkoholisiert, durch Alkohol nivelliert, konnten die unterschiedlichen Freunde sich finden und einen inferioren Rest von Beziehung erleben, richtiger wäre wohl: simulieren.
Im Herbst 1976 betritt Esther Trautwein die Szene. Zwischen ihr und Dr. Wachter entwickelt sich eine rasch vertrauter werdende Beziehung. Sie hat ernste Absichten, plant, sobald die eigene (zweite) Ehe geschieden ist, zu Wachter zu ziehen und diesen zu heiraten. Sie findet den »Butler« Hans Binding vor, erfährt, daß er »nur« ein als »Butler« beschäftigter ehemaliger Patient und Schützling sei, empfindet gleichwohl instinktiv seine Anwesenheit als unerträglich und fordert ultimativ, daß er aus dem Haus verschwinden müsse, bevor sie einziehe. Esther Trautweins Situationsdarstellung im späteren Strafverfahren gegen Binding sollte auf der Suche nach dem zureichenden Tatmotiv eine Bedeutung erlangen, die dem tatsächlichen historischen Stellenwert nicht entfernt entspricht. Und zwar ist ihr Auftreten in diesem Drama, erst recht im letzten Akt, kaum mehr als das dramaturgische Vehikel, die längst bestehende tragische Verstrickung und Ausweglosigkeit durch das Mittel des Kontrasts (Beziehung Dr. Wachters zu einer Frau) in zusätzlich grelles Licht zu rücken, sozusagen die Phantasie des (virtuellen) Zuschauers nochmals aufzuregen: So personifiziert Esther Trautwein (was Wachters Schwestern vor allem glauben und wissen wollten) die erhoffte Rettung und Bekehrung; zugleich erscheint sie als das maßgeschneiderte Objekt der schließlich nicht mehr beherrschbaren Eifersucht des als Freund und Nutznießers entthronten Binding, der daraus den Vorsatz faßt, in einem kriminellen Racheakt Wachter zu ermorden (was die Staatsanwaltschaft wahrhaben wollte).

»Bleibt der Mensch länger?« fragte sie, und Dr. Wachter gab ihr und sich selbst die beschwichtigende Antwort: »Sicher nicht, er geht immer wieder und sucht Kontakt zu Frauen. Außerdem lasse ich mir mein Leben nicht durch ihn kaputtmachen.«

Es folgt und endet erst mit seinem Tod eine sicher außerordentlich anstrengende, ihn namentlich auch psychisch zermürbende Doppelstrategie, mit welcher der ganz und gar ambivalente und entscheidungsunfähige Wachter zwischen zwei Fronten operiert und die Situation in der Schwebe zu halten versucht. Esther Trautwein stellt er in Aussicht, Binding demnächst zu entfernen. Diesem beteuert er zur gleichen Zeit, daß er ihn niemals hinauswerfen werde. Bei Esther Trautwein signalisiert er Zustimmung auf deren unzweideutige Heiratswünsche. Binding gegenüber bekennt er zur gleichen Zeit spontan, er »werde erst auf dem Sterbebett heiraten, um die Versicherung zu schädigen«. Durch das Drängen Esther Trautweins wird die Lage immer bedrückender und gespannter. Das Jahr 1977 und das erste Quartal 1978 sehen die drei Protagonisten in einem Dreiecksfeld sehr ungleich interagieren. Dabei ist vor allem Esther Trautwein der Blick auf die tatsächlichen Gegebenheiten verstellt. Der Mangel fehlender Einsicht wird durch den Nutzen einer gerade dadurch möglich gewordenen Illusion übertroffen, die, wie sich bei den Gerichtsverhandlungen zeigte, auch postmortal beständig ist. Die gleichzeitige heterosexuelle Freundschaft zu Esther Trautwein ließ Dr. Wachter nur bewußter werden, wie sehr er an Binding hing und nicht von ihm ablassen konnte. Dessen Bestätigung und Gegenliebe blieben aber aus. Jedenfalls erotisch war ihm Wachter einerlei, während dieser aller enttäuschenden Erfahrung zum Trotz »immer noch scharf« auf ihn war. Wie sich Binding verhielt und gelegentlich ausdrückte, war es nicht zweifelhaft: Für ihn war Dr. Wachter »nur ein Flugplatz zum nächsten Start«. Diesen mochte überdies gestört und geärgert haben, daß Binding sich sogar bei Esther Trautwein dafür einsetzte, daß eine eheliche Verbindung zustande kam. Das hätte für eine Beziehung zwischen den Männern, wie sie sich Binding vorstellte und wünschte, immer noch genügend Raum gelassen. Außerdem wäre Wachter doch noch auf den »rechten Weg« gebracht worden und endlich von jenen unnormalen »Schwulereien« abgekommen.

Aber eben davor, vor solcher triebfeindlichen Normalität graute Wachter wie vor nichts anderem. Ihm drohte jene im Psychiatrischen versteckte Oase heimlicher Wunscherfüllung und Triebbefriedigung durch Normierung und Anpassung an die gesellschaftliche Rationalität verlorenzugehen.

Binding machte in dieser Zeit in M. auf dem »Ball der einsamen Herzen«

die Bekanntschaft einer 51jährigen mütterlichen Frau, die für eine Ehe nicht in Betracht kam, mit der er sich aber sexuell sehr gut verstand. Diese Beziehung hat sich bis zuletzt erhalten und scheint auch über Bindings Inhaftierung und Verurteilung hinaus Bestand zu haben. Andere Beziehungen zu jüngeren Frauen, die als Heiratskandidatinnen in Frage gekommen wären, wollten sich nicht ergeben. Immer klemmte es irgendwo, konnte ein Aspekt den vergleichsweise hohen Ansprüchen Bindings nicht gerecht werden. Sollten Frauen doch hingebungsvoll und unterwürfig sein (wie es dem väterlichen Frauenbild entsprach) und zugleich mütterlich-beschützend und trostspendend (wie es die morbide und am Ende moribunde Mutter gerade nicht gewesen war, aber unbedingt hätte sein sollen). So stand auch Binding seiner Erfolglosigkeit wegen unter Spannungen, schwankte zwischen Hoffnung und Enttäuschung, war abwechselnd euphorisch und gereizt. Das traf sich mit der wachsenden Gereiztheit Dr. Wachters, der sich zu Esther Trautweins Forderungen (Binding aus dem Haus zu werfen) und Erwartungen (alsbald zu heiraten) nicht dezidiert zu verhalten wußte. Auch Außenstehenden fiel diese dysphorische Verstimmung auf, die sie an Wachter so nicht kannten. Er neigte verstärkt zu sarkastischen Äußerungen, auf manche wirkten diese zusätzlich mysteriös oder gar als verschlüsselte Hinweise auf ein bevorstehendes Unheil.
Als Binding neuerdings eine freundschaftliche Beziehung zu einer ehemaligen Psychiatrie-Patientin einging, reagierte Wachter auf die Bemerkung einer Psychiaterin, nun werde er ja bald seinen »Butler« verlieren: »Gott sei Dank, dann ist er weg! Aber er kommt ja doch bald wieder.« Dem für Zwischen- und Nebentöne besonders sensiblen, mit einem Instinkt fürs Tragisch-Unheilvolle begabten Psychologen Dr. Hell aus seiner Klinik vertraute Dr. Wachter sinngemäß an, es werde »immer schwieriger, Binding in der Hand zu behalten«, er sei nicht nur lästig, sondern werde zunehmend unheimlich: »Ich fürchte um das Leben Dritter und muß auch um mein Leben fürchten«, soll er einen Monat vor seinem Tod gesagt haben. Dabei habe er sehr ängstlich und verzweifelt gewirkt, im krassen Unterschied zur sonst gewohnten Brillanz und Beherztheit, und hinzugefügt: »Ohne mich kommt der Binding auf den Hund.« Diesen Wahrnehmungen Dr. Hells lassen sich keine historischen Ereignisse zeitlich zuordnen, durch die sich ein Sinn der Wachterschen Aussagen erschließen würde. Anlaß zu derlei Besorgnissen hatte Binding zu Beginn jener manischen Phase einmal gegeben; damals hatte sich Dr. Wachter ähnlich geäußert (»Wenn Binding einen Mord begeht, dann überlebe ich das nicht«). Aber nichts sprach für eine neuerliche Psychose, nichts auch für einen brachialen Angriff Bindings auf Dr. Wachter, auch nichts für eine diesbezügliche

Drohung etwa. Erging sich vielleicht eine ahnungsvolle Phantasie in apokalyptischen Vorstellungen? Gerieten ihm ohnehin nicht verständliche Bemerkungen Wachters einem jungen parapsychologisch empfindlichen Psychologen im nachhinein zur Gewißheit, Zeuge präkognitiver Erleuchtung eines Todeskandidaten geworden zu sein? In jene Zeit fielen die abendlichen Trinkgelage. Es häuften sich Vorgänge, daß nach einer abendlichen erregten Auseinandersetzung Dr. Wachter Binding androhte, ihn hinauszuwerfen, um ihn am folgenden Morgen anzuflehen, doch bloß dazubleiben; es sei alles nicht so gemeint gewesen.
In der Tat konnte sich Dr. Wachter keinem Menchen außer Binding so rückhaltlos anvertrauen, allen Streitereien zum Trotz. Darum lag ihm soviel an Versöhnung. Ebenso unweigerlich folgte jedesmal innerhalb weniger Tage der nächste heftige Ausbruch. Wollte Binding von sich aus spontan einmal das Feld räumen, etwa zu einer Freundin ziehen, dann drohte Wachter: »Wenn du das machst, dann kenne ich dich nicht mehr!« Das wollte Binding nicht riskieren, denn er mußte sich den väterlichen Freund bewahren. Solche Drohungen verfehlten also nicht ihre Wirkung.
Auch Bindings Nachgeben und Mitmachen bei den (nun sehr selten gewordenen) sexuellen Handlungen waren von solchen Empfindungen und Überlegungen geleitet: sich den Freund zu erhalten, und sei es durch ein Opfer. »Ich habe es getan, damit auch er mir hilft.«
Als Binding einmal bei einer handgreiflichen Auseinandersetzung Wachters mit Esther Trautwein (wobei diese unter anderem eine Ohrfeige erhielt) zu deren Gunsten intervenierte, zog er sich Wachters Drohung zu: »Von wegen wenn du mich an die Wand drückst, dann erschieße ich dich!«
Einen Tag vor seinem Tod hat Dr. Wachter mit seiner älteren Schwester telefoniert und dabei den Eindruck eines ausgelassenen Menschen gemacht, der sich mächtig auf den bevorstehenden Hawaii-Urlaub mit Frau Trautwein freute. »Selbst geäußerte Morddrohungen könnten ihm diese Freude nicht nehmen.« Was als Hinweis auf die Angst und Schrecken verbreitenden Morddrohungen zu verstehen war, denen sich Wachter 1973 von seiten terroristischer Kreise ausgesetzt gesehen hatte. Auch Dr. Hell gegenüber hatte er betont, daß ihn solche Drohungen heute nur noch belustigen könnten.
»Was in den vier letzten Stunden des 24. April 1978 sich im einzelnen genau abgespielt hat, ... liegt weitgehend im dunkeln und entzieht sich genauen Feststellungen. Beteiligt waren nur zwei Menschen, der Angeklagte und Dr. Wachter. Dr. Wachter ist tot. Der Angeklagte hat ihn getötet. Zeugen für die letzten vier Stunden gibt es nicht... Nennenswerte Spuren

am Tatort waren nicht mehr vorhanden.« So wird der dem eigentlichen Tatgeschehen gewidmete Abschnitt der Begründung im Urteil des Landgerichts B. vom 11. Dezember 1979 eingeleitet.
Binding, des Mordes angeklagt nach § 211 StGB, beteuert später, er habe niemals Dr. Wachter töten wollen. Wohl habe er ihm »einen Denkzettel verpassen« wollen. »Ich wollte ihm nur mal die Hucke voll hauen, weil er mich so mißhandelt hat. Er hat mich dauernd gedemütigt und gequält.« Er nenne den Toten auch heute noch seinen »besten Freund«. Aber Dr. Wachter habe in den letzten Wochen vor allem durch ein unerträglich launisches und gereiztes Verhalten ihm gegenüber alles frühere Vertrauen und alle Achtung verspielt gehabt. Er war im Zuge der unmittelbaren Reisevorbereitungen (Hawaii-Urlaub mit Esther Trautwein) ungewöhnlich starken Stimmungsschwankungen unterworfen. Das war einigen Kollegen und Sekretärinnen ebenso aufgefallen wie Binding. Mehr denn je sah sich der »Butler« Ermahnungen, Beschimpfungen und unzweifelhaften Schikanen ausgesetzt: wenn er eine fettige Gabel durchs Zimmer trug, verlangte Dr. Wachter, daß er einen Teller darunter hielt; einmal als die »Herrschaft« kochte, mußte Binding auf deren Geheiß den von ihm bereits gedeckten Tisch wieder abräumen mit der Begründung, die Teller staubten sonst ein. Das war mit Titulierungen wie »Idiot«, »Depp«, »Trottel« u. ä. untermalt.
Am Tattag, dem 24. April 1978, war die Atmosphäre zum Bersten gespannt. Binding hatte mittags schon getrunken, sich dann schlafen gelegt und wurde gegen 19 Uhr von dem heimkehrenden Dr. Wachter unsanft geweckt. Trotz der vorhandenen Spannung oder gerade deswegen habe man sich, so gab Binding später an, in die Küche gesetzt und »gesoffen«. Das Gericht schenkte dieser Darstellung keinen Glauben, da es als wahrscheinlich annahm, daß Dr. Wachter zu dieser Zeit außer Hauses eine opulente Mahlzeit einnahm (der gerichtsmedizinische Gutachter stellte einen Mageninhalt von 1500 g fest). Der gerichtsmedizinisch ermittelten Todeszeit näher, d. h. zwischen 22 und 23 Uhr, hatte die Beweisaufnahme den folgenden Geschehensablauf ergeben (Zitate aus dem Urteil vom 11. Dezember 1979):

> Zwischen 22.00 und 23.00 Uhr begab sich der Angeklagte auf »Nachtschicht«, d.h. er holte aus der im Umbau befindlichen Gärtnerei der Klinik dort aufgehäuften Mutterboden zum Auffüllen eines Teils des Gartens Dr. Wachters.
>
> ...
>
> Der Angeklagte glaubte damit einen Wunsch Dr. Wachters zu erfüllen, der einen Teil des Gartens neu bepflanzt und mit Mutterboden aufgefüllt haben wollte. In Verfolgung seines Vorhabens holte sich der Angeklagte aus der ca. 400

Meter entfernt liegenden Gärtnerei einen Schubkarren, schaufelte diesen mit Mutterboden gerade so voll, daß er ihn noch dirigieren konnte, und fuhr damit zum Garten Dr. Wachters. Hier kippte er die Schubkarre aus und verteilte sogleich den Boden auf dem aufzufüllenden Stück, um zu sehen, wieviel er noch brauche. Der Angeklagte holte an diesem Abend zwei bis drei Schubkarren voller Mutterboden. Die Arbeit ging dabei nicht ohne einen gewissen Lärm ab, den sowohl Frau Dr. P. in dem benachbarten Appartmenthaus wie auch schließlich Dr. Wachter, der bereits zu Bett gegangen war, hörten.
Dr. Wachter stand daraufhin auf und begab sich gegen 23.00 Uhr, wahrscheinlich kurz danach, spätestens aber kurz vor Mitternacht, in Nachtkleidung, – als solche sichergestellt wurde lediglich eine orangefarbene Schlafanzugjacke mit blauen Applikationen – in den Keller seines Hauses, in dem sich der Angeklagte in diesem Augenblick zu schaffen machte. Dabei sah er die vom Angeklagten eingefetteten Hundeleinen und den Maulkorb im Heizungsraum hängen. Er riß die Hundeleinen und den Maulkorb herab, schalt »Idiot, Hundeleinen einfetten!«, rannte damit in die Waschküche, schmiß sie dort in einen Eimer und gab Wasser und Waschpulver dazu.
Der Angeklagte erwiderte zunächst nichts. Er folgte auch nicht Dr. Wachter in die Waschküche, sondern wartete, daß dieser wieder herauskomme. ... Schließlich kam er... und begann den Angeklagten zu schelten, weil dieser draußen Krach gemacht habe.

Binding hatte sich nach jeder Fuhre, die ihn körperlich sehr anstrengte, einen kräftigen Schluck Wein genehmigt, jedesmal aus den im Keller deponierten Flaschen etwa einen halben Liter. Kurz bevor der mit nur einer Pyjama-Jacke bekleidete Dr. Wachter auf der Kellertreppe erschienen sei, müsse es durch versehentliches Anstoßen an eine Blechtonne Lärm gegeben haben. Wachter habe losgeschimpft und sich solchen Lärm verbeten.

»Der Angeklagte schrie daraufhin zurück: ›Du willst alles haben und nichts bezahlen. Ich muß mich abends abschuften!‹ Hierauf erwiderte Dr. Wachter: ›Du bist ein Trottel, verschwinde.‹ Auf den Einwand des Angeklagten, das könne er nicht, erklärte Dr. Wachter, er hole die Polizei. Mit der Erwiderung hierauf: ›Ich bin nicht solch ein Trottel‹, schlug der Angeklagte auf Dr. Wachter ein. Dieser war auf einen tätlichen Angriff des Angeklagten in diesem Augenblick nicht im geringsten gefaßt, sondern war davon völlig überrascht. Er schlug nicht zurück und machte auch keine sonstige Abwehrbewegung. Möglicherweise sagte er noch: ›Hör auf‹. Der Angeklagte schlug jedoch weiter zu. Er hatte sich entschlossen, Dr. Wachter zu töten. Dieser fiel zu Boden. Insgesamt versetzte der Angeklagte ihm mit heftiger stumpfer Gewalt allein sechs entweder passive – indem er den Kopf Dr. Wachters auf den Steinfußboden bzw. einmal auf einen hervorspringenden harten Gegenstand aufschlug – oder aktive – indem er mit einem Gegenstand auf den Kopf einschlug – wuchtige Schläge auf verschiedene Partien des Kopfes. Ein Schlag in Richtung auf das Scheitelbein war so heftig, daß Schädeldach und Schädelbasis gleichzeitig brachen. Der

Angeklagte fügte Dr. Wachter außer den sechs Schlägen auf den Kopf mindestens zwei weitere Schläge, und zwar ins Gesicht und an das Kinn, sowie weitere Mißhandlungen zu. Über die zeitliche Reihenfolge der geführten Schläge waren keine Feststellungen möglich. Der Angeklagte selbst hat hierzu keine Auskunft gegeben. Die Obduktionsergebnisse lassen eine zeitliche Einordnung der Schläge zueinander ebenfalls nicht zu. Die Stellung von Täter und Opfer zueinander im Zeitpunkt des ersten Schlages ist gleichfalls nicht zu rekonstruieren. Es ist sowohl möglich, daß Binding Dr. Wachter zuerst blitzschnell von vorn ins Gesicht schlug, als auch, daß er dem sich in Richtung der Kellertreppe abwendenden Arzt einen nicht identifizierten Gegenstand auf den Kopf schlug. Es steht jedoch fest, daß Dr. Wachter trotz der heftigen Schläge und der massiven Verletzungen, die er dabei am Kopf erlitt, nicht starb, wenn er auch das Bewußtsein verloren haben dürfte. Als der Angeklagte erkannte, daß Dr. Wachter noch lebte, würgte er sein Opfer, wahrscheinlich mit beiden Händen den Hals Dr. Wachters von hinten umfassend. Dabei hat zwischen den Schlägen und dem Würgevorgang ein Zeitraum von mindestens einigen Minuten gelegen. Der Tod Dr. Wachters trat zwischen 23.00 und 24.00 Uhr ein, und zwar infolge Erstickens nach dem Würgen.«

Dem Gutachter vertraute Binding an: »Meine Gefühlslage war ein Gemisch von Angst, Verzweiflung und Zorn. Er hat noch gesagt ›Hör auf!‹ Aber in meiner Wut habe ich weiter geschlagen. Er hat keine Gegenwehr geleistet. Nachdem er hingefallen war, habe ich ihn auf den Boden aufgepatscht und geschrien: ›Du Hund.‹ Ich war so in Fahrt. Aber meine Erinnerung ist schwach.«

Er berief sich darauf, unter erheblichem Alkoholeinfluß gestanden zu haben: »Ohne Alkohol wäre es nicht passiert.« Aber das Gericht nahm ihm dies nicht ab. Es schloß aus dem anschließenden Handlungsablauf auf ausreichende Planungs-, Willens- und Handlungsfähigkeit Bindings während der Tat.

Verhalten des Angeklagten unmittelbar nach der Tat mit Spurenbeseitigung und Beseitigung der Leiche vom Tatort.

Zunächst ließ der Angeklagte die Leiche liegen und ging nach oben in die Küche, um etwas zu trinken. Dr. Wachter war tot, was der Angeklagte erkannt hatte. Er überlegte nun, was er als nächstes zu tun hatte. Zuerst dachte er an Flucht, verwarf den Gedanken aber wieder. Dann entschloß er sich, die Leiche zu beseitigen. Hierzu begab er sich zuerst wieder in den Keller. Möglicherweise zog er Handschuhe an. Er zog die aus den Kopfplatzwunden stark blutende Leiche Dr. Wachters aus dem Keller in den Garten... Draußen sah er den Rasensprenger stehen. Er kam auf die Idee, die Leiche darunter zu legen und so abwaschen zu lassen. Dies führte er sogleich aus.... Danach ging der Angeklagte ins Haus zurück. Er begann sauberzumachen. Er überlegte auch die weiteren Schritte und

beschloß, Dr. Wachter mit dessen Auto, einem BMW 520... wegzuschaffen. In Verfolgung dieser Idee unterbrach er seine Tätigkeit im Hause, um die Autoschlüssel zu holen. ... Den Garagenschlüssel holte er vom Schlüsselbrett. Den Autoschlüssel holte er sich aus dem Schlafzimmer Dr. Wachters. ...
Der Angeklagte gab so ungewöhnlich viel Gas, daß der Wagen aufheulte. Er fuhr das Auto aus der Garage, stellte (es) ... direkt unterhalb des Hauses (60 m entfernt) ab ... (und) ging... zurück. Die Leiche lag immer noch unter dem Rasensprenger, wo er sie zunächst liegen ließ. ... Nachdem der Angeklagte den Keller gereinigt und dort die Spuren weitestgehend beseitigt hatte, wollte er die Leiche zum Auto bringen. Er ging hinaus in den Garten. Dabei fiel ihm die Schubkarre ins Auge. ... Mit einiger Mühe gelang es dem Angeklagten, die Leiche Dr. Wachters in den Schubkarren zu laden.

Beim Transport mußte er einen Feldweg und auch ein Ackergelände passieren. Er verlor zweimal die Balance, so daß ihm die Leiche aus der Karre fiel. Sie glitt ein drittes Mal zu Boden, als Binding sie im Kofferraum des bereitstehenden Wagens zu verstauen versuchte. Nachdem es ihm gelungen war, beim zweiten Versuch, kehrte er zum Haus zurück, wusch auch den Schubkarren mit Hilfe des Rasensprengers sauber, zog sich sodann um, steckte sich noch Wachters Revolver zu, holte dessen Hand- und Reisetasche sowie Kleider und fuhr schließlich mit dem Auto los. Binding hatte zunächst den Plan, die nackte Leiche mitsamt Papieren im Rhein zu versenken. Als er aber nach nur kurzer Fahrt bei wahrscheinlich zu hoher Geschwindigkeit von der Straße abkam, auf einen Acker schleuderte und das leicht beschädigte Fahrzeug nicht mehr in Gang bringen konnte, besann er sich anders. Jetzt wollte er einen terroristischen Überfall vortäuschen.

Er versetzte der Leiche in Ausführung dieses Plans aus nächster Nähe einen Schuß hinter das linke Ohr. Dann schoß er die restlichen Reifen platt. Mit einem Feuerlöscher aus dem Auto schlug er alle Scheiben mit Ausnahme der Frontscheibe ein, die seinen Schlägen widerstand und lediglich splitterte. Er schlug weiter mit dem Feuerlöscher auf das Dach, die Motorhaube, den Kofferraumdeckel und die Türen ein, riß die Innenbeleuchtung des Wagens ab, räumte das Handschuhfach aus und verstreute den Inhalt. ...«

Auch Dr. Wachters Habe warf Binding in alle Himmelsrichtungen fort, nahm allerdings seine Kleider wieder mit nach Hause. Den Revolver verscharrte er in der Erde. In Dr. Wachters Haus zurückgekehrt, beseitigte er auch noch die letzten Spuren und legte sich eine halbe Stunde später, etwa um 8.00 Uhr früh in sein Bett. Als bald darauf telefonisch nach Dr. Wachters Verbleiben gefragt wurde, gab sich Binding ebenso ahnungslos wie gegenüber Esther Trautwein, die kurze Zeit danach in die Wohnung kam, um nach dem Rechten zu sehen. Binding sagte ihr, Dr. Wachter sei am Abend ohne Angabe des Zieles weggefahren; ihn habe das auch nicht wei-

ter interessiert. Binding hat einen betrunkenen Eindruck auf Esther Trautwein gemacht. Er habe alsbald begonnen, aufgeregt zu gestikulieren und Dr. Wachter mit Schmähungen zu überhäufen: Er sei in Wahrheit ein »schwules Schwein«, kriege immer Anrufe von Männern; er habe gesagt, daß er die Trautwein nie heiraten werde, er spreche in ihrer Abwesenheit schlecht über sie, hasse im übrigen Kinder; am besten wende sie sich von ihm ab. Esther Trautwein war mehr als erstaunt und empört, hörte sich aber alles mit Interesse an und inspizierte gleichzeitig die Wohnung. Aber alles war wie immer peinlich in Ordnung, außer daß der Hund im Kleiderschrank eingesperrt war und jaulte.
Die Szene wurde durch einen Anruf unterbrochen mit der Information, Dr. Wachter müsse einen Verkehrsunfall erlitten haben, sein Wagen sei schwer beschädigt auf einem Acker unweit der Nervenklinik gefunden worden. Darauf eilte Frau Trautwein zur Unfallstelle.
Indessen verließ Binding, gerade noch rechtzeitig vor dem Eintreffen der Polizei, das Haus und fuhr per Anhalter zu jener 50jährigen mütterlichen Freundin, wo er den Tag und die folgende Nacht verbrachte, bevor er sich nach W. zurückbegab und sich dort am 26. April 1978 um 13.30 Uhr von der Polizei festnehmen ließ.

Kapitel 10

Strafgericht und Urteil

»Der Angeschuldigte tötete Dr. Wachter aus Haß und Eifersucht, da dieser einerseits mit dem Angeschuldigten homosexuelle Beziehungen unterhielt, andererseits aber – was diesem bekannt war – ein Liebesverhältnis mit der Zeugin Esther Trautwein hatte, so daß der Angeschuldigte befürchtete, in Kürze aus der gemeinsamen Wohnung gewiesen zu werden und damit die ihm bisher von Dr. Wachter ermöglichte Lebensführung aufgeben zu müssen.
Dieser Sachverhalt erfüllt den Tatbestand eines Verbrechens des Mordes gemäß § 211 StGB.«
So lautet die *Anklage* der Staatsanwaltschaft B. gegen Hans Binding vom 23. März 1979. Niedrige Beweggründe werden als erwiesen angesehen. Als auslösendes Moment wird die Tatsache gelten gelassen, daß Dr. Wachter in der Tatnacht den Angeschuldigten aus nichtigen Gründen beschimpfte. Indessen stellten »Existenzangst, Haß und Eifersucht« die Motive dar.

Bei einem solchen »Motivbündel« kommt es nicht auf den einzelnen Beweggrund, sondern auf den Tötungsbeweggrund als ganzes an (BGH MDR 77,809). Es ist »aufgrund einer Gesamtwürdigung der Persönlichkeit des Täters, insbesondere der Vielfalt der ihn beherrschenden Vorstellungen und Erwägungen, so wie sie wirklich bestimmend geworden sind, festzustellen, ob das entscheidende Hauptmotiv, das Motiv also, durch welches der Tötungsentschluß seine wesentliche Kennzeichnung erfahren hat, als niedrig zu bewerten ist«.
Als Hauptmotiv muß in diesem Falle das den Angeschuldigten bewegende Haßgefühl angesehen werden, welches zwar nicht generell als niedrig im Sinne von §211 StGB betrachtet werden muß, in diesem Fall aber aus den genannten Gründen auf niedriger Gesinnung beruht und daher selbst als niedrig einzustufen ist. Es kann ohne weiteres angenommen werden, daß der Angeschuldigte Dr. Wachter erst dann tötete, als er selbst nicht mehr mit der Fortsetzung des bisherigen Lebens bei diesem rechnete.

Die Staatsanwaltschaft verwarf die Berufung des Angeschuldigten auf Unzurechnungsfähigkeit wegen zuvor genossener größerer Alkoholmengen als Schutzbehauptung. Das müsse durch das umsichtig planende und folgerichtige Verhalten nach der Tat als widerlegt angesehen werden.

Der Angeschuldigte hat nach der Tat mit großer Umsicht und Konzentration die Spuren beseitigt und ist dabei überaus gezielt vorgegangen, was ihm bei alkoholischer Beeinträchtigung sicher nicht möglich gewesen wäre.

> Auch muß berücksichtigt werden, daß der Angeschuldigte ohnehin zu spontanen aggressiven Handlungen neigt, die gegen Dr. Wachter gerichtete Aggression also nicht wesensfremd und nicht nur durch Alkoholgenuß erklärbar ist. Der Sachverständige Prof. Petri hält eine Beeinträchtigung der Schuldfähigkeit durch Alkohol nicht für gegeben.

Schon im Ermittlungsverfahren wird Binding von seiner psychiatrischen Vergangenheit als Objekt vielfältiger forensischer Begutachtung eingeholt. Nach Dr. Gerber (1967) war er doch ein für allemal als »stimmungslabiler, haltunsicherer, affektiv retardierter Psychopath gekennzeichnet«, und diese psychischen Auffälligkeiten waren seinerzeit so ausgeprägt, daß Binding in dem damaligen Strafverfahren gar verminderte strafrechtliche Verantwortlichkeit im Sinne des §51 Abs. II StGB a. F. zuzubilligen war. In der Nervenklinik E. waren 1973 die psychopathischen Attribute »hypomanisch, gemütsarm, fanatisch-verstiegen« hinzugekommen. Ebenfalls 1973 (im Pflegschaftsverfahren) hat Dr. Wachter diese Charakteranomalie Bindings bestätigt und sogar die damals manifeste manische Psychose darin untergebracht. Im Scheidungsverfahren war Dr. Wachter ebenfalls aufgetreten und hatte die »abnorme Persönlichkeitsstruktur« nunmehr als »Kontaktstörung, Explosivität und Impulsivität« qualifiziert. Prof. Petri und Dr. Kiesel waren immerhin zur Feststellung einer zyklothymen (manischen) Psychose gelangt, setzten im übrigen aber den Akzent auch auf eine habituelle kernhafte »Persönlichkeitsstörung« mit den Merkmalen »gefühlsarm und zu aggressiven Entladungen neigend«. Noch 1974 in einem Strafverfahren gegen Binding wegen Körperverletzung – er hatte die Ehefrau mit einem Gasrevolver bedroht – haben Prof. Petri und Dr. Kiesel von ihrem drei Monate zurückliegenden Gutachten abgeschrieben, d. h. keine neuerliche persönliche Untersuchung des Angeschuldigten durchgeführt, um, jetzt unter Hinzufügung der Qualität der »Geltungsbedürftigkeit« zur psychopathischen Grundstörung, aber bei Hervorhebung der psychotischen Erkrankung »bipolare manisch-depressive Zyklothymie«, zu dem schwerwiegenden Ergebnis zu kommen, daß bei Binding die Voraussetzung zur Anwendung des §42 b StGB a. F., d. h. der Zwangsunterbringung in eine Heil- und Pflegeanstalt gegeben sei. Die Maßnahme sei im übrigen auch deshalb notwendig, weil »die Anzeichen einer psychotischen Erkrankung, wie wir bereits in unserem Gutachten zum Ausdruck brachten, weiterhin existieren, so daß die psychopathischen Züge seines Verhaltens, jetzt ungesteuert, in Erscheinung treten können«. Binding war, wie gesagt, nicht mehr aktuell psychiatrisch untersucht worden, den Gutachtern genügten die aktenkundigen Zeugenaussagen (der anzeigenden Geschädigten!), die

Strafanzeigen sowie Hinweise in den ihnen vorliegenden polizeilichen Vernehmungsprotokollen, um daraus auf das zweifelsfreie Weiterbestehen einer manischen Psychose zu schließen, deren Phasendauer doch schon zum Zeitpunkt der vorangegangenen Untersuchung (3. 9. 1974) gemessen an allgemeiner klinischer Erfahrung und Lehrbuchweisheit untypisch überdehnt erscheinen mußte.
Auch jetzt, vierundeinhalb Jahre später (!), glaubte Prof. Petri dem Begutachtungsauftrag der Staatsanwaltschaft uneingeschränkt nachkommen und ein verbindliches Urteil zur Frage der strafrechtlichen Verantwortlichkeit des Angeschuldigten abgeben zu können, ohne diesen in der seitdem verstrichenen langen Zeit geschweige denn aktuell überhaupt gesehen oder gar neuerlich persönlich untersucht zu haben.

(Gutachten vom *16. 1. 1979*)
Herr BINDING hat eine Untersuchung durch mich abgelehnt. Ich stütze mein Gutachten daher auf die Aussagen, die Herr B. vor der Polizei gemacht hat, auf seine zahlreichen schriftlichen Äußerungen, die in den Akten zu finden sind, auf die Aussagen von Zeugen über seine Persönlichkeit und auf die verschiedenen psychiatrischen Gutachten, die im Laufe der Jahre über Herrn BINDING abgegeben worden sind. Ich kenne Herrn BINDING außerdem von einer Begutachtung aus dem Jahre 1974.

In diesem Gutachten selbst sucht man vergeblich nach einer methodenkritischen Selbstbesinnung, die diese doch immerhin ungewöhnlichen Voraussetzungen für eine im Ergebnis, so oder so, fraglos außerordentlich schwerwiegende sachverständige Aussage problematisiert. Prof. Petri hat sein Vorgehen weder legitimiert, noch seine zusammenfassende Beurteilung mit Rücksicht auf vielleicht unerforscht gebliebene medizinische, psychiatrische, psychologische oder biographische Tatsachen auch nur ein wenig relativiert.

Zusammenfassung:
Bei Herrn Hans BINDING handelt es sich um eine abnorme Persönlichkeit, um einen gemütlosen, geltungsbedürftigen, explosiblen und fanatischen Psychopathen.
Diese Persönlichkeitsbeurteilung ergibt sich aus der Analyse der Lebensgeschichte. Sie wird von mehreren Gutachtern, die sich in früheren Jahren mit der Persönlichkeit des Herrn BINDING befaßten, geteilt.
Nach meiner Ansicht litt Herr BINDING in der Zeit von Ende 1972 bis Anfang 1974 an einer manischen Psychose. Die psychotischen Erscheinungen sind seit Jahren abgeklungen. Weder aus den Zeugenaussagen noch seinen eigenen Angaben vor der Polizei oder aus seinen schriftlichen Äußerungen in der Zeit um und nach der Tat ergibt sich ein Hinweis auf ein Wiederaufflackern dieser Psychose.
Vor der Tat hat Herr BINDING angeblich Alkohol zu sich genommen. Für die Zeit der Tat kann man eine alkoholbedingte Bewußtseinstrübung, aber auch ei-

ne affektiv verursachte Bewußtseinsstörung oder eine Beeinträchtigung der Kontrollfähigkeit (sog. Enthemmung) ausschließen.
Nach dem bisherigen Stand der Ermittlungen einschließlich seiner eigenen Tatschilderung und sonstigen Äußerungen liegen nach meiner Ansicht die Voraussetzungen zur Anwendung der §§ 20 oder 21 StGB nicht vor.

Relativiert wird diese Expertise einzig durch das nicht-psychiatrische Moment des vom Prozeßrecht vorgeschriebenen bremsenden gerichtlichen Verfahrens, das wie bei Binding den forensischen Psychiater der Anklagebehörde zwingen kann, sich anderen Sachverständigen und damit u. U. auch anderen wissenschaftlichen Lehrauffassungen konfrontiert zu sehen und sich nachträglich für den gewählten methodischen Ansatz legitimieren zu müssen. Man mag die Unbedenklichkeit, mit der Prof. Petri ohne Ansehen des Probanden (im wörtlichen Sinne) seiner Gehilfenfunktion im Strafprozeß gerecht werden zu können glaubte, als seinen persönlichen Stil, als eine im übrigen anfechtbare und darüber hinaus abzulehnende misanthrope Simplifizierung bewerten. Nur wird spätestens bei der Erstattung seines mündlichen Gutachtens in der Hauptverhandlung deutlich, daß solche, bei Prof. Petri eben ganz ungeschminkt in Erscheinung tretende befremdende Simplifizierung durchaus sinnfällige Konsequenz herrschender kriminalpsychiatrischer Theorie und Praxis darstellt. Wir kommen auf den daraus abgeleiteten methodischen Standpunkt noch eingehend zu sprechen.
Am Rande sozusagen fällt auf, mit welcher Unbekümmertheit derselbe Gutachter, aus denselben Grundlagen wie im Dezember 1974 schöpfend (nämlich dem Untersuchungsbefund vom 3. 9. 1974), damals mit Blick auf die noch für gegeben gehaltene manische Psychose die Unterbringung nach § 42 b StGB a. F. als »notwendig« erklärt hat und jetzt die lapidare Feststellung trifft, diese Psychose habe bis Anfang 1974 gedauert und danach keine Rolle mehr gespielt. Immerhin hätte sich Prof. Petri veranlaßt fühlen können, dem auch von ihm vertretenen Endogenitätsdogma bezüglich zyklothymer Erkrankungen (als der einen Hauptgruppe der sog. endogenen Psychosen) entsprechend, einen genetisch verankerten dispositionellen Faktor zu diskutieren, der sich bei geeigneter psychisch belastender Situation unterschwellig wieder gemeldet und – im Sinne der entscheidenden Hypothese des Petri-Kieselschen Gutachtens vom 9. Dez. 1974 – die abnormen Persönlichkeitszüge Bindings »ungesteuert« zum Ausbruch gebracht haben könnte.
Nahezu paradoxerweise kommt die Staatsanwaltschaft in der am 23. März 1979 gegen Binding erhobenen Anklage zu dem Schluß – nicht ohne mahnenden Unterton –, daß bei konsequenter Durchführung des Siche-

rungsverfahrens gemäß dem sachverständigen Votum von Prof. Petri und Dr. Kiesel am 9. Dez. 1974 das nunmehr zu verhandelnde Gewaltverbrechen hätte verhütet werden können. Dieses Verfahren war jedoch gemäß § 170 Abs. II StPO in Verbindung mit § 20 StGB seinerzeit eingestellt worden. Paradox darum, weil Prof. Petri jetzt doch dem damaligen Urteil nachträglich die psychiatrische Rechtfertigung entzogen hat.
So war noch vor Eröffnung der Hauptverhandlung ausgemacht, daß nach dem psychiatrischen Drama, welches dem Tod des Psychiaters vorausgegangen und darin zugleich seinen Höhepunkt und Abschluß gefunden hatte, die Psychiatrie aufs neue eine Schlüsselrolle spielen würde. Vorgezeichnet war vor allem ein Diskurs der Selbstdarstellung und -interpretation der Kriminalpsychiatrie, die bei diesem provokanten Prozeßstoff sich gleich *dreifach* zu bewähren hatte. *Einmal* mußte sie ihrem Auftrag gerecht werden, als dienstbarer Sachverstand dem Strafgericht im Rahmen der Beweisaufnahme mit einem Urteil über die Schuldfähigkeit und Strafwürdigkeit des Täters, unter Umständen mit Empfehlung von nichtpunitiven Maßnahmen (psychiatrische Sicherungsverwahrung) zur Hand zu gehen. *Zum andern* hatte sie den auch während der Hauptverhandlung fortdauernden heftigen Angriffen des Angeklagten gegen alle Psychiater und Psychiatrie durch eine um so unanfechtbarere wissenschaftliche Diktion in Methode und Urteil überzeugend zu trotzen. *Zum dritten* sah sie sich herausgefordert, das durch die bekanntgewordenen Tatumstände im öffentlichen Bewußtsein geschädigte Ansehen der Psychiatrie wiederherzustellen; Dr. Wachter war als Repräsentant dieser Psychiatrie und, sofern sein Handeln und Verhalten nicht in den Schutz wissenschaftlich oder pragmatisch ausgewiesener psychiatrischer Verkehrsformen und Haltungen genommen werden konnte, war diese Psychiatrie in Abgrenzung *gegen* ihn vor der Öffentlichkeit zu rehabilitieren. Dabei durfte nichts den peinlichen Beigeschmack von Rache an einem Feind der herrschenden Psychiatrie annehmen.
So war auch das gerichtliche Nachspiel ein sozusagen innerpsychiatrischer Prozeß. Die Psychiatrie war in praktisch alle Rollen des strafprozessualen Interaktionsrituals geschlüpft: des Anklägers, des Verteidigers, des Richters, des (psychiatrisch stigmatisierten) Angeklagten, des Tatopfers ohnehin, und schließlich sie selbst als ins Zwielicht geratene Angeklagte. Dazwischen hatte sich in herkömmlicher Bedeutung der hinzugerufene psychiatrische Gerichtssachverständige zu behaupten. Ihm oblag es, wieder Ordnung ins durcheinandergekommene Szenarium zu bringen. Er mußte alles wie nach einer Explosion in alle Richtungen geschleuderte, aus seiner Verankerung gerissene Psychiatrische wieder einholen, von

»falschen« Bedeutungen befreien, disziplinieren, auf ein gerichtsdienliches neutrales Forschungsmittel zurücknehmen, damit auch in diesem Strafprozeß am Ende jedenfalls der Primat der *justitiellen* Behandlung und Aburteilung des Straftäters gewahrt bleiben würde. Dabei kam dieser vielfältig angefochtenen, ins Rampenlicht gerückten Psychiatrie sicher gar nicht zu Hilfe, daß ihrem eigentlichen, d. h. offiziellen Objekt, dem Straftäter Hans Binding, das schon vergilbte Etikett der Psychopathie-Diagnose aufgeheftet war. Sie mußte sich dadurch zusätzlich auf wenig festem Boden bewegen und dort ihren Krankheitsbegriff explizieren und legitimieren, wo er ihr seit je zu Formen des sozial Unangepaßten und Lästigen zerfließt; wo sich vor allem Psychiatrisierung und Kriminalisierung die Hand geben, d. h. ein Delinquent (nicht zuletzt nachweislich der kriminellen Handlung selbst) in den Rang eines psychiatrischen Patienten versetzt und zugleich der Bestrafung zugeführt wird. Eine Psychose als Erklärungs- und Exkulpationsgrund stand bei Binding nicht zu Gebote. Solche (klasssiche) Koinzidenz von seelischer Abnormität und Schuldausschließung hätte es erlaubt, kurzen Prozeß zu machen und gewissermaßen alle psychiatrischen Widersprüche – wie sie sich in der oben skizzierten breiten Ausfächerung des Psychiatrischen zu erkennen gaben – in den geisteskranken Straftäter zu verlegen und diesen nun endgültig nach § 42 b StGB a. F. bzw. § 63 Abs. 1 n. F. unbefristet unterzubringen und damit ausschließlich psychiatrisch zu maßregeln.
Diese elegante Lösung war hier der Justiz und Psychiatrie verwehrt. Man mußte Flagge zeigen. Die Zuständigkeitsgrenze verlief hier anders. Freilich ist das justitielle wie psychiatrische Objekt so oder so eingefangen und (wo dies nicht schon vorher der Fall war) fortan stigmatisiert. Nur genießt (auch bei der überwiegenden Zahl der psychiatrisch Exkulpierten) die Strafhaft klar den Vorzug vor der psychiatrischen Unterbringung.
Am weichen Stoff des Psychopathie-Theorems mußte sich die Psychiatrie zwangsläufig in ihrer ganzen Verlegenheit und Selbstwidersprochenheit zeigen. Sie tat es hier, wie wir noch sehen werden, in der bewährten Weise der Polarisierung, das heißt im Gegeneinander von Vertretern desselben Faches, aber mit unterschiedlicher Lehrauffassung und wissenschaftlicher Orientierung. Es beschäftigt uns im Kapitel 14 noch eingehender, ob die differenten und zuweilen kontroversen Sichtweisen nur als historisch voneinander abgesetzt (d. h. die eine antiquiert und fossil, die anderen zeitgemäß und lebendig) oder als definierten verschiedenen Anwendungen von Psychiatrie zuschreibbar (z. B. forensisch versus therapeutisch) oder als sich gegenseitig bestimmende dialektische Positionen (z. B. nach Graden der Freiheit der Person zwischen den Determinanten Bios und Sozietät) oder als alles dieses zusammen zu gelten haben.

Dem Gericht blieb der Indizienbeweis erspart, da Binding ja in allen wesentlichen Punkten geständig war. Man hatte an ihm auszusetzen, und die Presse brachte dies eilfertig unter die Leute, daß er dem eigenen Verfahren auffallend emotionslos beiwohnte, daß er selbst bei der Vorführung von Diapositiven, die Wachters Leiche und instruktive Zwischenstadien der gerichtsmedizinischen Obduktion zeigten, ungerührt blieb. Auch daß er hin und wieder lachte, wenn der ganze Saal lachte, selbst das Richtertrio und die Schöffen, wurde als Indiz der (psychopathischen) Pietät- und Gemütslosigkeit verbucht. Indessen stand Binding unter einer vergleichsweise starken Dosis eines ihm vom Gefängnisarzt verordneten neuroleptischen Medikaments, nachdem er wiederholt in Zustände erheblicher Erregtheit, Unruhe und Schlaflosigkeit geraten war. Dieser »Haftreaktion« wurde im Prozeß keine weitere Beachtung geschenkt, sie erschien auch medikamentös kompensiert.
Im übrigen gingen von Binding, dem eine offene und sehr direkte Sprache eigen ist, der einige Interna aus seiner nahen Beziehung zum Tatopfer für manche Ohren allzu schonungslos mitteilte, naturgemäß prozeßbestimmende Impulse aus. Er war sein eigener Kronzeuge, kannte nicht nur in bezug auf die nach außen geschlossene Zweisamkeit der Tatsituation, sondern insgesamt sein Opfer am besten, besser auch als die nächsten Angehörigen Dr. Wachters. So wurde namentlich der decouvrierende Bericht der langjährigen homosexuellen Beziehung nur zögernd und widerwillig zur Kenntnis genommen, vom Gericht aufgegriffen und zum Beweisthema gemacht mit dem Ergebnis, daß Bindings Bekundungen zutrafen und man sich ein ziemlich revidiertes Bild von der Opfer-Täter-Beziehung formen mußte. So ordneten sich die aufgebotenen Zeugen nach und nach in die zwei Hälften der von Dr. Wachter vermittels seiner langfristigen (über rund zwei Jahrzehnte) praktizierten Doppelstrategie geschaffenen zweigeteilten Welt. Was im Gerichtssaal durch lebende Personen mit echten Betroffenheitsreaktionen dargestellt wurde, erwies sich indessen als tragende Struktur, deren Kenntnis erst zum hinreichenden Verständnis der sowohl für die rechtliche wie für die gutachtliche Würdigung zentral wichtigen Täter-Opfer-Beziehung befähigte. Am hartnäckigsten hat Esther Trautwein der Zumutung widerstanden, Dr. Wachter, an den sie rückhaltlos geglaubt und dessen Heiratsabsichten sie für unzweifelhaft gehalten hatte, nun im Rückblick als einen Homosexuellen zu sehen, der sie zu Lebzeiten darüber in Unkenntnis gelassen habe, und das gar noch absichtsvoll. Aber genau dieses hat sich, je länger der Prozeß ging, desto unbezweifelbarer, als Tatsache erhärtet. Esther Trautwein, auf welche vor allem die Staatsanwaltschaft in ihrer Motiv-Hypothese die

Binding unterstellten Beweggründe Haß und Eifersucht bezogen hatte, glitt nun posthum aus dem Lebensumkreis Dr. Wachters wieder heraus und wurde eine Nebenfigur.

Andere Zeugen, solche aus Bindings übrigem Bekannten- und Freundeskreis, erschlossen dem Beobachter andere Außenbezirke des vielfältig verschlungenen und reichlich inhomogenen Beziehungsfeldes. Von der rachedurstigen ehemaligen Ehefrau Bindings (die, um sich bei dieser Gelegenheit schadlos zu halten, einiges hinzulog) bis zu den vom Typ her sehr verschiedenen Freundinnen, unter denen Binding nach der künftigen besseren Ehefrau gesucht hatte (die ihrerseits nun im nachhinein Erstaunliches erfuhren, die nicht nur die geschehene Gewalttat in ihr Binding-Bild integrieren mußten, sondern zum Teil mit einem respektablen Dennoch Größe und Mut zeigten), betraten Menschen die Bühne aus jener Welt, in die Binding ebenso verzweifelt wie vergebens zu entkommen versucht hatte. Es erschien auch jene frühere Freundin, an der Binding eigene Therapiemethoden experimentiert hatte, deren extreme Eifersucht damals aber die Freundschaft hatte scheitern lassen. Ihr galten solidarisierende aggressive Anti-Psychiatrie-Briefe, die Binding aus der Untersuchungshaft heraus geschrieben und mit denen er vor allem dem Nebenkläger (der Schwester Dr. Wachters bzw. deren Rechtsanwalt als Nebenklägervertreter) Material geliefert hatte, besondere Verwerflichkeit der Tatmotive, fehlenden Besserungswillen und fortbestehende Gefährlichkeit zu beweisen. Binding sah in der Tat diese Zeugin als ein von der sie wiederholt bergenden und therapierenden Psychiatrie zugerichtetes und um den Verstand gebrachtes Opfer an; indem er als radikaler Ankläger gegen diese Psychiatrie auftrat, meinte er, der Patientin Mut zu machen und ihr so aus der Strafanstalt heraus in ihrem Kampf zu helfen. Es hatte denn auch beide Male einen unverkennbar makabren Reiz, als diese Zeugin zu den Hauptverhandlungen auf Ladung hin nicht erschien, mit Ordnungsstrafe bedroht, dann schließlich polizeilich vorgeführt wurde und vor Gericht das Vollbild einer Wahnpsychose darbot. Hier kam auf eindringlichste Weise ein weiteres Mal die Psychiatrie in den Gerichtssaal. Die Szene war peinlich und fremdartig zugleich. Hilflose Richter mußten erleben, daß es gar nicht mehr um die anliegende Strafsache ging, sondern um von der Kranken soeben erlittene Heimsuchungen, Verfolgungen, Überwachungsmaßnahmen, Morddrohungen, vor denen sie sich den Schutz des Gerichts erbat. Den bekam sie freilich nicht. Man hatte Mühe, prozessual wieder ins reine zu kommen.

Prof. Petri war in der ersten Hauptverhandlung an allen Prozeßtagen bis zur Erstattung seines mündlichen Gutachtens zugegen. So konnte er den sich weiterhin weigernden Binding zwar auch hier nicht explorieren, wohl aber ihn beobachten. Die Beantwortung von Fragen, die von Prof. Petri kamen und auf dem Umweg über den vorsitzenden Richter oder dessen beide Beisitzer gestellt wurden, lehnte Binding regelmäßig ab. Er hielt Prof. Petri aufgrund früher gemachter Erfahrungen für befangen. Das Gericht teilte diese Auffassung nicht und wies einen entsprechenden Antrag zurück. In seinem Urteil vom 11. Dezember 1979 führt es zu der Tatsache, daß über einen Antrag der Verteidigung schließlich ich als weiterer psychiatrischer Sachverständige – als dritter von drei vorgeschlagenen (die beiden anderen waren zeitlich verhindert) – von ihm in die bereits laufende Hauptverhandlung berufen worden bin, folgendes aus:

> Prof. Dr. Petri hat sein Gutachten, mangels Bereitschaft des Angeklagten hierzu, ohne Untersuchung des Angeklagten erstattet. Der Sachverständige Prof. Dr. Petri hielt die ihm zur Verfügung stehenden Unterlagen, die Gesamtheit der Akten, seine Befunde und Unterlagen aus der früheren Begutachtung, die Gutachten anderer Psychiater, die den Angeklagten beurteilt hatten, einen handgeschriebenen Lebenslauf des Angeklagten, die Verhaltensbeobachtungen während der Hauptverhandlung sowie das von Zeugen beobachtete Verhalten des Angeklagten vor der Tat für ausreichend als Beurteilungsgrundlage für den geistigen und seelischen Zustand des Angeklagten zur Tatzeit.
>
> ...
>
> Nachdem der Sachverständige Prof. Dr. Petri die in sein Ermessen gestellte Entscheidung, ob ihm die zur Verfügung stehenden Erkenntnismöglichkeiten und Quellen zur Begutachtung ausreichend erscheinen (BGH 4 StR 126/69 vom 6. August 1969 in NJW 1970, Seite 1242 m. w. N.), positiv beantwortet hat und sich auch sonst nichts Gegenteiliges ergab, hatte die Kammer keine Zweifel, daß der Sachverständige Prof Dr. Petri in der Lage sein würde, ein fundiertes Gutachten hinsichtlich der interessierenden Beurteilungsgrundlagen der Schuldfähigkeit abzugeben.
>
> ...
>
> Die Kammer hat Dr. S., der Facharzt für Psychiatrie und Psychotherapeut ist, als weiteren Sachverständigen herangezogen. Ausschlaggebend war, daß der Angeklagte sich bereit erklärt hat, sich von diesem Sachverständigen untersuchen zu lassen. Durch diese Bereitschaft zur Mitwirkung an einer Untersuchung verfügte zwar der Sachverständige Dr. S. gegenüber Prof. Dr. Petri nicht über überlegenere Forschungsmittel (BGH bei Dallinger in MDR 1956, Seite 527). Doch erschien es nach Meinung der Kammer geboten, die auf diese Weise mögliche Untersuchung des Angeklagten als zusätzliche Erkenntnismöglichkeit auszuschöpfen. Dies war der Anlaß für die Beauftragung Dr. S.', dagegen nicht, was bei dem Angeklagten im Vordergrund stand, daß Dr. S. nicht nur Psychiater, sondern »Psychotherapeut mit Lehranalyse« war, da die Kammer mit der herrschenden Meinung und Rechtsprechung übereinstimmt, daß für die hier zu beurteilenden Fragen der Psychotherapeut nicht über überlegenere Forschungsmittel und größere Sachkunde verfügt, als sie dem klassischen auf forensischem Gebiet erfahrenen Psychiater zur Verfügung stehen. Während zu den Aufgaben des Psychotherapeuten das Heilen seelischer oder körperlicher Störungen mit seelischen Mitteln gehört, gehört die Beurteilung seelischer Stö-

rungen unter dem Gesichtspunkt strafrechtlicher Verantwortlichkeit in das Gebiet des Facharztes für Psychiatrie mit forensischer Erfahrung (BGH 1 AtR 305/57, zitiert bei Pfeiffer/Maul/Schulte, StGB §51 Rdn, 13). Gegenüber Prof. Dr. Petri... verfügt Dr. S., soweit es sich um die Fragen der Beurteilung der strafrechtlichen Verantwortlichkeit handelt, auf Grund seiner Erfahrungen und Kenntnisse als Psychotherapeut nicht über eine höhere Sachkunde.

Immerhin hatte Prof. Petri eingeräumt, daß im Normalfall der psychiatrische Sachverständige *auch* eine persönliche Untersuchung des Probanden durchzuführen und einen nicht nur durch den äußeren visuellen Aspekt faßbaren psychopathologischen Befund zu erheben pflegt, auf den dann Diagnosestellung und Beurteilung aufbauen. Er hat das gleichwohl im methodenkritischen Vorspann seiner mündlichen Expertise später als eine eher nachgeordnete Frage dargestellt und auch so gut wie keinen Gebrauch von dem ihm auf Wunsch des Gerichtes zugeleiteten *psychischen Befund* gemacht, den ich als neu hinzugezogener Sachverständige bei dem angeklagten Binding erhoben hatte. Diese Dokumentation sei dem wesentlichen Inhalt nach hier wiedergegeben, da sich jedenfalls mein Gutachten darauf stützte.

Der 33jährige, altersgemäß aussehende und äußerlich gepflegte Untersuchte ist bewußtseinsklar und zeitlich, örtlich, situativ und zur eigenen Person voll orientiert. Er zeigt gute Zuwendung, wirkt interessiert und aufgeschlossen. Es bestehen keine Hinweise auf das Vorliegen einer psychotischen Erlebnis- oder Verhaltensweise. Insbesondere deutet nichts auf Sinnestäuschungen, Störungen der Wahrnehmung, auch nichts auf inhaltliche oder formale Denkstörungen hin. Die Realitätseinschätzung ist adäquat. Das psychomotorische Tempo ist durchschnittlich, die Stimmungslage ausgewogen zu nennen. Bei der ersten Untersuchung (25. 10. 79) wirkte B. etwas stärker gebunden und leicht gedrückt, was aber auf den Effekt ihm in der Anstalt (auf eigenen Wunsch) verabfolgter neuroleptischer Medikamente zurückzuführen sein dürfte. Bei der zweiten Begegnung (7. 11. 79) war B. bedeutend agiler.
Es bestanden auch keinerlei Anzeichen einer hirnorganischen oder sonstigen neurologischen Erkrankung, jedenfalls soweit der krusorische Eindruck Schlüsse zuläßt (eine neurologische Untersuchung wurde noch nicht durchgeführt).
In seinen Reaktionen und Antworten erschien der Untersuchte jederzeit themengerecht. Es kam weder eine Neigung zu Ausschmückungen noch zu Übertreibungen zur Beobachtung. Es geht B. offensichtlich, unter Umständen sogar zum eigenen Nachteil, um detaillierte und sachliche Darstellung. Dabei ist er affektiv durchaus normgerecht schwingungsfähig. Der in der bisherigen Hauptverhandlung anscheinend entstandene Eindruck der Emotionslosigkeit (der Untersuchte hat dem Unterzeichneten entsprechend lautende Presseberichte über den Prozeß gezeigt) kann aus dem persönlichen Eindruck in der Explorationssituation nicht bestätigt werden. Es wird in dem Eigenbericht über die biographische Entwicklung und insbesondere den Tathergang nichts beschönigt, vielfach werden zunächst übersehene Einzelheiten beflissen nachgetragen, wobei es B. auf genaue Datierung ankommt. Mitunter entschuldigt er sich für die grobe und vielleicht ungehörig klingende Ausdrucksweise (»Depp«, »schwule

Sauereien«, »ficken« u. ä.) und weist darauf hin, daß es nun einmal Zitate seien, die er wahrheitsgemäß bringen müsse.
Die Intelligenz des Untersuchten ist gutdurchschnittlich. Sein Wissensschatz ist, gemessen an seinem schulischen und beruflichen Bildungsgang, überdurchschnittlich.
Gleichwohl ist die beachtliche Belesenheit speziell auf den Gebieten Psychologie, Psychotherapie, Psychiatrie nicht zu einer Geistigkeit amalgamiert und integriert wie sie den Fachmann kennzeichnet, sondern steht in einem spürbaren Kontrast zur im übrigen charakterlichen Schlichtheit mit Formen der Selbstdarstellung und sprachlichen Artikulation, die wiederum dem durch die faktisch vollzogene sekundäre Sozialisation durch Schule und Lehre üblicherweise erworbenen Bildungsstand korrespondieren.
Es ist dem Untersuchten durchaus darum zu tun, als ein einigermaßen gleichwertiger Partner vom Untersucher akzeptiert zu werden. Hier wird eine ausgeprägte Selbstwertproblematik deutlich, die bei vertiefter Exploration in einer weiter gespannten Identifikationsproblematik aufgeht und wichtige Verständnishilfen bei der Analyse der ausgesprochen ambivalenten Beziehung zum Tatopfer Dr. Wachter liefert, der seinerseits (was ja zunächst offenbar auch bewußt von ihm so offeriert worden war) eine väterliche Leitfigur für B. abgegeben hat, später jedoch selbst eine erhebliche psychische Irritation seines »Adoptivsohnes« dadurch bewirkte, daß er die Transformation einer quasi familialen Beziehung in eine (freilich asymmetrische) sexuelle Beziehung zu B. vollzogen hat. Es imponiert nur vordergründig, d. h. wenn man tiefenpsychologische und entwicklungspsychologisch-dynamische Aspekte außer Betracht läßt, als die Geltungsbedürftigkeit eines Psychopathen, wenn B. gegen die Psychiater sein autodidaktisches Wissen und seine darauf aufbauenden eigenen Theorien aufrechnet, was er auch mit gewisser Emphase tut. Dabei differenziert er ausdrücklich unter Hinweis auf Dokumente, die sich gewiß in seinen Akten befänden und mit denen er möglicherweise einer psychiatrischen Krankheit überführt werden solle: da handele es sich aber um Produkte aus früherer Zeit, wo er tatsächlich »durchgedreht« hätte; das sei in der Tat »Quatsch« gewesen, von dem er sich längst distanziert habe; oder es seien von ihm bewußt unternommene Versuche gewesen, die Psychiater auf den Arm zu nehmen und zu falschen Schlüssen über ihn zu verleiten.
Was die Tat vom 24. 4. 1978 betreffe, so könne keine Rede davon sein, daß er geistesgestört gewesen sei. Wohl sei er betrunken gewesen und habe deshalb die Situation nicht im Griff gehabt. Von einem Vorsatz, Dr. Wachter zu töten, könne überhaupt keine Rede sein. Ihm sei im Augenblick des Beschimpftwerdens durch Dr. W. »der Gaul durchgegangen«, durch den Alkohol, den er schon intus gehabt hätte, seien die Hemmungen weggefallen, und er habe zugeschlagen. Er habe Dr. W. gehaßt, dieser sei aber zugleich auch sein bester Freund und Ratgeber gewesen. – Dies wird vom Untersuchten mit glaubwürdiger Anteilnahme vorgetragen. Auch beim Durchgehen der verschiedenen Phasen der biographischen Entwicklung kommen echte emotionale Schwingungen durch, einige Erinnerungen, zumal, kränkende und traumatisierende Situationen der Kindheit betreffend, werden fast gegenwärtig erlebt. Es fallen Analogien zu früheren Erfahrungen auf: wie von Dr. W. gleichermaßen geliebt und angezogen als auch verurteilt und verstoßen seien auch frühere Erziehungs- und Beziehungspersonen mit ihm umgegangen. Es ist zu vermuten, daß sich hier ein gewaltiges Aggressionspotential aufgebaut hat und bei B. schließlich handlungsbestimmend geworden ist.
Frauen spielen offensichtlich eine andere Rolle in der Entwicklung des Untersuchten. Hier steht am Anfang die dem Bericht des B. zufolge asthmakranke

Mutter, die vor seinen Augen (als er vier Jahre alt war) (in einem Status asthmaticus?) stirbt. Frauen bieten keinen Schutz, keine Geborgenheit; sie sind selbst schwach, schutz- und hilfsbedürftig... Sie erreichten für B. nicht die kommunikative Relevanz, die Männer für ihn hatten, hier konkret Dr. W., weil er diese zum Aufbau und zur Festigung seiner eigenen reifen männlichen Geschlechtsrolle benötigte. Es wird bei der vertieften Exploration deutlich, daß für B. die gelegentlichen homoerotischen Kontakte zu Dr. W.... eine Konzession an die Erwartung des älteren Freundes waren, um ihn sich im übrigen in der letzten Endes therapeutischen Funktion einer Vaterübertragung zu erhalten. Wie es in der fortgeschrittenen Situation des Zerstrittenseins auch bei B. zunehmend den Wunsch gab, von Dr. W. loszukommen, so stellte das sich abzeichnende Verstoßenwerden andererseits aber doch eine enorme Bedrohung dar, die als existentiell gefährdend erlebt worden ist.
Schließlich stößt man auch auf Elemente der psychischen Dynamik, die die in der Tat zum Durchbruch gelangten aggressiven Energien als Ausdruck des Selbsthasses und selbstzerstörerischer Impulse faßbar werden lassen. B. hat – unbewußt – »eingesehen«, daß er es nicht schafft, sich zu verselbständigen; er hat sich die anhaltende Abhängigkeit von Dr. W. nicht verziehen. Es scheint Phantasien gegeben zu haben, wonach Dr. W. sich doch hätte wehren sollen, die Herausforderung annehmen und ihn hätte züchtigen sollen.
Zu einer abschließenden Erlebnisverarbeitung, was den Tod des besten Freundes und die Tatsache betrifft, daß dieser beste Freund durch ihn ums Leben gebracht worden ist, ist es bei dem Untersuchten bis heute nicht gekommen. Er hat fürs erste die juristische Behandlung des Gegenstandes für sich übernommen und damit gegen die eigene mögliche Überflutung durch Gefühle einen Wall aufgebaut.
Charakterlich imponiert B. als eine Persönlichkeit, die auf Einhaltung moralisch geprägter Ordnungsprinzipien aus ist, wobei eine gewisse Pedanterie nicht zu verkennen ist. Er reagiert auf ungerechtes oder vermeintlich ungerechtes Behandeltwerden sehr stark, gelegentlich überschüssig, nimmt sich aber durchaus wieder zurück, wenn er entsprechend ermahnt oder belehrt wird. Im übrigen liegt er mit sich selbst im Konflikt, was die Angemessenheit seiner jeweiligen Reaktionen anbelangt. Er ist an Idealen orientiert und scheitert folgerichtig an einer dazu kontroversen Wirklichkeit. Von dieser Diskrepanz haben nicht zuletzt die Inhalte jener psychotischen Episoden in zurückliegender Zeit Zeugnis abgelegt.

Dieser psychische Befund war bewußt so abgefaßt, daß Prof. Petri erkennen konnte, was der Tenor meines später zu erstattenden Gutachtens sein würde. Aber Prof. Petri ist auf keine Einzelfeststellung eingegangen und hat den Tenor im allgemeinen Teil seines Gutachtens am 13. November 1979 in Bausch und Bogen verworfen.* Er bestand darauf, daß die ihm verfügbaren Beurteilungsgrundlagen vollauf genügten. Es sei einfach

* Es ist anzumerken, daß Prof. Petri in der Hauptverhandlung lediglich ein *mündliches* Gutachten erstattet hat. Er kann daher nur dem Tenor nach referiert und bloß insoweit wörtlich zitiert werden, wie (auszugsweise) Mitschriften angefertigt worden sind.
Das von Prof. Petri vorliegende *schriftliche* Gutachten war im Rahmen des Ermittlungsverfahrens für die Staatsanwaltschaft abgegeben worden und hatte sich mit methodischen Fragen nicht weiter befaßt. Auf diese ging Prof. Petri erst im mündlichen Gutachten ein, nachdem er durch einen diesbezüglichen Befangenheitsantrag des Verteidigers sowie durch einen dem Gericht in schriftlicher Form vorgelegten Katalog methodischer Forderungen meinerseits herausgefordert worden war.

falsch zu behaupten, die Mitarbeit des Untersuchten sei unbedingt notwendig. Das sei manchmal von Vorteil und dann vorzuziehen. Aber es könne ja auch bei Ausländern, mutistischen Kranken (die keinen Laut von sich geben) und bei Verstorbenen ohne weiteres eine psychiatrische Diagnose gestellt und ein forensisch-psychiatrisches Gutachten abgegeben werden. Im übrigen stünden ja frühere Bekundungen des Angeklagten zur Verfügung, so beispielsweise anläßlich einer Begutachtung aus dem Jahre 1967 und deren weitgehend identische Wiederholung bei der Begutachtung im Jahre 1974. Nach der Brauchbarkeit von Beobachtungsergebnissen gefragt, die bei dem Angeklagten in der Ausnahmesituation der gegenwärtigen Hauptverhandlung gewonnen sind, führte Prof. Petri aus, Binding befinde sich tatsächlich in einer Ausnahmesituation, diese sei aber vielleicht *gerade* förderlich, weil durch solche Provokation gewisse Persönlichkeitszüge erst richtig erkennbar würden. Auch sei eine »objektive« Verhaltensbeschreibung durch Zeugen und vernehmende Polizisten vielfach verläßlicher als die Selbstdarstellung und -beschreibung des Probanden selbst. Erst recht, was seelische Zustände in zurückliegender Zeit betrifft, könnten Zeugenaussagen bedeutend nützlicher sein als tendenziöse Erinnerungen des Betreffenden selbst. Es müsse durch möglichst objektive und rationale Feststellungen das Bleibende eines Menschen (z. B. seine psychopathischen Wesenszüge) und das Faktische (z. B. eine definierte Krankheit oder Störung) festgestellt, nicht das Wandelbare und gar noch ins sog. Unbewußte Reichende (z. B. Psychodynamik) erkundet werden. Letzteres sei allenfalls in der (Psycho-)Therapie legitim. Es sei auch nicht primär die Sache des forensischen Sachverständigen, nach den Motiven eines Täters zu fragen; das obliege letztlich dem Gericht. Für den forensischen Psychiater seien hier nur die drei Fragen relevant: Erstens: War Binding zur Tatzeit psychisch krank? Zweitens: Befand er sich zur Tatzeit in einem psychischen Ausnahmezustand? Drittens: Besteht bei Binding eine erhebliche Persönlichkeitsabnormität i. S. des § 20 StGB oder eine Intelligenzbeeinträchtigung? Hierzu sei eine Erweiterung der normalen psychiatrischen Untersuchung durch andere, besondere Untersuchungsmethoden nicht erforderlich, weil nicht erfolgversprechend (sonst würde er, Petri, sie vorgeschlagen haben). Prof. Petri verwahrte sich sodann im Namen der Psychiatrie vor den Zumutungen der Psychoanalyse, der er überhaupt jegliche wissenschaftliche Dignität emphatisch absprach. Sie sei keine Wissenschaft, sondern eine Ideologie, vielleicht bei gewissen Störungen als therapeutisches Instrument zu gebrauchen. Mit ihrer Hilfe lasse sich nichts in Erfahrung bringen über das Vorliegen von Bewußtseinsstörungen, ebensowenig etwas über Einsichts- und Steue-

rungsfähigkeit. Schon in der Theorie beruhe alles auf unbeweisbaren Annahmen wie: Unbewußtes, Ich, Über-Ich, Es. Auch die in den Symptomen gesehenen Verkleidungen und Entstellungen könnten weder verifiziert noch falsifiziert werden. Da die Psychoanalyse den wichtigsten Teil der Persönlichkeit ins Unbewußte verlege, seien die Deutungsmöglichkeiten unbegrenzt. Die offensichtlichen Motive eines Täters könnten dann jeweils als unrichtig und nur vorgegeben interpretiert werden. Bei diesem völligen Mangel rationaler Begründbarkeit könne es nach wie vor nur eine Feststellung geben: *Die Psychoanalyse hat im Gerichtssaal nichts zu suchen!* Das sei die von der gesamten forensischen Psychiatrie anerkannte und vertretene Ansicht. Anders verhalte es sich mit der Psychiatrie (welcher von Petri die Psychodynamik und Psychoanalyse ausdrücklich nicht zugerechnet werden). Sie verfüge in der beschreibenden Psychopathologie über das zuverlässige Instrument zur Erfassung von Persönlichkeitszügen. »Persönlichkeit ist das, was bei einem Menschen bleibt.«
Das nun liege bei Binding auch ohne besondere, vertiefte oder erweiterte oder eine Exploration überhaupt offen zu Tage. Seine Bindungsarmut habe sich schon im frühen Kindesalter gezeigt (»Wegläufer, widerspenstig, eigensinnig«). In den Heimen habe er Schwierigkeiten gemacht (nur in der häuslichen Umwelt bei der Tante sei es anders gewesen). Im Beruf habe er es an Stetigkeit fehlen lassen, ihm sei oft gekündigt worden. Wenn er einmal verstoßen worden sei, habe er sich dafür gerächt. Immer habe er dazu geneigt, Konflikte gewalttätig zu lösen. Trotz der vergleichsweise günstigen psychiatrischen Beurteilungen durch Dr. Wachter, der ihn langfristig psychiatrisch betreut habe, habe sich bei Binding keine positive Tendenz durchgesetzt. Auch in der Ehe habe er alsbald versagt. Ein nach der Ehescheidung registrierter Aufschwung habe ebenfalls nicht vorgehalten.
Deutlich war, daß Prof. Petri immer an jenen Stationen von Bindings Biographie haltmachte, wo die Akten eine Gesetzwidrigkeit und ein daraus folgendes Verfahren auswiesen. Nur jeweils kriminelle Verhaltensweisen bzw. Bindings Einlassungen zu ihm vorgeworfenen kriminellen Handlungen, d. h. Vernehmungsergebnisse, waren relevant und erwähnenswert. »Persönlichkeitszüge, die mit der gutachtlichen Fragestellung nicht zusammenhängen, werden nicht aufgeführt« (so beispielsweise Bindings Fürsorglichkeit, Genauigkeit, Ordentlichkeit). Ihm fehle vor allem die Fähigkeit zur Toleranz, er lasse den anderen Menschen nicht gelten. (So habe er etwa Dr. Wachter auf Heterosexualität »umpolen« wollen.) Er sei, wie der Tenor nahezu aller bisher angefertigten Gutachten über ihn aussage, eine abnorme Persönlichkeit, ausgezeichnet durch: fanatische Züge, Reizbarkeit, starkes Geltungsbedürfnis, Gemütsarmut, Explosivi-

tät, Neigung zu impulsiven Handlungen, mangelhafte rationale Steuerung, Stimmungslabilität. Bezüglich der Schuldfähigkeit stelle eine abnorme Persönlichkeit *grundsätzlich* keine Beeinträchtigung dar. Der selten beschriebene Ausnahmefall liege bei Binding sicher nicht vor. Psychopathie sei, anders als psychische Krankheit, »nichts Neues in der Persönlichkeitsstruktur eines Menschen«. Sie sei, ungeachtet eines gewissen Umwelteinflusses, anlagebedingt, die charaktermäßige Ausstattung mit generell beherrschbaren bestimmten Neigungen und Richtungen. Mit dieser Diagnose sei Binding zwar sozial schlecht angepaßt, aber für die verübte kriminelle Tat voll verantwortlich. Auch der Alkoholgenuß sei hier zu vernachlässigen. Das gehe klar aus der Planmäßigkeit des Vorgehens nach der Tat hervor. Aus dem gleichen Grund sei auch die Möglichkeit eines affektiven Ausnahmezustandes zur Tatzeit zu negieren.

Prof. Petri hielt es für verzichtbar, auf die besondere Täter-Opfer-Beziehung einzugehen. Das war mit dem Selbstausschluß des forensischen Gutachters bei der Auklärung des motivischen Hintergrundes schon abgetan.

Das Schwurgericht gab dem Beurteilungstenor des Petri-Gutachtens eindeutig den Vorzug vor den Schlußfolgerungen in meinem Gutachten, das am 20. 11. 1979 erstattet wurde.* Ihm entnahm das Gericht im wesentlichen lediglich biographische und Befunddaten, während es sich seinen Schlußfolgerungen verweigerte. Dieses Gutachten hob ab auf das Neben- und Ineinander der persönlichen, der kriminologischen und der psychiatrischen Anamnese des Angeklagten, besonders aber auf Geschichte und Konfliktdynamik der Täter-Opfer-Beziehung. Letzteres vor allem war objektiv durch die Unzugänglichkeit von biographischen und Persönlichkeitsdaten des Opfers begrenzt, das hätte auch bedeutet, in eine Tabuzone einzudringen und sich dem Argwohn der Pietätsverletzung auszusetzen. Der Methodenansatz der Viktimologie (Opferlehre), der auch dem Tatbeitrag des Opfers nachspürt, ist den Denkstrukturen unseres herrschenden Strafrechts und Strafprozesses fremd. Das mag, zumal nach dem von Prof. Petri ausgesprochenen Verdikt gegen die Psychoanalyse, ein wesentlicher Grund dafür gewesen sein, daß mein Gutachten in seinen Konsequenzen, namentlich bei der Strafzumessung, vor diesem Gericht keine Anerkennung gefunden hat. Das sollte anders aussehen, als ich zu der vom Bundesgerichtshof angeordneten Wiederholungsverhandlung beim

* Mein Gutachten wurde dem Schwurgericht sowohl schriftlich erstattet wie mündlich vorgetragen. Die auch *schriftliche* Form hatte bei der späteren Revision den Vorteil der Nachlesbarkeit im ungekürzten Originaltext, was für den (teilweisen) Aufhebungsbeschluß des Bundesgerichtshofs vom 24. Juli 1980 von Belang gewesen sein dürfte.

Landgericht A. erneut als (diesmal einziger) Sachverständiger – allerdings mit nun veränderter Fragestellung – berufen wurde.
Zunächst war im Gutachten vom 20. 11. 1979 dem methodischen Credo des Prof. Petri zu widersprechen. Hatte er doch Kriterien formuliert und eine Askese gefordert, »welche jeden tiefenpsychologischen Ansatz, vornehmlich die Psychoanalyse Freudscher Observanz als unwissenschaftlich bezeichnet und abwehrt und damit gerade die ins Unbewußte der Täterpersönlichkeit (ebenso der Opferpersönlichkeit) reichende Dimension ausklammert.« Im einzelnen wurde ausgeführt:

> Gegen diese asketische Konzeption forensischer Psychiatrie ist allgemein geltend zu machen, daß in aller Welt, in Deutschland freilich mit der durch das Dritte Reich und die Exilierung alle namhaften Psychoanalytiker bedingten Verzögerung, die Psychoanalyse längst als wissenschaftliche Disziplin anerkannt und als solche auch in das theoretische wie praktisch-therapeutische Repertoire der Psychiatrie aufgenommen ist. Dieser Prozeß der Auseinandersetzung und schließlich Aneignung wurde im wesentlichen im dritten und vierten Jahrzehnt dieses Jahrhunderts, in Nachklängen noch in den vierziger und Anfang fünfziger Jahren geführt und ist inzwischen abgeschlossen. Es liegt dazu eine außerordentlich umfangreiche Literatur vor, die nur von einer Minderheit streng naturwissenschaftlich und mithin somatologisch ausgerichteter psychiatrischer Grundlagentheoretiker nicht zur Kenntnis genommen wird. Überragende Psychiater wie Ludwig Binswanger (1920) haben frühzeitig erkannt, daß gerade die Psychoanalyse mit ihrer durchgearbeiteten systematischen Anthropologie die Chance der Verwissenschaftlichung der Psychiatrie in sich trägt. Die Psychiatrie habe »sich zu entscheiden, ob sie lediglich eine angewandte Wissenschaft bleiben will, ein nur durch ihre praktische Aufgabe zusammengehaltenes Konglomerat von Psychopathologie, Neurologie und Biologie oder ob sie eine einheitliche psychiatrische Wissenschaft werden will«.[1] Die Psychoanalyse sei der Psychiatrie an systematischem Gehalt und Zusammenhang weit überlegen. Erst die Psychoanalyse habe Wege zur Erschließung der Persönlichkeit gezeigt, erst durch sie könne erklärt werden, *wie* geworden ist, was ist. Gerade die psychoanalytische Methode in ihrer Verwurzelung in therapeutischer Empirie schützt vor dogmatischer Verkennung der Wirklichkeit. Durch die in der Psychoanalyse geleistete Konfrontation mit der subjektiven Wirklichkeit wird eine größere Annäherung an die Wahrheit ermöglicht. Die Psychoanalyse und die ihr verwandten tiefenpsychologischen Methoden zeichnen sich gerade dadurch aus, daß sie wie nichts sonst ein hermeneutisches Instrumentarium darstellen zur Aufklärung psychischer Sachverhalte. Die Psychoanalyse hat, wie es bezeichnet worden ist, die kopernikanische Wende in der Psychiatrie gebracht. Es handelt sich um eine Entwicklung, die durchaus derjenigen der modernen Astronomie vergleichbar ist. Zwar hat das Festhalten an den Helligkeitsklassen der Sterne noch den Wert einer Orientierungshilfe bei der Beobachtung des Firmaments. Längst überholt durch die modernen differenzierteren Beobachtungsmethoden ist jedoch die ursprünglich mit den Sternenklassen verbundene Theorie vom Aufbau des Kosmos. In der Kosmologie wie in der Psychologie/Psychiatrie hat man durch die Entwicklung verfeinerter Untersuchungsmethoden die Tiefendimension entdeckt.
> Auch die moderne Kriminologie hat die Psychoanalyse rezipiert und setzt sie als vollgültige Methode ein (vgl. H. Mannheim, Vergleichende Kriminologie,

1973[2]). Von Rüdiger Herren wurde die psychoanalytische Kriminologie als, eigenständige Disziplin begründet.[3] Es hat sich vielfältig bestätigt, daß das psychoanalytische Denken für das Verständnis von Verbrechen und Strafe von größtem Wert sein kann. Im vorliegenden Fall des Angeklagten Binding wird überdies deutlich, daß eine bloße charakterologische Untersuchung des Täters noch nicht ausreicht zum psychologischen Verständnis der Tat als ganzem. Hier ist ein kompliziertes Beziehungssystem zwischen Täter und Opfer aufzuklären, um ans Tatmotiv heranzukommen. Mit diesen Problemen befaßt sich auf wissenschaftlicher Ebene bekanntlich die *Viktimologie* (vgl. u. a. von Hentig, The Criminal and his Victim, New Haven 1949[4]). Die von B. Mendelsohn[5] inaugurierte Disziplin der Viktimologie hat herausgefunden, daß bestimmte Individuen wegen ihrer Persönlichkeitsmerkmale als »latente Opfer« bezeichnet werden können. Oder man hat Opfer-Täter-Paare beobachtet, bei denen das Opfer mit dem Wechselspiel der Anwendung physischer Gewalt angefangen hat. Das kommt nicht selten bei homosexuellen Paaren vor. Lebten Täter und Opfer längere Zeit zusammen, so handelt es sich immer um eine pathologische Entartung von Kommunikationssystemen, deren Geschichte man genauer analysieren muß, um die Motive zu verstehen.

In dem Maße wie sich Prof. Petri unter Berufung auf eine rationale psychiatrische Wissenschaft jeder viktimologischen Sichtweite strikt verschlossen hat, schien mir das verhandelte Beispiel geradezu mustergültig und wie geschaffen zu sein, dem Täter-Opfer-Verhältnis auf den Grund zu gehen. Mehr als die verstrickten Einzelpersönlichkeiten versprachen Struktur und Dynamik ihrer Verstrickung Aufschluß zu geben und dem Verständnis der finalen Gewalttat näherzubringen. So galt es also, diese zu erforschen. »Man steht im vorliegenden Falle vor den Trümmern einer Beziehungskonzeption, die so nicht gelingen konnte, sondern scheitern mußte. Es handelt sich um eine tragische Entwicklung, die sich über Jahre hinzieht. Im Keller von Dr. Wachter fand nur ihr letzter Akt statt. Man kann von einer Beziehungskatastrophe sprechen. Zu deren Aufklärung ist es erforderlich, auch – in einem psychologischen Sinne – den Tatbeitrag des Opfers zu untersuchen.

Dr. Wachter hat offensichtlich Binding in einen Schattenbereich seiner Existenz integrieren wollen und dabei die emotionalen Bedürfnisse und existentiellen Interessen Bindings verkannt. Die beiden standen in einer asymmetrischen, komplementären Beziehung zueinander...

Das Beziehungskonzept mußte scheitern. Weder die alte (therapeutische) Beziehung konnte fortgeführt werden, noch die von Dr. Wachter intendierte neue Beziehung war realisierbar.«

Am Leitfaden der wechselvollen Geschichte dieser ungleichen Partnerschaft wurde sodann aufgezeigt, wie Erwartungen und Bereitschaften gegenseitig inkongruent waren, Frustrationen sich zwangsläufig häuften und wiederholten, bei Bindung wie Dr. Wachter sich Aggressionen ansammelten und stauten und es immer öfter und heftiger zu verletzenden

Entladungen kommen mußte. Dabei waren zuweilen Konstellationen entstanden, die es dem sachkundigen Beobachter unmöglich gemacht hätten vorherzusagen, wer von den beiden künftig einmal zum Gewalttäter und wer zum Opfer werden würde.

Indessen haben wir ein ausgesprochenes Individualstrafrecht, das individuelle Schuld auslotet und dem einzelnen Täter ansinnt, spätestens in der Tatsituation von den ihn bestimmenden zwischenmenschlichen und Umwelt-Einflüssen abzusehen, in besonnene Distanz zu treten und sich seiner Einzelverantwortung zu vergewissern. Der Täter wird nach dieser Konzeption aus der sozialen Wirklichkeit heraus und ihr gegenübergestellt gedacht. Solchen Vorstellungen bzw. theoretischen Fiktionen widersprechen die Tatsachen, wonach jeder Mensch jederzeit in gar nicht lösbare soziale Zusammenhänge eingelassen ist und auch deliktisches Handeln sich aus diesen Zusammenhängen heraus erklärt.

Infolge seiner langen auch strafjustitiellen Vergangenheit (wenn auch immer in psychiatrischer Einfärbung) war bei Binding deliktisches Handeln freilich schon längt in die bedenkliche assoziative Nähe zu »kriminellen Neigungen« als einer charaktergebundenen Eigenschaft gerückt. Binding blieb zwar die äußerste diagnostische Konsequenz des »kriminellen Psychopathen« erspart, aber mit Attributen wie »zu Gewalttätigkeit neigend«, »gemütsarm«, »reizbar«, »rational schlecht gesteuert« war die ihm zugeschriebene Psychopathieform gleichbedeutend mit der Feststellung einer sehr erheblichen sozialen Beziehungsstörung. Das konnte, wen die altpsychiatrische Psychopathielehre leitete, und so gerade auch Prof. Petri, immun dagegen machen, daß Täter und Tatopfer zuvor in zwölfjähriger Beziehung einander verbunden waren und daß diese Beziehung zu einem Großteil dieser Zeitspanne affektiv stark aufgeladen und außerordentlich gespannt war. Die Psychopathiediagnose macht es möglich, selbst eindringlichste interpersonelle Angewiesenheiten und Bedingtheiten als äußerlich und indifferent zu bewerten. So hielt ich es für notwendig, auch auf dieser Ebene der Persönlichkeitsdiagnostik ein Gegengewicht zu schaffen, und ließ mich wie folgt darüber aus:

> Was nun Bindings Persönlichkeit und ihre Entwicklung betrifft, so liegen hierzu ja zahlreiche Beobachtungen und Bewertungen vor, die sich bis in die Kindheit zurück erstrecken und in die Diagnose einer Psychopathie geronnen sind, d.h. zu einem Befund, dem prognostisch (weil definitionsgemäß) die Qualität des Unwandelbaren zugemessen wird. Es hat aber den Anschein, als sei eine einmal erhobene und beschriebene Merkmalsausstattung der Persönlichkeit von Binding festgeschrieben worden. Später im Zuge der Weiterentwicklung und Weiterreifung hinzugewonnene Verhaltensweisen und Charaktereigenschaften sind kaum zur Kenntnis genommen worden. So beispielsweise die eher auffallende Hilfsbereitschaft und der Pflegesinn des Angeklagten als Ausdruck einer

doch für gewöhnlich sehr positiv bewerteten Zuwendung und Soziabilität. Überhaupt alles das, was ihn auch in den Augen Dr. Wachters (außerhalb der für diesen gegebenen Attraktivität Bindings) ausgezeichnet hat, vorab seine Hausmanns-Qualitäten. Das kann nicht einfach ignoriert werden, wenn man die Persönlichkeit beschreiben will. Hier sind deutliche Zeichen einer Weiterentwicklung der Persönlichkeit faßbar. Hier hat, allen früheren pessimistischen Prognosen zum Trotz, doch eine Nachreifung stattgefunden. Zu dieser Nachreifung hat nicht zuletzt auch Dr. Wachter beigetragen, jedenfalls in der ersten »Epoche« der Beziehung zu Binding.
Es ist nicht gut vertretbar, heute noch in der Psychopathie-Diagnose so weit zu gehen, daß hier alles einfürallemal abnorm und in dieser Abnormität unwandelbar, sprich gegen alle therapeutischen und rehabilitatorischen Maßnahmen resistent sei. Dies hieße nämlich, Menschen, die einmal als Psychopathen klassifiziert worden sind, jene Entwicklungs- und Wandlungsmöglichkeiten abzusprechen, die den Menschen allgemein auszeichnen, und zwar auch noch jenseits der Kindheitsphase. Ganz davon abgesehen hat die Neurosentheorie hier im Begriff der »Kernneurosen«, auch bei den »psychopathischen« Persönlichkeiten und Verläufen eine differenzierte Psychodynamik nachweisen können. Rein pragmatisch ist im Falle Bindings der tatsächliche Verlauf der letzten fünf Jahre, obwohl mit der sich immer mehr zuspitzenden Beziehungskrise zu Dr. Wachter zusammenfallend, als Beweis zu werten für eine stattgehabte Nachreifung. Dabei sind zuvor prävalierende Züge des Verhaltens und Erlebens entschärft worden und haben einer insgesamt guten sozialen Anpassung Platz gemacht. Dagegen spricht auch nicht die gescheiterte Ehe. Die Scheidung Bindings steht zwar auch im Vorfeld der damaligen psychotischen Entgleisung und mag mitursächliche Bedeutung gehabt haben, aber auch sie stellt eine Realerfahrung dar, an der Binding gereift ist. Sein glaubhaft gemachtes Bestreben, sobald wie möglich wieder in die soziale Verfassung des Verheiratetseins und einer Familie zu gelangen, zeugt davon, daß er sozialen Verantwortungen nicht auswich...

War es nicht auch gerade Dr. Wachter, der Binding einen sozial illegitimen Ort zuwies? Der Bindings Anstrengungen gegenüber, sich nach gescheiterter Ehe erneut in einer gesellschaftlich anerkannten Rolle als Verheirateter und Familienvater einzurichten, vielfach offenen Widerstand und Ablehnung entgegensetzte, ihn jedenfalls an die unsichtbare Kette ihrer Freundschaft legte, die gleichwohl nach draußen, zur Gesellschaft hin, nichts gelten durfte? Die fortbestehende affektive Bindung an Binding gehörte auch in der Schlußphase der Beziehung einem Schattenbereich Dr. Wachters an. Sie war indirekt erschließbar aus seiner von der Vernunft her nicht einleuchtenden zögernden Haltung Binding gegenüber. Die mehrfach belegten Hinweise, er sei besorgt gewesen, daß Binding etwas anstellen könne, sind nicht frei vom Verdacht, daß Dr. Wachter hier versuchte, gerade damit Vernunftsgründe für sein ambivalentes Handeln zu liefern. Tatsächlich aber hatte Dr. Wachter nach dem unauffälligen Verhalten Bindings in den letzten vier Jahren keinen triftigen Grund, diesen für gemeingefährlich zu halten. Solche Anhaltspunkte lagen viele Jahre zurück. Sie waren durch einen sicher auch Dr. Wachter deutlichen Nachreifungsprozeß und auch dadurch überholt, daß sie für die von Binding durchlittene zeitlich begrenzte Psychose symptomatisch waren. Die sich häufenden Zornesausbrüche des oft unkontrolliert auffahrenden Dr. Wachter wurden von Binding indessen als außerordentlich kränkend erlebt. Es hat bei diesem, wie in meinem Gutachten weiter ausgeführt worden war,

> Erfahrungen aus der frühen Jugend und Kindheit wieder lebendig werden lassen, wo er ebenfalls in (subjektiv so erlebter) ehrverletzender Weise behandelt und beschuldigt worden war. Die korrigierende Erfahrung mit Dr. Wachter als eines nun guten Vaters, war radikal aufgehoben. Die damalige Aggression gegen den Vater (der Binding an eine böse Stiefmutter ausgeliefert und ihn schutzlos gelassen hatte) mußte sich nun voll auch gegen Dr. Wachter richten. So ist es wahrscheinlich, daß sich bei Binding in der letzten Zeit vor der Tat ein sehr großes Aggressionspotential aufgestaut hatte, das, wenn die Situation es begünstigen würde, zur Entladung kommen, sozusagen abgerufen werden konnte und dann übermächtig wäre.
> Diese Situation ist am 24. April 1978 eingetreten. Der Auftritt Dr. Wachters im Keller war genau das Abrufsignal.

Den gewissen Alkoholeinfluß eingerechnet, wurde das Tötungsdelikt als Affekttat gewertet und die Anwendung des § 21 StGB befürwortet.

> Es kam zu einem hochgradigen Affekt von Wut und Zorn. Hier sind dem Angeklagten nicht bewußte Impulse augenblicklich handlungsbestimmend geworden. Die Bewußtseinsfunktionen waren zu dieser Zeit erheblich eingeschränkt. Sonst vorhandene rationale Hemmungsvorstellungen, die ins Bewußtsein tretende Haßgefühle beispielsweise kontrolliert und beherrscht haben, sind außer Kraft gesetzt worden. Binding war in der Fähigkeit, ein besonnenes Urteil zur Situation zu bilden und sein Reagieren zu dosieren und zu steuern, offensichtlich eingeschränkt. Er konnte einem Prozeß, der ihn zu automatischen Handlungsabläufen trieb, nichts entscheidend entgegensetzen.

Das Gericht ist dieser gutachterlichen Auffassung nicht gefolgt. Es hat mit Prof. Petri uneingeschränkte Schuldfähigkeit und Strafwürdigkeit bei Binding angenommen.
Im Urteil vom 11. Dezember 1979 ist hervorgehoben, daß zur Tatzeit weder eine krankhafte seelische Störung noch ein Schwachsinn, noch auch eine schwere andere seelische Abartigkeit, sondern lediglich eine abnorme Persönlichkeitsvariante im Sinne einer ausgeprägten Psychopathie bei Binding vorgelegen habe, die jedoch keine schuldaufhebende oder auch nur schuldmindernde Wirkung gehabt habe. »Auch das Verhalten des Angeklagten in der Hauptverhandlung, seine Ungerührtheit gegenüber Tat und Opfer bei gleichzeitiger Gereiztheit und verbaler Aggressivität gegenüber der Staatsanwaltschaft, dem Gutachter Prof. Petri und dem Nebenklägervertreter war zumindest nicht geeignet, die Charakterisierung seiner Persönlichkeit durch die früheren Gutachten zu widerlegen... Auf

Gemütsarmut und Empfindungslosigkeit des Angeklagten deutet auch sein Verhalten nach der Tat bei der Spurenbeseitigung hin.« Nicht zuletzt durch die Tötungshandlung selbst sah das Gericht die Behauptung einer Persönlichkeitsnachreifung des Angeklagten widerlegt. Die psychische Abnormität des Angeklagten stelle im übrigen lediglich »eine Verschärfung von bei jedem Menschen vorhandenen, aber durch Erziehung gebändigten Persönlichkeitsmerkmalen« dar. Er habe seine Schwächen sehr wohl gekannt und sei in der Lage gewesen sie zu beherrschen. »Mit seiner Neigung zur Explosivität und Reizbarkeit mochte es ihm zwar schwerer als dem Durchschnittsmenschen fallen, sich zu beherrschen, wenn er gereizt wurde. Doch ist diese Beeinträchtigung nicht als erheblich i. S. von § 21 StGB zu werten. Er konnte sich beherrschen, in seinen Reaktionen beschränken und zurückhalten, wenn er wollte, wie sich daraus ergibt, daß er in der Zeit vor der Tat trotz heftigster Auseinandersetzungen mit Dr. Wachter niemals tätlich geworden ist, und zwar selbst dann nicht, wenn er unter Alkohol gestanden hatte.« Bemerkenswerterweise gereichte hier dem Angeklagten in den Augen seiner Richter zum Nachteil, daß er *nicht* schon längst und wiederholt gewalttätig gegen Dr. Wachter geworden war. Die Möglichkeit einer Alkoholbeeinflussung schließlich wurde vom Gericht vollends verworfen. Den Angaben des Angeklagten hierzu komme keine Glaubwürdigkeit und folglich auch keine Beweiskraft zu.
Binding wurde zugestanden, daß er »die Tat in einer Aufwallung von Jähzorn und Wut begangen hat«, doch werde der Großteil gerade schwerster Straftaten im Affekt begangen. Hier seien aber nach höchstrichterlicher Auffassung strenge Maßstäbe anzulegen. Danach sei nur bei »äußerster Rage, völliger Blindwütigkeit, Ausnahmebelastung einer Ekstase u. ä.« die Zurechnungsfähigkeit beeinträchtigt. »Jedoch wird auch hier eingeschränkt, daß sehr strenge Maßstäbe angelegt werden müssen, so daß nur in seltenen Ausnahmefällen ein Affekt als schuldausschließend oder mildernd berücksichtigt werden könne, weil insbesondere bei schwersten Angriffen gegen Leib und Leben von einem gesunden Menschen aus Gründen der Rechtssicherheit verlangt werden müsse, daß er seine Leidenschaften und Erregungszustände beherrscht (Pfeiffer/Maul/Schulte, Komm. z. StGB, Aufl. 1969, Anm. 4 zu § 51 StGB).«
Meinem Gutachten wurde eine »sinnvolle Motivationserklärung« attestiert. Damit sei aber gerade die Sinnkontinuität belegt worden, und nicht deren Fehlen (was bei der Annahme einer Affekttat vorausgesetzt werden müsse). Zur Frage der Schuldfähigkeit und bezüglich einer Verneinung eines Tötungsvorsatzes wurde es verworfen, »ohne daß grundsätzlich dazu Stellung genommen werden muß, ob die Psychoanalyse eine streng wis-

senschaftliche Methode oder mehr eine Ideologie ist«. Es sei nicht berücksichtigt, »daß der Angeklagte als zwar mit Fehlern behafteter, aber gesunder Mensch in der Willensbetätigung frei war«.
Das Gericht sah das Vorliegen der Mordmerkmale nach § 211 Abs. 2 StGB als mit zur Verurteilung ausreichender Sicherheit nicht nachweisbar an und erkannte auf Totschlag gemäß § 212 Abs. 1 StGB. Allerdings übertreffe dieses Verbrechen bei Binding die sonst vorkommenden Fälle an Strafwürdigkeit in einem Maße, daß der ordentliche Strafrahmen zur Sühne der Tat nicht ausreiche. Der Unrechts- und Schuldgehalt der Tat sei dem des Mordes gleichzuachten. Die Tötungshandlung wurde nach ihrer subjektiven wie objektiven Ausgestaltung als besonders verwerflich angesehen und als »Totschlag in einem besonders schweren Fall« mit lebenslänglicher Freiheitsstrafe belegt. Dabei geriet die in meinem viktimologischen Gutachten herausgestellte besonders nahe Beziehung zwischen Täter und Tatopfer Binding bei der Schuld- und Strafzumessung gar noch zum gravierenden Nachteil, konnte das Gericht doch (selektiv) argumentieren, Binding habe auf besonders unbarmherzige Weise nicht irgendwen, sondern seinen besten Freund und Wohltäter umgebracht. Schuldmilderungsgründe vermochte das Gericht aus der gutachtlich festgestellten schicksalhaften Verstrickung von Opfer und Täter nicht zu entnehmen.
Dieses Urteil aber hatte keinen Bestand. Es wurde auf den Revisionsantrag der Verteidigung durch *Beschluß* des *Bundesgerichtshofs* vom am 24. Juli 1980 »im Strafausspruch mit den Feststellungen« aufgehoben und an eine als Schwurgericht zuständige Strafkammer des Landgerichts A. zurückverwiesen. Zwar wurde im Sinne der sog. »horizontalen Teilrechtskraft«[6] des Urteils der Schuldspruch als unangreifbar festgestellt. Der BGH erhob aber große Bedenken gegen den Strafausspruch. Es genüge nicht die Feststellung, daß das Unrecht der Tat so außergewöhnlich groß sei, um über den Normalstrafrahmen von immerhin bis zu 15 Jahren Freiheitsentzug hinauszugehen. Es müsse auch die Schuld des Täters entsprechend gesteigert sein, um auf einen besonders schweren Fall des Totschlags zu erkennen. Hier habe das Landgericht »offensichtlich naheliegende Umstände übersehen«:

> Vor allem fällt auf, daß die Kammer, im Unterschied zu ihrer eingehenden Prüfung der möglichen Voraussetzungen des § 213 StGB bei der Bejahung des Abs. 2 von § 212 StGB dort recht summarisch verfahren ist, wo sie darzulegen versucht, daß zu Gunsten des Angklagten »keine Gesichtspunkte« sprechen. Sie unterläßt die sich an dieser Stelle geradezu aufdrängende Würdigung der »Zweierbeziehung«, deren Fehlentwicklung nach der Auffassung des Sachverständigen Dr. S. in die Tat mündete, was auch von der Kammer als mögliche »Motiv-

erklärung« übernommen wurde. Da sie sich damit auch den wesentlichen Teil der weiteren Deutung dieses Sachverständigen zu eigen machte, war sie gehalten, diese auch bei der Prüfung, ob Abs. 2 des § 212 StGB anzuwenden ist, eingehend zu würdigen. Hierbei hätte sie auch darauf eingehen müssen, daß nach ihren eigenen Feststellungen es der im Gegensatz zum Angeklagten bisexuell veranlagte Dr. Wachter war, der die homoerotischen Handlungen zwischen sich und dem Angeklagten »initiiert« hatte. Dieses sich dann jahrelang hinziehende sexuelle Verhältnis zwischen Arzt und Patient war unübersehbar von ausnehmender Bedeutung. Dr. Wachter vertrat für den Angeklagten nicht nur die Vaterstelle, sondern hatte auch die Funktion eines Therapeuten übernommen, der nicht einmal zögerte, über seinen Partner maßgebliche ärztliche Gutachten zu erstatten.

Das Landgericht sei auch »unverständlicherweise« überhaupt nicht auf die Bedrohung des Angeklagten seitens des unerwartet im Keller erschienenen Dr. Wachter unmittelbar vor der Tat eingegangen.

Mag der bei einem solchen Verhalten von Dr. Wachter daraufhin aufgekommene Zornaffekt des Angeklagten selbst trotz seiner psychischen Abnormität und leichten Alkoholbeeinflussung nach Ansicht des Landgerichts auch »nicht so stark« gewesen sein, daß er einen »gesetzlichen Schuldausschließungsgrund« begründen konnte, so war er aber doch selbst nach der Meinung des Gerichts vorhanden. Jedenfalls mußte es sich gerade in diesem Teil der Urteilsgründe für den Tatrichter aufdrängen, auf diese ganz besondere psychologische Situation des Angeklagten unmittelbar vor der Tat – in Zusammenhang mit der jahrelangen sexuellen Partnerschaft und dem Bemühen des Toten auf Beendigung der Gemeinsamkeiten – einzugehen, anstatt sich hier auf eine summarische Wertung des allgemeinen Charakterbildes des Angeklagten zu beschränken.

(Zweiter Prozeß)

In der zweiten Hauptverhandlung, die daraufhin beim Landgericht in A. stattfand, war nach dem Beschluß des BGH das Urteil vom 11. Dezember 1979 im Schuldausspruch rechtskräftig, im Strafausspruch mit den Feststellungen jedoch aufgehoben und nunmehr neu zu verhandeln. Das brachte mit sich, daß nun auch mir als dem prozeßbeteiligten psychiatrischen Sachverständigen (in logischer Folgerung aus dem BGH-Beschluß) eine veränderte Aufgabe gestellt war. Die Frage der strafrechtlichen Verantwortlichkeit steht nicht mehr zur Debatte, auch die des Vorsatzes nicht. Auf dem Hintergrund der besonderen Täter-Opfer-Beziehung und der sich daraus ergebenden besonderen Bedingungen für den Angeklagten soll dessen Schuld genauer qualifiziert werden. Im Sinne des BGH-Beschlusses vom 24. Juli 1980 sind alle das Verhalten des Angeklagten motivierenden psychologischen Momente aus dieser langjährigen konfliktbelasteten Zweierbeziehung bei der Würdigung der Strafzumessungsgründe zu berücksichtigen.
Erneut treten die aus dem ersten Schwurgerichtsverfahren bekannten Zeugen auf, aber nur, um ihre Aussagen zu wiederholen. Neue Tatsachen

werden nicht festgestellt. Neu ist allenfalls der Versuch des Nebenklägervertreters, durch eine taktische Variante am Ende denn doch dem Rachegedanken zum Erfolg zu verhelfen. So stellte er den Antrag, das Gericht möge wenigstens *einen* Gegengutachter bestellen, um Dr. S. zu »kontrollieren« und damit die laut Beanstandung des Bundesgerichtshofs für den vorinstanzlichen Strafausspruch »lebenslänglich« noch fehlenden Gründe nachgeliefert werden könnten. Da dieser Sachverständige kein »klassischer« Psychiater sei, was sich im Vorverfahren gezeigt habe, sei von ihm ein solcher Beitrag schlechterdings nicht zu erwarten. Es müsse aber sichergestellt sein, daß auch bei dem jetzigen Prozeß wieder ein »lebenslänglich« herauskomme! Dieser Antrag wurde abgelehnt mit dem Bermerken, Dr. S.' Sachverstand und Zuverlässigkeit stünden außer Zweifel; auch verfüge er über alle erforderlichen Forschungsmittel.
Und am Ende der Beweisaufnahme unternahm der Nebenklägervertreter noch den weiteren Versuch, aufgrund der bekanntgewordenen Haftreaktion des Angeklagten im Frühjahr 1979 eine damals neuerlich durchgemachte Psychose zu unterstellen, was rückschauend wahrscheinlich mache, daß denn doch auch die Tat in einer psychotischen Verfassung verübt worden sei. Das müsse, trotz *aller* negierenden Gutachten hierzu nochmals genau überprüft, das Urteil der Vorinstanz dann völlig aufgehoben und Binding wegen seiner erheblichen kriminellen Gefährlichkeit dann für dauernd (also mithin definitiv lebenslänglich) nach § 63 StGB zum Schutze der Allgemeinheit psychiatrisch untergebracht werden. Das Gericht hat auch diesen Antrag des Nebenklägers auf unbefristete Psychiatrisierung zurückgewiesen.
Indessen ließen die jüngere Schwester des Tatopfers Dr. Wachter und dessen hinterbliebene Freundin Esther Trautwein in ihren Einlassungen als Erwartung und Forderung durchklingen, daß es Binding nicht gestattet sein dürfe, Schicksal gespielt zu haben oder gar den Rang eines letzten und einzigen Freundes für sich zu beanspruchen. Gemessen am Ideal und hohen kulturellen Stand der Wachterschen Familie sei er eine subordinierte Figur, allenfalls ein »Ausrutscher«, als solcher Ausdruck einer vorübergehenden pathologischen Krise des Toten gewesen. Diesem sei es in seiner depressiven Phase 1973/74 lediglich um sexuelles Abreagieren gegangen, interpretiert die Schwester, während Esther Trautwein im krassen Unterschied zu Binding die »ebenbürtige Frau« und »richtige Therapie«, »rein auch vom Ästhetischen her«, für den Bruder gewesen wäre. Diese hält ihrerseits an einem idealisierten Bild des toten Quasi-Verlobten fest.
Vom Vormittag des Tattages (24. 4. 1978) weiß ein psychiatrischer Kollege noch zu berichten, Dr. Wachter sei seltsam aufbrausend und vergeßlich

gewesen und habe sich am Ende des Gesprächs »wie für immer verabschiedet«.
Indessen bekunden, von der die Aussage diesmal verweigernden geschiedenen Ehefrau Bindings abgesehen, alle früheren Freundinnen des Angeklagten zum Teil unverhohlene Sympathie für ihn. Besonders bei einer der Zeuginnen schöpft Binding Hoffnung auf eine Reaktivierung der Beziehung nach Haftende.
Zwiespältig dagegen erlebt Binding den ihm in verschiedenen Vollzugsanstalten gespendeten Applaus von Mitgefangenen, die ihn teilweise gar als einen Helden gefeiert haben, der einen »Schädling der Menschheit« ausgeschaltet habe. Bei den Gerichtsakten befindet sich eine Briefbotschaft, zugleich »Nachruf« auf Dr. Wachter, verfaßt von einem Manne, der offenbar wegen eines ihm ungünstigen Gutachtens einen unstillbaren Haß gegen den Getöteten hegt: »Mich bemächtigte sofort ein Hochgefühl der Freude und ich werde für jene beten, die für eine Sache? Jawohl eine Sache, den Mut aufbrachten, für die ich zu feige bin... Sollte dieser Wachter einen Nachfolger finden, wünsche ich ihm das gleiche Schicksal.« Wenn andere »Knastis« Binding einen »Wohltäter, keinen Untäter der Menschheit« nannten, so hat ihn das eher veranlaßt, sich seiner Sympathien für den toten Freund zu entsinnen. Überhaupt haben sich, je länger das Tatgeschehen zurücklag desto stärker, Traurigkeit und Reuegefühle gemeldet.
Ich habe in meinem abschließenden Gutachten vom 2. Juni 1981 besonders die Phasenabfolge der Täter-Opfer-Beziehung hervorgehoben und die vor allem in der Schlußphase deutliche Unvereinbarkeit der wechselseitigen Beziehungsansprüche betont.
Noch vor Beginn einer offenen (homo-)sexuellen Beziehung 1969/70 sei auffällig,

> daß Dr. Wachter sich ausnehmend intensiv bei Binding engagiert und gewiß weit mehr an Mühen investiert und an drohenden Frustrationen in Kauf genommen hat, als es einem auch »humaneren« und seit den Anfang sechziger Jahren in gewisser Weise modisch gewordenen liberaleren sozialtherapeutischen Engagement entsprochen hat. Man könnte unschwer typische Merkmale des (selbst pathologischen) »Helfersyndroms«[7] bei Dr. Wachter auffinden, d. h. Zeichen, die aus der neurotischen Situation des Therapeuten hervorwachsen, wobei durch das helfende Engagement eigene unbewußte neurotische Bedürfnisse ausagiert und abgearbeitet werden. Es sei hier angemerkt, daß gerade aufgrund dieses in jeder Therapeut-Patient-Beziehung gegebenen Grundverhältnisses, daß nämlich Pathologien aneinander abgearbeitet zu werden drohen, die Psychoanalyse die disziplinierende Lehr- oder Selbstanalyse fordert. Das was als sog. Gegenübertragung aus der psychischen Entwicklung und Dynamik des Therapeuten in die Therapie einfließt, soll stets sorgfältiger Kontrolle unterliegen. Nur durch solcherart doppelte Aufmerksamkeit und Kontrolle – dem Analy-

sanden wie sich selbst gegenüber – vermag der Analytiker überhaupt den therapeutischen Prozeß richtig zu deuten und die unbewußten Anteile des gestörten Patientenverhaltens zutreffend zu entschlüsseln.

Dr. Wachter ist anscheinend in dieser ersten Phase der Beziehung zu Binding allzu unkritisch (weil selbst analytisch unaufgeklärt) auf die Erwartungen Bindings an eine väterlich-spendende, gütige, leitende, verstehende, schützende Rolle eingegangen. Er hat sich zum Vater stilisieren und funktionalisieren lassen, ohne die dieser Rolle zukommende dann auch versagende und abgrenzende und schließlich aus der Beziehung überhaupt verabschiedende Haltung zu realisieren. Wo diese Abgrenzung und Freigabe des Zöglings, etwa zu der Zeit, als dieser selbst in den Ehestand getreten und Vater geworden war, fällig geworden wäre, hat sich Dr. Wachter selbst depotenziert, indem er sich auf eine nun ganz andere Beziehung zu B. einließ.

Hier beginnt die zweite Phase. Dr. Wachter trat aus der rollenpsychologisch approbierten und geschützten Stellung des Therapeuten heraus. Das wird äußerlich mit der nun vertraulicheren Du-Anrede markiert. Jetzt ist Dr. Wachter der Freund, der sich seinerseits ebenso öffnet in bezug auf die persönlicheren Probleme und Ansichten wie B. es bisher schon tat...

An der Schwelle zur zweiten Phase der Täter-Opfer-Beziehung verkennt Dr. Wachter, daß Binding an der kindlichen Übertragungsliebe auf den Therapeuten festhält. Dieses Problem, durch das die Beziehung in schließlich verhängnisvoller Weise asymmetrisch gehalten wird, bleibt unaufgeklärt.

Dr. Wachter unternimmt schließlich den nächsten Schritt und holt Binding in die Intimsphäre seiner homoerotischen Sexualität hinein. Dem äußeren Geschehensablauf nach verhält sich B. komplementär, d. h. er akzeptiert nun auch die Rolle des Sexualpartners. Aber ihm kommt es nach wie vor darauf an, sich den in Dr. Wachter (vermeintlich) gefundenen Vater zu erhalten. Sich diesen zu bewahren, ist er zu vielen Konzessionen bereit. Man muß davon ausgehen, daß Binding eindeutig heterosexuell veranlagt ist. Er läßt sich auf die homosexuellen Praktiken mit Dr. Wachter aus Gründen ein, die außerhalb seiner sexuellen Wünsche liegen, die letztlich soziale sind bzw. sozialisationsbedingte.

Es ist erstaunlich, wie Dr. Wachter die große Kluft zwischen einer so klar den psychiatrisch Kranken distanzierenden herrschenden Lehrmeinung (der er zweifellos angehörte) und einer so nahen und die große Differenz von Sozialisations- und Bildungsstand übergehenden Intimität zu Binding überspringt.

Genau genommen wird sie gar nicht überwunden. Hier zeigt sich eine grandiose Nichtübereinstimmung der persönlichen Identität mit der des Psychiaters. In der entscheidenden, für die Selbstbeziehung maßgebenden Intim- und Sexualsphäre muß Dr. Wachter von einem anderen anthropologischen Konzept ausgegangen sein als in seiner Selbstwahrnehmung als Psychiater...

Auch objektiv erstaunt, wie wenig Dr. Wachter die Erkenntnisse, die er wiederholt in psychiatrischen Gutachten über Binding dargestellt und diagnostizierend und prognostizierend hervorgehoben hat, in der direkten Beziehung beachtet hat...

Für die zweite Phase gilt in besonderem Maße, daß sich Dr. Wachter einer Doppelstrategie bedient hat. Die Beziehung zu Binding mußte unter allen Umständen verheimlicht und getarnt werden...

Die Kehrseite dieser Strategie war aber, daß Binding erfahren mußte, wie nötig seiner Umwelt, und zumal seinem besten Freund (!) sein psychiatrisches Etikett war...

In den Augen Dritter hatte Binding ausdrücklich psychiatrischer Patient zu bleiben, während Dr. Wachter ja im übrigen vorgab, heterosexuell zu sein und die homoerotische Triebrichtung, die er mit Binding praktizierte, gegenüber Esther Trautwein verbarg.

> Es ist sehr wahrscheinlich, daß er in dieser letzten, dritten Phase äußerst ambivalent war.
> Die Beziehung war auswegslos geworden. Durch die gewählte Doppelstrategie war Binding von allen Beteiligten der größten emotionellen Belastung ausgesetzt. Aber auch er war ambivalent. Es macht mit die Tragik dieser letzten Phase aus, daß beide, Täter wie Opfer, nach einem Ausweg suchten, beide die rettende Wende herbeizuführen suchten, und daß gerade in dieser Situation, wo beide sich im Grunde in die selbe Richtung verändern wollten – beide wollten sich in einer heterosexuellen Beziehung einrichten – sich die Katastrophe ereignet. Von außen betrachtet hätte, da es sich doch um ein zueinander passendes, komplementäres Verhalten gehandelt hat, dieser Lösungsversuch eigentlich gelingen müssen. Daß er nicht gelang, sondern ganz im Gegenteil auf fatale Weise mißlang, muß demnach noch andere, unbewußte Gründe haben...
> Legt man zugrunde, daß Dr. Wachter zumindest sehr ausgeprägte homoerotische Neigungen hatte, und legt man weiter zugrunde, daß Binding eindeutig heterosexuell ausgerichtet war und ist, so ist die Vermutung gerechtfertigt, daß von Dr. Wachter die stärkeren Halte- und Bindungskräfte ausgingen. Sich auf eine dauerhafte Beziehung, gar eine Ehe mit einer Frau einzulassen, dürfte ihm weit schwerer gefallen sein als seinem Freund Binding. Dessen ausnahmslos gescheiterte, aber ausdauernde Versuche, eine geeignete Frau zu finden, scheint Dr. Wachter eher etwas argwöhnisch registriert zu haben. Es hat ihn offensichtlich auch emotional strapaziert, so dinglich funktionalisiert zu werden wie es Binding in den Spruch vom »Flugplatz für den nächsten Start« gefaßt hat. Gleichwohl war auch auf Seiten von Binding die Beziehung keineswegs zu einer nur noch technischen verkommen. Nur war nach seiner Beziehungskonzeption die in Aussicht stehende Distanz zu Dr. Wachter kein Unglück...

Ich habe dann herausgearbeitet, wie die Partner je länger desto stärker handlungsbeschränkt, affektiv festgefahren, auf Streitrituale fixiert und vor allem ganz und gar unfähig waren, den Konflikt konstruktiv auszutragen, geschweige denn zu bearbeiten. Ihre über zwölfjährige Beziehung war zuletzt zur Zerreißprobe geworden. Dr. Wachters Verhalten bemaß sich bis zum letzten Augenblick an Bindings Vaterübertragung auf ihn. Das war beiden nicht hinlänglich bewußt. In der Tötungshandlung schließlich haben sich alle gegen den Vater gerichteten, aber auch die hinzugekommenen, von einer sich väterlich-autoritär gebärdenden Psychiatrie ausgelösten Aggressionen bei Dr. Wachter als dem Repräsentanten beider Institutionen entladen.
Neben einem von der Persönlichkeitsartung her eingeengten Verhaltensspielraum waren Binding demnach vielfältige, aus der Beziehung zum Tatopfer erklärte affektive Zwänge und Blockaden zugute zu halten. Es hat sich um großenteils unbewußte Antriebe (Motive) gehandelt, die ihn die Beherrschung haben verlieren lassen. Hinzu kam der gewisse Alkoholeinfluß, der freilich mit Rücksicht auf die vom BGH festgestellte Teil-

rechtskraft des vorinstanzlichen Urteils als irrelevant zu gelten hatte und nicht mehr diskussionsfähig war. Jedenfalls war Binding zwar der individuelle Straftäter, die Tat als solche aber mit gewisser historischer Folgerichtigkeit der Endpunkt einer gescheiterten Kommunikation.

Das Schwurgericht A. hat in seinem am 12. Juni 1981 gegen den angeklagten Binding gesprochenen *Urteil* unter Beachtung des rechtskräftigen Schuldspruchs vom 11. 12. 1979 auf Totschlag erkannt und festgestellt, daß die Tat die bei dem ordentlichen Strafrahmen vorgesehenen Fälle an Strafwürdigkeit nicht übertrifft.

»Im Hinblick auf die Schuld des Angeklagten und unter Berücksichtigung der zu erwartenden Wirkungen der Strafe für das künftige Leben des Angeklagten in der Gesellschaft, ist das Gericht aufgrund der Abwägung der einzelnen Strafmilderungs- und Strafschärfungsgründe der Ansicht, daß bei dem Angeklagten die Verhängung einer Freiheitsstrafe von zwölf Jahren innerhalb des Strafrahmens des § 212 StGB der Tatschuld angemessen und zur Erreichung aller Strafzwecke auch erforderlich sei.«

Dieses Urteil ist, nachdem eine zweite Revision der Verteidigung vom BGH verworfen worden ist, seit 12. November 1981 rechtskräftig.

Dritter Teil

Zähmung des Irrationalen
oder
Die Leiden der Psychiatrie

In diesem abschließenden dritten Teil des Buches wird auf einige Problemschwerpunkte abgehoben, die in der einen oder anderen Weise in der Fallgeschichte Bedeutung und Gestalt gewonnen haben. Eine *Gesamt*darstellung oder -deutung des Falles ist schon deshalb nicht beabsichtigt, weil, in typischer Exemplifizierung, die Psychiatrie selbst verhandelt worden ist.
Es geht also nicht um einen aufklärenden psychiatrischen Kommentar zum referierten Fall, sondern eher darum, anhand eines für beispielhaft gehaltenen historischen Geschehens Erhellung und Aufschluß für eine in einigen grundsätzlichen Belangen unaufgeklärte Psychiatrie zu gewinnen.
So wird der Leser zunächst zu einem Exkurs über das Thema »Psychiatrie als Herrschaft« (Kapitel 11) eingeladen. Gerade auch in dem dargestellten Fall hat sich Psychiatrie einmal mehr in erschreckender Physiognomie als Herrschaftswissenschaft gezeigt. Das wird immer dort überdeutlich, wo gegen die Unvernunft des psychisch Kranken und psychiatrisch Stigmatisierten mit den therapeutisch verbrämten Mitteln der Vernunft und damit im Namen der herrschenden Gesellschaft angekämpft wird. Noch unmißverständlicher präsentiert sich Psychiatrie in der Herrschaftsgebärde, wo sie nicht einmal mehr ein therapeutisches Ziel verfolgt, sondern, oft über den Kopf des Betroffenen hinweg, nur noch diagnostiziert und urteilt und so direkt an der Exekutive mitwirkt, entweder bei der strafgesetzlich vorgesehenen Strafzumessung gemäß der begangenen Tat, oder bei der ebenfalls als Strafe erlebten Psychiatrisierung.
Auch der andere Aspekt, auf den noch besonders eingegangen werden wird (Kapitel 13), nämlich »Psychiatrie als Opfer«, wäre nicht hinreichend verständlich, wenn man sich nicht zuvor noch einmal jene Fassade der »Psychiatrie als Herrschaft« vergegenwärtigen würde. Denn in dieser ihrer exponierten Stellung als ein gesellschaftlich legitimiertes und funktionalisiertes Herrschaftsinstrument liegt auch schon die ganze Fragilität und Opferanfälligkeit der Psychiatrie.
Der Leser wird mithin gebeten, sich zum Nutzen einer verständnisfördernden Hintergrundinformation vorübergehend vom Fallbeispiel ablenken zu lassen.

Kapitel 11

Exkurs über Psychiatrie als Herrschaft

Das theatralische Ereignis der »Befreiung der Irren«, der »Befreiung der Angeketteten« im Bicêtre am 11. September 1793 durch Philippe Pinel (1755–1826), darin stimmen kritische Historiker heute überein, war zugleich die Geburtsstunde des Asyls, der Psychiatrischen Klinik. Sie war auch der eröffnende Schritt in die nachrevolutionäre Gesellschaft und deren Ordnungssystem. Man hat Parallelen zur Psychiatrisierung politischer Dissidenten in der stalinistischen Ära und in unserer Zeit festgestellt, denn unter den »Befreiten« waren neben Tobsüchtigen und Kriminellen auch zahllose Opfer »willkürlicher Herrschaft, der familiären Tyrannei, des väterlichen Despotismus« wie noch der *Gazette nationale* vom Dezember 1789 zu entnehmen war (Foucault[1]). Folgt man D. Cooper, so hat sich die Psychiatrie zur gleichen Zeit wie der Kapitalismus als Kontroll- und Überwachungssystem entwickelt. »Die ›mißbräuchliche‹ Verwendung der Psychiatrie durch ein repressives System zu denunzieren, ist nicht genug, weil die Psychiatrie selbst ein ›Mißbrauch‹ ist.«[2] Es hat lange Tradition, daß Devianz bevorzugt in psychiatrischen und so gut wie nie in Kategorien politischer Dissidenz interpretiert wird (Marine Zecca[3]). Cooper geht weiter. Ihm ist »Verrücktheit«, der Gegenstand aller Psychiatrie mithin, kein ursprünglich medizinisches Problem.[4] Er deutet sie als »Versuch, das Dasein und die Gesellschaft zu destrukturieren. Diese »Dialektik der Verrücktheit« werde von der Psychiatrie (und mit ihr von der Familie und allen übrigen gesellschaftlichen Institutionen) zerstört[5], von dieser in eine »sozialisierte Form des Leidens zurückgetrieben«. Dazu habe man ein »Katalogisierungs- und Etikettierungssystem« ersonnen, das sich endlos fortsetzen und erweitern lasse, und welches die einen als »Kriminelle« und die anderen als »Verrückte« markiere.[6] D. Cooper steigert das in seinem letzten Buch[7] zu der programmatischen Formulierung: »Was wir (...) brauchen, ist die politische Wiederaneignung (recuperation) der Verstörung – bei der die Menschen sich wieder aneignen, was das repressive System ihnen genommen hat. Und zwar durch die Wiederentdeckung des Orgasmus und der Verrücktheit (auch der Verrücktheit des Künstlers) als radikales Bedürfnis nach einer Erneuerung des Menschen.

(...) Verrücktheit ist ein gemeinsamer sozialer Besitz, der uns gestohlen wurde, genau wie die Realität unserer Träume und auch unseres Todes: wir müssen uns diese Dinge politisch wiederaneignen, damit sie in einer verwandelten Gesellschaft wieder zu Kräften der Kreativität und Spontaneität werden.«[8] Für die Berufs-Alienisten hat er nur noch Bezeichnungen übrig wie »spezialisierte Psychopolizisten der Endphase der kapitalistischen Gesellschaft«[9]. Cooper zielt geradewegs auf die »Nicht-Psychiatrie«, die den Attacken der Anti-Psychiatrie der 60er Jahre (gegen die institutionalisierte Psychiatrie »und deren endlose Ausbreitung in den Gemeindesektoren«[10]) nun als nächster dialektischer Schritt folgen müsse. »Als pseudomedizinischer Akt der Aufdeckung falscher Lebensweisen und als Technik ihrer Klassifikation und Korrektur« sei die moderne Psychiatrie im 18. Jahrhundert entstanden und im 19. und 20. Jahrhundert zur Vollendung gebracht worden. »Hand in Hand mit dem Aufstieg des Kapitalismus entstand sie als Hauptagent der Zerstörung der absurden Hoffnungen, Ängste, Freuden und freudigen Verzweiflung von Menschen, die sich gegen die Gängelung durch dieses System auflehnten. Hand in Hand mit dem Todeskampf des Kapitalismus in den kommenden (...) Jahren wird die Psychiatrie, nach der Familialisierung und Erziehung eines der wichtigsten Repressionsmittel der bourgeoisen Ordnung, zusammen mit ihrem kultivierteren Ableger, der Psychoanalyse, ihr verdientes Begräbnis bekommen.«[11]

Das ist extrem ausgedrückt und wohl auch an der kruden Praxis des psychiatrischen Alltags mit seiner Unzahl in und an der Gesellschaft Gescheiterter und ganz und gar nicht »freudiger« Verzweifelter vorbeiphantasiert. Natürlich wird, wie immer bei (pädagogischer) Übertreibung, etwas verdeutlicht. Und das ist die schlicht nicht wegzuleugnende Tatsache, daß Psychiatrie ein Macht- und Züchtigungsinstrument in der Befehlsgewalt der herrschenden Gesellschaft ist. Dieser Meinung sind auch deutsche Psychiater, obgleich sprachlich gemäßigter. Bei K. Dörner lesen wir: Es »verlief die Entwicklung in Deutschland deutlich weniger in Orientierung an individuellen oder auch allgemeinen ökonomischen Bedürfnissen, sondern mehr in paternalistischer Orientierung an den Interessen der Administration, an der inneren Sicherheit des Staates und der Mehrung der äußeren Staatsmacht, wenn auch unter der oft ideologischen Formel des Schutzes«.[12]

Wohl verschafften sich zunehmend, noch auch im 19. Jahrhundert, kurative, fürsorgerische und präventive Gedanken und Forschungsinteressen Geltung in Psychiatrie und Sozialmedizin. Doch »darüber hinaus besteht kein Zweifel daran, daß die Psychiatrie von Anbeginn – deutlicher noch

als die Sozial- und Staatsmedizin – Institution und Wissenschaft zur Integration extremen, gewaltsamen, ›gemeingefährlichen‹, unerwarteten, unberechenbaren oder auch nur fremdartigen Verhaltens in der Gesellschaft war. Von daher war ihr Gesellschaftsbild überwiegend das eines bestehenden, funktionierenden sozialen Systems, dem Sicherheit, Ruhe und Ordnung zu garantieren man bestellt war. Daher auch die enge Verbindung der Psychiatrie – nicht erst der Sozialpsychiatrie – zu Staat, Gemeindeverwaltung, Polizei, Justiz, Kirche, Armee, Erziehung und den Einrichtungen der sich industrialisierenden Wirtschaft. Daher auch die überwiegende Haltung, den Institutionen der Gesellschaft eher verantwortlich zu sein als den Individuen.«[13] E. Wulff hatte sich mit der Frage »Psychoanalyse als Herrschaftswissenschaft?« (was dem Gros der marxistischen Kritiker damals eigentlich keine Frage, sondern ausgemachte Sache war) 1972 dem »kultivierteren Ableger« der Psychiatrie gewidmet[14] mit dem Ergebnis, sie sei »als manipulative Waffe der Herrschaft... ebenso stumpf wie als Waffe der Befreiung«. Wulff hat sich auch in kritischer Analyse mit *dem* Verlegenheitsthema der Psychiatrie »Psychopathie? –Soziopathie?« auseindergesetzt. Er fand, daß mit dieser deutschen Spezialität der Entwicklung in der neueren Psychiatrie vorgegriffen worden sei. »Mit der Schneiderschen Psychopathielehre hatte die deutsche Psychiatrie eine Tendenz vorweggenommen, die später von Goffman[16] als Erzwingungstechnik sozialer Konformität bestimmt werden sollte: nämlich die universale Stigmatisierbarkeit und damit Diskriminierbarkeit eines jeden durch jeden.«[17] Sie verdanke ihren Erfolg in der bürgerlichen Öffentlichkeit und in den institutionellen Zentren der staatlichen Macht vor allem auch ihrer Brauchbarkeit als konservativer Rationalisierungsideologie, »die den ins Wanken geratenen Glauben an die Unabänderlichkeit der sozioökonomischen Verhältnisse stabilisieren half«.[18]
Daß sich im übrigen in Deutschland kaum global-kritische Stimmen vernehmen lassen und sich Kritik weitgehend auf eingefriedete Projekte und Modelle, mithin auf inhaltliche, organisatorische, technische Details beschränkt (z. B. die neueren Arbeiten von E. Wulff[19] oder die Studie von Braun u. Hergrüter[20]), läßt wohl am wenigsten den Schluß zu, die deutsche überwiegend staatliche Psychiatrie sei aus der Funktion der sozialen Kontrolle und des gesellschaftlichen Ordnungsdienstes entlassen. Im Vergleich mit Italien, Frankreich, England, USA bedroht sie ihre Abweichler und Ketzer mit den schwersten Sanktionen. So ist nicht von ungefähr der einzige bundesrepublikanische Ausbruchsversuch in eine radikal antipsychiatrische Praxis, das Heidelberger »Sozialistische Patienten-Kollektiv« Anfang der 70er Jahre, für die gesamte westeuropäische

psychiatrie-kritische Literatur zum obligatorischen Beispiel einer aufs nachdrücklichste eben gerade die angeprangerten Mißstände aufdeckenden Aktion geworden.
Auch D. Cooper nimmt sich wieder realistischer und disziplinierter aus, wenn er auf die konkreten Maßnahmen reflektiert, die zur Installierung der »Nicht-Psychiatrie« hier und heute möglich und notwendig erscheinen. »Die Nicht-Existenz der Psychiatrie ist nur in einer veränderten Gesellschaft zu erreichen, aber es kommt darauf an, *jetzt* mit der Arbeit der Entpsychiatrisierung zu beginnen.«[21] Dennoch: »Abschaffung aller institutionellen Repression« bleibt die Parole.[22] Mit der Beseitigung der psychiatrischen Institutionen sei es nicht getan, die »Abschaffung aller Psycho-Technologie« stelle das umfangreichere Problem dar. Cooper faßt in den Titel »Psycho-Technologie« neben den klassischen Disziplinen Psychiatrie, Psychologie, Psychoanalyse auch die »mystifizierenden Techniken der Massenmedien« (... »tagtäglich die verzweifelt beschleunigte Mystifikation der moralischen Verrenkungen in den Leitartikeln der kapitalistischen Presse«), den Einsatz psychischer Technologien vor Gericht, in Gefängnissen und beim Militär sowie schließlich alle jene wohlfeilen modischen Alternativ-Therapien, als da sind: »TA (Transaktionsanalyse), TM (Transzendentale Meditation), EST (Erhard-Seminar-Training – was nicht ganz soviel ist wie EKT – Elektrokrampftherapie), kreative Treue, kreative Aggression, Provokationstherapie, Gestalttherapie, Urschreitherapie, Begegnungstherapie, Drei-Tage-Marathon-Therapien, Tiefenmassage, Bioenergetik, japanische Dampfbäder (nackte Gruppenbegegnung: als Teil der Emanzipation); außerdem »Behavior Mod« (eine Neuauflage von Skinner-Techniken): eine Methode, wie man sein Baby binnen 24 Stunden stubenrein machen kann.«[23] Um noch für einen Augenblick bei der starken Sprache Coopers zu bleiben: nach einem Schlaglicht auf die aktuelle Szene der italienischen Psichiatria democratica: »Wir können also sagen, daß den Psychiatern nur eine Wahl bleibt: sich selbst umzubringen – oder wir bringen sie um, natürlich nur im metaphorischen Sinn. Was aber bedeutet dies? Es bedeutet, daß wir erkennen müssen, wie schwer ein Mensch, der als professioneller Psychotechniker hauptsächlich durch das medizinisch-reglementierende Syndikat der Psychiatrie, aber auch durch Psychoanalyse, Sozialpsychologie und Soziopsychoanalyse usw. geformt, präformiert und deformiert wurde, die Strukturen seines Lebens ändern kann.«[24]
Dies gerät im Kontext unserer Fallgeschichte möglicherweise mißverständlich. Deshalb halten wir erst einmal an. Psychiatrie als Herrschaft hat viele Gesichter und Facetten. Sie wird nicht erst durch die Schrillheit

einer Sprache bedrohlich, die wie diejenige Coopers als solche schon irritiert und aufschreckt. Auch in der tödlichen Beziehungsgeschichte zwischen Binding und Dr. Wachter sind die aggressiven Energien aus einem Psychiatrie-System geflossen, das befreiende Überschreitung seiner Grenzen nicht zugelassen hat. Täter wie Opfer waren an dieses System, jeder in spezifischer Weise und Rolle, gefesselt. Das sie übergreifende und unterwerfende System hat getötet und sich selbst, freilich in verfremdender Individualisierung, in der Figur seines Repräsentanten Dr. Wachter symbolisch auch tödlich getroffen.

Schärfer und couragierter, wohl auch ungefährdeter als bei uns wird in Frankreich beobachtet, analysiert, gefolgert und angeklagt. Sehen wir auf M. Foucault – und dabei sind seine Schriften, die uns nach verzögerter Übersetzung ins Deutsche *heute* aufregen, schon vor 5 bis 20 Jahren im französischen Original erschienen. Foucault hat in seiner »Histoire de la folie« (1961)[25] Pinels Tat wohl als den effektvollen dramatischen Beginn der bis heute modernen Psychiatrie bestätigt, als welchen ihn psychiatrische Positivisten feiern. Aber er hat auch deutlich gemacht, daß dies eine Reform war, die zur »Repression des Wahnsinns« führte und keineswegs zu seiner Befreiung. Hier wie in anderen Bereichen hat Foucault seiner Methode des »relativisme culturaliste«[26] gemäß aufgedeckt, wie mit seiner institutionellen Einzäunung und Bändigung der Wahnsinn zunächst (bis weit ins 19. Jahrhundert hinein) auch seine Wissenschaft (die Psychologie) hervorgebracht hat, daß diese aber zugleich zur historisch bedingten, gesellschaftlich korrumpierten bloßen Wissensform heruntergekommen ist.[27] Foucault scheut sich nicht, medizinische Funktion der Psychiatrie und repressive Funktion der Polizei als »von Anfang an *eine einzige*« zu sehen.[28]

Auch R. Castel faßt seine kritisch-historischen Studien zur »Psychiatrischen Ordnung«[29] dahingehend zusammen, daß die Psychiatrie nicht sekundär erst, d. h. nach etwa längerfristiger gesellschaftlich unbehelligter autonomer Entwicklung im Asyl, von der Gesellschaft in Dienst genommen worden ist, sondern von Anbeginn an eine soziale Ordnungsfunktion zu erfüllen hatte. »Die Psychiatrie hat sich von vornherein selbst als permanente soziale Ordnungsmacht verstanden und sich der Asyle zu zwei Zwecken bedient: erstens, um die dramatischen oder besonders störenden Fälle zu behandeln, zweitens, um sich eine Art Sicherheit, Garantie, Wissenschaftlichkeitsaura zu geben, indem sie den Ort der Internierung mit der Legende eines Krankenhauses ausstattete.«[30] Erst im 19. Jahrhundert sei überhaupt der Begriff der »Gefahr« geprägt und sowohl von der Psychiatrie als auch der Kriminologie theoretisiert worden.[31] Dieser Begriff sei der ›rote Faden‹ geblieben, auf ihn gründeten unverändert Polizei wie Psychiatrie ihr Interventionsrecht. Eine »Gefahr« zu sein könne im übrigen wahlweise ein Vergehen oder kein Vergehen, eine Krankheit oder keine Krankheit darstellen. Das versetze in den Stand, nach Opportunität zu verfahren und zwischen Medizin und Strafrecht hin und her zu verweisen.[32]

Für die Konfusion, den Identitäts-Wirrwarr der Psychiatrie ist bezeichnend, daß – auch dies eine durchaus erlaubte Parallele zu unserer Fallgeschichte – beispielsweise in Argentinien und Brasilien Psychiater und Psychoanalytiker sowohl (als Berater) auf der Seite der Folternden auftraten als auch selbst Opfer solcher Folterungen geworden sind.[33] Psychiatrie qualifiziert zur Täter- wie zur Opfer-Rolle. Dieser Widerspruch wird uns noch beschäftigen.

Es weckt schreckliche Erinnerungen, wenn über die Medien bekannt wird, daß sich auch im heutigen Chile Psychiater dazu hergeben, bei Folterungen von Regimegegnern beratend, ausbildend oder sogar unmittelbar aktiv mitzuwirken. Beim Namen genannt werden die Psychiater Dr. Leilacar und Dr. Patricio Lopez Bellerida, von denen letzterer nach Auskünften eines ärztlichen Berichterstatters als der »Ideologe der gesteuerten Folter« gegen politische Gefangene gilt.[34] Der berichtende Arzt, der aus nachfühlbarer Angst seine Identität nicht preisgeben will: »Das Opfer ist der Feind, der ausgelöscht werden muß... Der Feind ist kein Mensch, kein Individuum – er ist Objekt der Zerstörung. Die moralischen Normen werden von außen vorgegeben, wer danach handelt, hat das subjektive Gefühl, moralisch richtig zu handeln. Ich unterscheide zwischen Moral, die von den jeweils Herrschenden befohlen werden kann, und Ethik, die einen eigenständigen Denkprozeß, eine dynamische Reflexion über Werte voraussetzt. Von daher könnte man sagen, daß die Folterer durchaus Moral besitzen, nur haben sie die ethischen Grundeinstellungen verloren.«[35]

Diese chilenische Psychiatrie hat dann auch die überlebenden Opfer der Folter als Mittel politischer Verfolgung in eine Anstalt aufzunehmen, die hermetisch geschlossen ist und ironischerweise »Open Door« heißt, über 6000 (!) Kranke »behandelt«, dabei personell extrem unterbesetzt ist und in bezug auf Hygiene und Ernährung Bedingungen aufweist, die man hier aus den Schilderungen überlebender KZ-Insassen kennt.

Diese neueste Variante des Mißbrauchs der Psychiatrie, aber auch der Dienstbarkeit von Psychiatern in einem faschistischen System vierzig Jahre nach den NS-Greueln wirkt alarmierend. Man muß wünschen, daß nicht, wie seinerzeit in Deutschland, erst *danach,* sondern *sogleich* unter Nutzung der ja bestehenden politischen und fachlichen Beziehungen die (nord-)amerikanische und die europäische, mit ihr vor allem auch die deutsche Psychiatrie mit einer präventiv gewendeten »Psychiatrie der Verfolgten« interveniert. Halten sich diese (nord-)amerikanischen und europäischen Psychiatrien heraus, fällt ein dunkler Schatten der Unmoral auch auf sie. Jedenfalls können sie durch starren Blick auf sowjetische Verhältnisse kaum ihr Gewissen entlasten.

Hatte nicht eine sowohl wissenschaftlich wie ethisch hoch beachtete psychiatrische Lehre aus den psychischen Schäden der NS-Verbrecher der Psychiatrie zu einem neuen Selbstverständnis verholfen? Es fällt freilich auf, daß diese »Psychiatrie der Verfolgten« von Jahr zu Jahr mehr in den Hintergrund und gar völlig in Vergessenheit geraten ist, daß gleich gar nicht die in ihr angelegten methodischen und Denkansätze aufgegriffen und weiterentwickelt worden sind; anscheinend war sie nur so lange gefragt, wie sie zur wissenschaftlichen Abstützung des politisch-moralischen Bemühens der Wiedergutmachung, konkret in den Entschädigungsverfahren gebraucht worden ist. Es darf als böses Omen gelten, daß sich seitdem wieder jene Strömungen in der psychiatrischen Ursachenlehre, in der Psychopathologie und vor allem im psychiatrischen Sachverständigenwesen durchgesetzt haben, die sich der Verfolgten-Psychiatrie energisch widersetzt haben und psychische Gewalteinwirkungen, mochten diese noch so exzessiv und anhaltend sein, als Ursachen nicht haben gelten lassen, wohl aber physikalische, chemische und biologische Schädlichkeiten, ihre Nachweisbarkeit nach dreißig und mehr Jahren vorausgesetzt.

Das verdient ein Skandalon genannt zu werden, auch wenn dieses kaum bemerkt wurde. Hat nicht diese »Psychiatrie der Verfolgten«, als deren prominentester deutschsprachiger Vertreter W. von Baeyer genannt sei[36], gelehrt, daß sich in der psychiatrischen Explorationssituation gerade jene pathogenen Herrschafts- und Unterdrückungsstrukturen *nicht* wiederholen dürfen? Und daß statt dessen geduldig individualisierend auf den je einzelnen und in seiner individuellen Verfolgungs- und Leidensgeschichte einzigartigen Betroffenen jeweils eingegangen und hingehört werden muß, um überhaupt seine Situation und die *innere* Erlebnisrepräsentanz der erlittenen Verfolgung im Kontext seiner besonderen Persönlichkeitsvorgeschichte, seinen besonderen Erlebnisformen, seinen besonderen Möglichkeiten der Erlebnisverarbeitung und des Durchstehens oder Nichtdurchstehens jener extremen Dauerbelastungen verstehen und würdigen zu können. War mit diesen brutalen Beweisen der Sozio- bzw. Situagenese psychischer Dauerschäden selbst bei ausgereiften und prämorbid stabilen erwachsenen Menschen nicht jener dogmatischen Psychiatrie ihre Würde und wissenschftlich ausschließliche Bedeutung genommen, für die die Conditio sine qua non für die Anerkennung eines psychischen Verfolgungsleidens der organische Hirnschaden (Fleckfieber-Encephalitis, Dystrophie u. ä.) war? Die vertrauensvolle verstehende Zuwendung zum Untersuchten hatte sich indessen als das unverzichtbare A und O herausgestellt, wenn man ein dem Geschädigten objektiv gerecht werdendes Gutachten abgeben wollte. Die Bedeutung der »explorativen *Beziehung*« (Hervorh. vom Verf.) wird gerade von v. Baeyer et al. besonders betont: »Oft ist erst nach mehreren psychiatrischen Gesprächen und nach Abbau einer ganzen Kulisse ängstlicher Übertragungen ein einigermaßen klarer Blick auf die innere Situation des Verfolgten möglich... Gehemmtheiten und Verunsicherungen, aber auch gereizt-aggressive Reaktionsbildungen bestimmen oft unabhängig von Art und Schwere des erlebnisreaktiven Syndroms die Haltung zum Untersucher... Es bedarf neurosenpsychiatrischer Erfahrung sowie einer genauen Kenntnis der einzelnen Verfolgungsbelastungen und der sozialpädagogisch mitgeprägten Weisen ihrer Verarbeitung bei den jeweiligen Gruppen Verfolgter... Der explorative Umgang mit dem untersuchten Verfolgten muß in besonderer Weise die methodischen Extreme einfühlender Teilnahme und klarer psychopathologischer Objektivierung vereinen. Die Beurteilung des Gutachters verlangt *Differenzierung* und eine subtile Anpassung an die Eigentümlichkeiten des besonderen Falles.«[37] Es ist in diesem Zusammenhang eher beschämend, daß erst durch das Bundesentschädigungsrecht und die besondere politische Konzilianz des Gesetzgebers mit der definitorischen Umgewichtung etwa des Anlagefaktors und eines zur Anerkennung als Verfolgungsleiden genügenden wenigstens 25%igen Ursachenanteils (»wesentliche Mitverursachung«) die Psychiatrie zu einer entsprechend differenzierteren Betrachtungs- und Beurteilungsweise gekommen ist, Daueranlässe, Auslösekonstellationen kennenlernte, »objektive« äußere, physikalische von innerer Situation und Erlebniswirkung zu unterscheiden lernte, Lebenslängsschnitte untersuchte, und an die Bedeutung sozialer Geborgenheit und mitmenschlich vermittelter Wertorientierung dachte. Selbst der psychotische Mensch war nicht mehr nur als Schizophrener etikettiert, sondern konnte als Compositum im Wirkungsfeld individualgeschichtlicher Vorgaben und Niederschlägen »schicksalhafter« seelischer Belastungen aus der Umwelt wahrgenommen werden.

»Seelenmord« hat es W. G. Niederland[38] genannt, sich dabei bewußt an Strindberg[39] und vor allem auch D. P. Schreber[40] anlehnend, der an diesen Verfolgten verübt worden ist, und den eine fortgeschrittene Psychiatrie fähig sein muß zu würdigen. Dabei trifft man, von Niederland als Merkmal des sog. »Überlebenden-Syndroms« subsumiert, auf jene paradoxe »Überlebensschuld« als »der makabren Ironie, daß weniger die Täter und Vollstrecker der nazistischen Verbrechen als vielmehr deren Opfer« den Tod etwa der gemordeten Familie schuldhaft erleben.

Das »Überlebenden-Syndrom« wie die paranoische Psychose des Daniel Paul Schreber sind Beispiele, wie in der psychischen Abnormität eine unerträgliche und inkommensurable äußere Situation nach innen genommen wird und dort erneut zu quälender Herrschaft gelangen kann. »Soul murder. Persecution in the Family« heißt denn auch der in der deutschen Übersetzung vermiedene Titel der Analyse des »Falles Schreber« durch M. Schatzmann.[41] Er sieht in dem berühmt gewordenen Kranken vorwiegend einen Erziehungsgeschädigten, den ein despotischer, sich selbst allen Widerspruch verbittender und in gottgleiche Distanz rückender Vater auf dem Gewissen hat, ein Vater, der sich in völliger Übereinstimmung mit herrschenden Erziehungsnormen und -idealen befunden, ja diese noch unter großem Lob durch unermüdlichen Erfindergeist vielfältig bereichert hat.

D. P. Schreber, der in der über ein halbes Leben sich erstreckenden Psychose zuerst dem Komplott zwischen seinem Psychiater Prof. Flechsig (Leipzig) mit Gott und deren seelenteilenden »Himmelsmeuten« unterliegt, wächst schließlich über alle hinaus und tötet sie. Schreber wehrte sich gegen Flechsig, in dessen Macht er war, der an ihm »Seelenmord« und »Seelenraub« beging. Er muß sich an dieser übermächtig erlebten Figur seines Psychiaters, auf den er den gehaßten Vater übertragen hatte, rächen. Vor allem Canetti[42] hat auf das dialektisch Korrespondierende der Macht als Krankheit und der Krankheit als Macht in seiner Analyse abgehoben. In seiner Paranoia wird Schreber zuletzt zum mächtigsten Herrscher über alle Lebenden, und er stürzt sie alle in eine kosmische Katastrophe, während er allein überlebt. Wahnherrschaft.

In ihrer herben Kritik an Freuds Schreber-Interpretation[43] vertreten Deleuze und Guattari[44] die Theorie, daß Schrebers Paranoia wie alle Schizophrenie eine von den gesellschaftlichen Gewaltverhältnissen eingesperrte und auf sich selbst zurückgeworfene Wunschproduktion sei. Genug. Das spätere Kapitel 15 (»Innere Psychiatrie«) greift diesen Gedanken in einem anderen Aspekt nochmals auf.

Unterdessen bleibt Psychiatrie als (äußere) Herrschaft sichtbar und anfechtbar genug. Die gröbsten Mängel, die etwa in Italien die spektakulären Psychiatrie-Reformen Basaglias herausgefordert haben, bestehen so nicht mehr, bestanden, soviel mag man der ansonsten wohl fehlorientierten Vergleichsstudie von Moises[45] zugestehen, in dieser krassen Ausprägung in der Bundesrepublik zu keiner Zeit. Aber auch die deutsche Psychiatrie ist in ihrem Durchschnitt heute kaum weniger schlecht gestellt im Vergleich zu den angeseheneren körpermedizinischen Behandlungseinrichtungen wie sie es vor fünfzehn Jahren etwa war, so daß immer noch mit Kisker[46] festgestellt werden kann, es spreche »manches für die Mitdeterminierung der Verrücktheit durch die Armut«, im übrigen sei »andererseits unbezweifelbar, daß Verrücktwerden arm macht: Das Einkommen des Erkrankenden sinkt ab, die Familien werden von den Sozialbehörden in Regreß genommen, und soziales Wiederaufsteigen gehört zu den extremen Seltenheiten«. Mag die »Psychiatrie-Enquête« dazu beigetragen haben, daß sich allmählich einiges bessert, es bleiben unverändert dieselben Formen, in denen sich dem psychisch Kranken Psychiatrie als Herrschaft gibt: Er wird, wo nicht nach Unterbringungs- oder sog. »psychisch Kranken«-Gesetzen äußerlich zwangsuntergebracht, gegen erhebliche innere Widerstände auf psychiatrischen Stationen interniert, er wird sodann dem »Degradierungszeremoniell« der psychiatrischen Untersuchung unterzogen (Garfinkel[47]), anschließend wird er zumeist gegen seinen Willen, jedenfalls gegen seinen Wunsch (der auf Verstandenwerden zielt) psychopharmakologisch traktiert, ihm wird das diagnostische Etikett zugemutet (das zusammen mit allen Befund- und Verlaufserhebungen in eine ihm selbst nicht zugängliche Krankenakte aufgenommen wird) und, wo nicht der Makel des »psychiatrischen Falls« von sich aus seine unselige Wirkung tut, durch nicht durch ihn beeinflußbare psychiatrische Begutachtung in verschiedensten Rechtsbelangen ein weiteres Mal bezüglich seiner Abnormität qualifiziert und stigmatisiert.

Nicht zuletzt gegen diese Formen psychiatrischer Herrschaft, die durch bessere materielle Ausstattung und sozialtherapeutische Belebung nicht essentiell aufgehoben werden kann, hat sich zum Großteil die antipsychiatrische Bewegung gerichtet. Das bleibt beachtenswert. Es wäre falsch, den antipsychiatrischen Protest an dem zu messen, wo er übers Ziel hinausgeschossen ist und etwa alle psychische Krankheit ungeprüft als das erbarmungswürdige Resultat schamloser Ausbeutung, Unterdrückung und Vergewaltigung gedeutet hat. Das bleiben indessen immer noch zutreffende Bezeichnungen für die gesellschaftlichen Verhältnisse. Sie schädigen uns aber alle, wir sind alle Unterdrückte, Geknechtete, Kolonisierte (im Sinne Fanons[48]), auch wir Psychiater sind nicht ausgenommen. Diese von der Antipsychiatrie, und nicht nur von ihr, übersehene *andere* Seite dieses Risikoberufs wird in Kapitel 13 untersucht. Indirekt ist gleichwohl richtig, daß sich die gesellschaftlichen Pressionen auf die Qualität der zwischenmenschlichen Interaktionen so auszuwirken pflegen, bis hinein in die mikrosoziologische Kleinagentur der Familie, daß sie dort auf den Schwächsten niedergehen. Dieser erscheint dann an den Pforten der Psychiatrie als Interaktionsopfer. Dabei ist es eine von mehreren theoretischen Konzeptionen, sich diese Soziopathogenese oder Familiogenese psychischer Abnormität nach dem sog. Delegationsmodell Stierlins vorzustellen.[49]

Vieles zum Thema »Psychiatrie als Herrschaft« wie auch zum Thema »Psychiatrie als Opfer« erscheint in der vorliegenden Fallgeschichte. Dr. Wachter ist Exponent einer Herrschaftswissenschaft, zumal in der folgenreichen Anwendung und Umsetzung als forensische Psychiatrie, aber auch im therapeutisch reproduzierten Gefälle von Herr und Knecht (»Butler«), das sich auch und erst recht durch Sexualisierung der Beziehung nicht hat aufheben lassen. Das Thema erschien dann auch in der manischen Psychose Bindings, für deren Dauer dieser die Herrschaft übernahm und, hier in gewisser Analogie zu Daniel Paul Schreber, mit Hilfe »Gottes« über Dr. Wachter und die gesamte Psychiatrie gebieten zu können meinte. Gegengewalt. Schrebers Psychiater starb freilich nur im psychotischen Drama.

Kapitel 12

Beziehung als Konfusion

Untersucht man die Beziehung zwischen Täter und Opfer über ihre zwölfjährige Geschichte, so wird bald deutlich, daß es sich gar nicht um *eine* entwickelte und gewachsene Beziehungsgestalt, sondern um ein vielfältiges Nacheinander, Nebeneinander und Durcheinander verschiedener Beziehungsformen gehandelt hat. Dabei hat die immer nur kurzzeitige und bruchstückhafte Verwirklichung eines Beziehungs-»Ideals« und vor allem die Ungleichheit und Unvereinbarkeit der gegenseitigen Wünsche, d. h. die Orientierung der Partner an verschiedenen Beziehungsmodellen zu derselben Zeit, eben die Konfusion ausgemacht und zu jener dramatischen Wendung und schließlich zu der Katastrophe geführt, die im Tod des Psychiaters Dr. Wachter endete. Bezogen auf die Fallgeschichte vermittelte sich dem viktimologisch geschärften Blick eine Folgerichtigkeit in diesem Leiden und dieser Agonie einer ungleichen Beziehung, die einem gerechteren Verständnis der strafrechtlich zu verhandelnden Totschlagshandlung dienen konnte. Es ist im Rahmen des Fallberichtes dargelegt worden, was die hier aufgedeckten Zusammenhänge und Widersprüche bezüglich der richterlichen Beweisfragen (Motiv, Schuldfähigkeit, Strafwürdigkeit des Täters) bedeutet haben.

Hier soll nun über das konkrete Beispiel hinaus am Begriff *Beziehung* auf einige grundsätzliche Probleme interpersonellen Verhaltens in verschiedenen Bereichen der Psychiatrie und der Psychotherapie eingegangen werden. Das ist, wie sich alsbald zeigt, nicht in systematischer und gefälliger Form möglich. Denn erstens bestehen nicht nur nomenklatorisch große Unterschiede, sondern man trifft auch auf inhaltlich stark differente Fassungen des Beziehungsbegriffs. Zum zweiten sind Verständnis und Anspruch von Begegnung oder Interaktion unter den Bedingungen der Therapie so vielfältig, modifiziert oder auch kontrovers, wie Art und Schwere der Krankheitsformen verschieden sind. Ebenso zwingen wissenschaftliche Überzeugungen (entsprechend der Zugehörigkeit zu bestimmten Schulen) dazu, Beziehung auf das jeweils theoretisch Zulässige und methodisch Handhabbare zu verkürzen. Drittens kann man ohne Überschreiten der psychiatrischen und psychotherapeutischen Bereichsgren-

zen und ohne die Kenntnis gängiger zwischenmenschlicher Beziehungsformen in der alltäglichen Lebenspraxis, d. h. ohne die Möglichkeit des kritischen Vergleichs, letzten Endes auch nicht verstehen, was sich ohnedies grenzüberschreitend da und dort versagt, meldet, wiederholt, verstärkt und Geltung verschafft. Viertens tritt Beziehung auch als Beziehungspathologie ins Blickfeld. Auch wenn man nicht einer (wissenschaftlich unhaltbaren) absoluten Soziogenese allen psychischen Leidens anhängt, so ist doch durch eine weltweite sozialpsychiatrische Forschung die gesellschaftliche Mitverursachung psychischer Devianz, erst recht die pathoplastische Wirkung sozio-ökonomischer und kultureller Bedingungen auf bereits manifeste Erkrankungen nicht mehr zweifelhaft. Fragwürdig ist es freilich in diesem Zusammenhang, wenn solche Erkenntnisse nicht auf den betreffenden Feldern gesellschaftlichen und zwischenmenschlichen Lebens, nicht »vor Ort«, sondern von den zentralen ortsgebundenen Lehrstühlen und Schreibtischen in der tradierten Form wissenschaftlicher Welterschließung gewonnen werden und dann Bedeutungstiefe und Gesichtsfeldbreite haben, wie Ferngläser mit langen Brennweiten.
Im Rahmen der vorliegenden Studie bleibt unerörtert, inwieweit das frei und autonom gedachte Individuum vor diesem Hintergrund nicht eine Fiktion oder allenfalls eine Denkordnungshilfe darstellt, die sich doch auch der Gesellschaft verdankt, inwieweit Individualität nicht überhaupt gesellschaftlich produziert und funktionalisiert ist. Es kann hier auch nur, nach Maßgabe eines sich gleichwohl stets noch pragmatisch verstehenden Aufklärungsbedürfnisses, eben gestreift werden, was als eine ganze Philosophie der Intersubjektivität vorliegt. (Hierzu ein Verweis auf den, wenn auch stark gedrängten, Handbuchbeitrag von K. P. Kisker.[1]) Wir bleiben im wesentlichen in dem Orientierungsrahmen, den wir früher schon unter den Titel einer »Pathologie der Zwischenmenschlichkeit«[2] gestellt haben, wonach psychische Störung immer zugleich Kommunikationsstörung ist.
Es dient der Anschaulichkeit, wenn wir nochmals zur Fallgeschichte zurückkehren und die dort erscheinenden Problemaspekte dann in den übergreifenden Zusammenhang hineinstellen. Dabei ist es müßig zu fragen, wie denn die Beziehung zwischen Hans Binding und Dr. Wachter, anders angelegt und kontrolliert, hätte gelingen können. Es erstaunt immerhin, wenn man in den ersten Briefzeugnissen Bindings, in häufig vorkommende Redensarten verkleidet, auf Formulierungen stößt, die den ganzen Bogen der möglichen dramatischen Ereignisse bis zum äußersten einer Tötungshandlung vorzeichnen. Ihm ging es darum zu lernen, mit anderen Menschen auszukommen, »ich brauche jemand, der mir ein Beispiel ist,

dem ich nacheifern kann, der mir hilft« (Febr. 1966). Dieser »jemand« sollte ihm Dr. Wachter werden, dem er anvertraut: »Ich habe solche Angst, daß ich mich einmal vergessen kann und einen Menschen töte« (März 1966). Dr. Wachter möge ihn davor bewahren, retten. Aber: »Sie sind doch ein Psychiater, und das ist eigentlich eine Sache für einen Psychotherapeuten«, doch im selben Brief: »Sie sind schwer in Ordnung... Sie betrachten Ihren Beruf nicht nur als Broterwerb, sondern sind mit dem Herzen dabei... Sowas möchte ich als Vater haben... Mir fehlt eben ein Mann, der mir Vorbild ist und hilft« (März 1966). Und Dr. Wachter empfängt diese Signale, nähert sich Binding, bringt es nicht über sich, ihn zu enttäuschen. »In meinem Beruf«, schreibt er in einem Brief an seine Mutter im Mai 1966, »muß man manchesmal mehr tun als nur das, wozu man genau genommen verpflichtet ist«. So fängt diese Beziehung an. Die Situation, die sie ermöglicht hat, ist eine rein psychiatrische. Der noch nicht 20jährige Binding ist ein stationär untergebrachter psychiatrischer Patient, Dr. Wachter sein Stationsarzt. Dieser hat, wie er später bekennen wird, Feuer gefangen und ist alsbald in Binding verliebt. Aber er hält sich zurück, versagt sich den Durchbruch in eine reale Beziehung, zeigt sich in der Gestalt des selbstlos engagierten, in jeder Hinsicht hilfreichen Arztes. Damit wird er der ersehnte ideale Vater, den sich Binding so sehr wünscht. Obwohl Dr. Wachter für noch geraume Zeit formal zumindest in den gängigen Formen psychiatrischen Umganges zwischen Therapeut und Patient bleibt, fehlt ihm offenbar gründlich die psychoanalytisch geschulte Selbsteinsicht, um die Beziehung kontrollieren zu können. So aber war er von seinen unkontrollierten stark positiven Gegenübertragungsaffekten getrieben, Bindings Phantasien umgehend zu realisieren, indem er sich doch tatsächlich als dessen Vormund bestellen ließ. Damit hatte er sogar mit den zugehörigen juristischen Vollmachten und Pflichten die Vaterrolle an sich gezogen und sich die Möglichkeit einer therapeutisch produktiven Bearbeitung der auf ihn gerichteten Vaterübertragung weitgehend genommen. Natürlich kann aus der späteren Entwicklung rückgeschlossen werden, daß es Dr. Wachter um eine solche, letztlich ja wieder auf Lösung und Trennung hinauslaufende, Bearbeitung auch gar nicht gegangen sein dürfte. In der Tat war seine gesamte »Strategie« darauf angelegt, Binding auch auf andere Weise real an sich zu binden: durch zusätzliche Übernahme der Bewährungshelferfunktion, durch ihn bei verschiedenen Anlässen freisetzende (vor Strafsanktionen bewahrende) psychiatrische Gutachten, durch persönliche Vermittlungshilfen bei Arbeits- und Wohnungssuche, durch Geldgaben.

Die Beziehung trieb folgerichtig auf den Punkt zu, wo auch Dr. Wachter

seine Reserve aufgab, sich Binding mit eigenen persönlichen Nöten und Problemen anvertraute, etwa über seinen Konflikt mit der Freundin Irma Strack sprach, was sich äußerlich im Übergang zur Du-Anrede (Feb. 1968) zeigte. Eine psychotherapeutische Beziehung sensu strictu konnte es schon lange vorher nicht mehr werden. Aber auch eine im geläufigen Sinne psychiatrische war durch diese persönliche Wendung verspielt. So muß es zunächst unverständlich erscheinen, daß Dr. Wachter nicht spätstens an dieser Stelle, d. h. 1968 bereits, zu einer nur noch persönlichen Beziehung überging und noch allenfalls erforderliche oder in der Zukunft wieder erforderlich werdende psychiatrische Hilfe oder Begutachtung an Dritte delegierte. Statt dessen hielt er sich weiter in der Rolle des Binding behandelnden und beurteilenden Psychiaters und beließ diesen entsprechend weiter in der Rolle des von ihm abhängigen Patienten.
Lassen wir es fürs erste mit diesem kleinen Rekurs auf die Anfangsphase der Fallgeschichte genug sein. Nur ganz grob wurde ein psychoanalytischer Maßstab angelegt und verdeutlicht, wie hier schon durch eine außer Kontrolle geratene bzw. gleich gar nicht erkannte Übertragungskonfusion der therapeutische Spielraum eingeengt und schließlich völlig verloren worden ist. Man muß jedoch fair sein und darf nicht dem Tatopfer Dr. Wachter (gar noch als unterschwellige Zuweisung einer persönlichen Mitschuld an der Tat) einen Mangel vorwerfen, unter dem die Psychiatrie insgesamt leidet. Denn die Psychiatrie hat keine entwickelte therapeutische Beziehungslehre. Zwar wiederholt sich gerade auf den vielfältigen Interaktionsfeldern der Psychiatrie so gut wie alles, was es an gelungenen und vor allem mißglückten zwischenmenschlichen Beziehungen gibt, die sich oft genug in extrem übersteigerten Formen (wie etwa in der Wahnkrankheit, vgl. hierzu Ey[3], Kulenkampff[4], Zutt[5]) ausdrücken und sich förmlich einer nun psychiatrischen bzw. psychotherapeutischen Entwirrung und Bereinigung aufdrängen. Aber die Psychiatrie steht weitgehend mit leeren Händen da. Sie konstatiert allenfalls die durch Anamneseerhebung und Exploration geförderten kommunikativen Daten des Patienten, um sie den biologischen zuzuschlagen und bei der Diagnosenstellung mitzuverwerten. In ihrer durchschnittlichen Verfassung verfügt sie nicht über das Sensorium, um überhaupt wahrzunehmen, daß sich diese kommunikativen Parameter in die psychiatrische Situation hinein fortsetzen und auch diese nachhaltig beeinflussen.
Wo nicht gänzlich auf den »gesunden Menschenverstand« gesetzt wird (was einem sich selbst überlassenen Pflegepersonal oft einzige Zuflucht ist und auch durch supervisionsartige Stationsmeetings in exzeptionellen Modell-Kliniken nicht gegen verläßliche Methode eingewechselt wird),

verläßt man sich auf die ärztliche Intuition, d. h. auf etwas unwägbar Numinoses, das sich dem ärztlichen Ethos beiordnet. Man hört auch heute noch, der gute Arzt sei, sozusagen von Natur aus, auch ohne besondere Ausbildung, stets Psychotherapeut. Man ist davon überzeugt, daß ihn die tiefen Einblicke in menschliche Not und Krankheit, je länger desto mehr, zwangsläufig dazu machen müßten. Man wollte dem gern zustimmen, was beispielsweise F. Hartmann[6] zur Versittlichung des Arzttums durch das Christentum geschrieben hat, wenn es nur tatsächlich fester grundlegender Bestand ärztlichen Selbstverständnisses und damit auch vorauszusetzende Mitgift psychiatrischer und psychotherapeutischer Haltungen wäre, anstatt sich von jeweils herrschenden Moden und Mächten zu gefälliger und gefügiger Auslegung ärztlichen Wesens anstiften oder verführen zu lassen. »Der ärztliche Auftrag«, so F. Hartmann, »wie wir ihn im gegenwärtigen Abendland verstehen, ist doppelschichtig: Menschen zu helfen, auch dann noch, wenn sie nicht zu heilen sind und Weg und Mittel dazu nicht dem Zufall zu überlassen, sondern die ärztliche Tat auf Wissen zu gründen. Der innere Antrieb zum Helfen ist ein Humanum, das schon im Vorbewußtsein angelegt ist, die ontologische Substanz, deren Versittlichung sich mit der Reifung des menschlichen Geistes, der Entwicklung menschlicher Hochkulturen im Medium der Freiheit vollzieht. Seine sittliche Prägung erhält abendländisches Arzttum durch die Weltauffassung der Griechen und das Menschenbild des Christentums.« Und dies noch: »Die Verbindlichkeit ärztlicher Ethik wird in dem Maße stärker, in dem ärztliches Handeln nicht mehr nur vom lumen rationale der Antike, sondern vom lumen irrationale erleuchtet wird, in dem das Gewissen nicht mehr nur als Teil der Vernunft, sondern als Gottes Stimme in uns wirksam und die anonyme Verbundenheit an das Naturgesetz überhöht wird durch die personale Verantwortlichkeit.«[7] Das sind zweifellos das Pathos und die Gläubigkeit der fünfziger Jahre. Es wirkt sicher in den älteren Arzt- und Psychiatergehirnen auch heute noch nach (was uns wichtig zu wissen ist). Als ärztliche Metatheorie hat es sich kaum gehalten, auch keine rezente Nachfolge gefunden. Linke Ideologiekritik hat nachgewiesen, daß diese Ethik entweder selbst den Zweck verfolgt hat oder sich dazu hat mißbrauchen lassen, von massiven ökonomischen und Machtinteressen abzulenken oder diese gar zu fördern. (Vorwurf an alle gottergebene Weltblindheit, die allem diesseitigen Gerangel und Geschiebe und Unrecht gegenüber gottverlassen gleichgültig ist).
Im übrigen hat der Fortschritt andere Entwicklungen begünstigt: die manipulativen Technologien der Genforschung, der computergesteuerten Diagnostik, der Intensivmedizin, des Retortenbabys, der Verhaltens-

steuerung (Brain washing, Behaviorismus), der universellen physiko-chemischen Beherrschbarkeit des Mensch-Systems, nicht zuletzt die Pharmakopsychiatrie. Nicht mehr gewissensempfindliche Ethiker, sondern Technologen und Technokraten beherrschen die Szene und sind die Akteure eines nun in menschliche Regie genommenen modernen Darwinismus. Im Kontext dieser Entwicklung (die das vielleicht wichtigste Thema der Wissenschaftsethiker und Kulturkritiker der nächsten Jahrzehnte sein wird) steht das hier interessante Problem einer allgemeinen ärztlichen Ethik, auf die allein eine Psychiatrie zurückgreifen kann, die keine entwickelte therapeutische Beziehungslehre hat. Diese Ethik selbst ist brüchig genug. Sie hat in gar nicht so lange vergangenen Zeiten nicht verhindert, daß sich die Medizin in den Dienst eines verbrecherischen Systems hat nehmen lassen und zu einer »Medizin ohne Menschlichkeit« geworden ist (Mitscherlich und Mielke[8]). Das beschränkte sich bekanntlich nicht auf inhumane Menschenversuche an wehrlosen Opfern und auch nicht auf die Zwangssterilisation Hunderttausender europäischer Juden (die man in der Endphase des Krieges zwecks Ausbeutung ihrer Arbeitskraft nicht umbringen wollte), sondern erstreckte sich auch auf die sogenannte »Aktion T 4«, d.h. auf das Euthanasieprogramm, dem zwischen Oktober 1939 und August 1941 80000 bis 100000 psychisch Kranke, bevorzugt auch sog. »kriminelle Psychopathen«, Sicherheitsverwahrte und »Sittlichkeitsverbrecher« (darunter Homosexuelle) zum Opfer fielen (vgl. Dörner[9]). Hier hatte sich gerade und in besonders verwerflicher, menschenverachtender Weise die deutsche Psychiatrie der nationalsozialistischen Rassenideologie und der Lebensvernichtung als ihrer äußersten Konsequenz verschrieben und ihr zum Erfolg verholfen. Das zeugte selbst in der humansten Auslegung als sog. »Gnadentod« von abgründiger Verständnislosigkeit und Erbarmungslosigkeit gegenüber den Menschen, die sich zum Teil arglos der Psychiatrie anvertraut hatten, denen jedenfalls therapeutische Hilfe in Aussicht gestellt war. Diese düstere Zeit sah also die Psychiatrie nicht nur als Herrschaftsinstrument, sondern gar ganz unverblümt in der Mörder-Rolle.

Einige literaturkundige geistvolle Reflexionen über das Wesen der Begegnung in der Psychiatrie (z. B. von Baeyer[10]) können nicht darüber hinwegtäuschen, daß es eine praxiswirksame Begegnungslehre nicht gibt und der einzelne Psychiater sich in diesem Dilemma aus den vorgefundenen unreflektierten Verhaltensstilen des jeweiligen »Hauses« (in denen über viele Jahrzehnte nicht nur hinzugelernte Erfahrung, sondern vor allem auch verheerende Vorurteile konserviert und tradiert zu werden pflegen) und Folgerungen seines persönlichen Pychiatrie-Erlebnisses sein spezielles

Verhaltensrepertoire zusammenmischt. Man kann irgendeine Psychiater-Autobiographie aufschlagen, beispielsweise die von H. Bürger-Prinz[11], der immerhin Dr. Wachters psychiatrischer Lehrer war, um zu erfahren, daß es jeweils von der persönlichen Mentalität des Klinikchefs abhing, wie weit man sich dem Patienten nähern, ihn ernst nehmen und verstehen oder nicht doch besser ihn in objektivierender Distanz halten und das unbestechliche (?) Auge des naturwissenschaftlich disziplinierten Forschers auf ihn richten sollte. Und so verwundert es gar nicht, daß von »Haus« zu »Haus« ein jeweils ganz anderer Umgangsstil, überhaupt ein mehr oder weniger warmes oder kühles (letzteres dann für besonders wissenschaftlich geltendes) kommunikatives Klima herrschte. Bürger-Prinz, selbst leidenschaftlicher Kriminalpsychiater, der sich als solcher in der Fachwelt wie in der Öffentlichkeit einen Namen machte, legt in seinem Selbstbericht Zeugnis davon ab, wie angesichts vielfältiger ständiger Anfechtungen gerade der Psychiater einsam und auf sich selbst gestellt ist. Seine Autobiographie schließt mit dem resignativen Passus: »Aus einer großen Zone eigener Verantwortung wird der Arzt dem Menschen und dem Leben gegenüber nie entlassen sein. Und wird ihm weder der Jurist jemals folgen noch der Theologe ihn jemals salvieren können.«[12] In der von ihm regierten Hamburger Universitätspsychiatrie hat er drei sehr unterschiedliche Erfahrungen, die seiner Assistenten- und Oberarztzeit in Köln (forensisch-psychiatrische Pragmasie, »humanen Avantgardismus«), in Heidelberg (»kühler Rationalismus«, »wissenschaftliches Unternehmertum«) und Leipzig (therapeutische Polypragmasie bei Langzeitinternierten, »keine diffizile Diskussion«) zum eigenen Stil integriert und zusammengefaßt. Über den Unterschied der damaligen Heidelberger zur damaligen Kölner Psychiatrischen Klinik (in den 20er Jahren) schreibt Bürger-Prinz u. a.: »Kam zum Beispiel die Rede auf das Thema Psychopathien und soziales Außenseitertum, dann kreuzten in Wilmanns' Vorstellung sofort und ausschließlich die Prostituierten, die Bettler, Landstreicher und Mehrfach-Kriminellen auf. Das Fließende in diesen Bereichen, die Zwischenstufen, Entwicklungen, die sehr vielgestalteten und weiten Zwischenzonen, die vor diesen dann schon eindeutigen Randlandschaften lagen, sah Wilmanns überhaupt nicht; womit ja auch zusammenhing, daß er Aschaffenburgs humanitären Elan in der forensischen Psychiatrie nun einfach für eine Art sozial-psychiatrischer Romantik hielt.«[13] Man wird mühelos, um einige Varianten bereichert, auch heute ähnlich unterschiedliche bis kontroverse Grundüberzeugungen und persönliche Begegnungsstile in den verschiedenen Residenzen universitärer Psychiatrie antreffen; und das wirkt sich keineswegs nur förderlich aus, wie man beispielsweise

Wulffs[14] freimütigem Erfahrungsbericht entnehmen kann. Im gleichen Maße, wie es hier schlechte Traditionen gibt und man eben erst zaghafte Ansätze macht, eine auf die Bedürfnisse der Patienten, d. i. die therapeutischen Bedürfnisse, abstellende Psychiatrik zu entwickeln (z. B. Dörner und Plog[15]), so bewahrt E. Bleulers unliebsame Kritik am »autistisch-undisziplinierten Denken in der Medizin« (was die Psychiatrie selbstredend einschließt)[16] ihre Bedeutung neben der zeitgemäßen Selbstkritik, Fremdkritik und Kritik der Kritik, wie sie sich gut zusammengefaßt und ebenso streit- wie anfechtbar in Kiskers Reflexionen über die »Allmacht und Ohnmacht einer Heils-Wissenschaft«[17] mitteilt. Zwangsläufig rückt auch Kisker das Verhältnis, »die gegenseitige Maß-Nahme« zwischen Patient und Arzt ins Zentrum kritischer Betrachtung: »Der Dialog Arzt/Patient, Spezialfall einer umfassenderen Beziehung zwischen Ratsuchendem und Ratgeber, kann als solcher durchaus thematisch und zugleich verschwiegen bleiben. Ihm genügt der Gestus und das andeutende Wort, insofern es die konkrete Situation des Rat-Suchenden ins Bild bringt: also die Not angesichts der Überwältigung durch eine unbarmherzige Natur und/oder Kultur und die Angst angesichts der Endlichkeit des eigenen Leibes und/oder der Bodenlosigkeit der eigenen Geschichte. Daß der Dialog Arzt/Patient eigens reflektiert wird, bezeichnet mit dem Grenzfall der Übertragungs-Psychoanalyse einen blaßblütig-abkünftigen, in der Neurosenbehandlung gleichwohl notwendigen Modus der notvollen therapeutischen Beziehung.«[18]

An allgemeinen Beschreibungen der Psychiater-Persönlichkeit hat es nicht gefehlt, solange es eine fachdisziplinierte und wissenschaftliche Psychiatrie gibt. Obwohl sich das prägende Vermächtnis jener Zwitterwesen aus Kriminalisten und Polizisten einerseits und aus (Seelen-)Ärzten aus der vorwissenschaftlichen und vor-klinischen Ära der Psychiatrie andererseits nie ganz verloren hat (Foucault[19], Castel[20] u. a.). J. Ch. Reil, selbst nicht Seelenarzt, aber gleichwohl der Namensgeber der neuen Disziplin »Psychiatrie«, dessen umstrittenes Werk »Rhapsodien über die Anwendung der psychischen Curmethode auf Geisteszerrüttungen« (1803)[21] das deutschsprachige Dokument jener historischen Wende mit der Geburt der Klinik wie des Asyls (Foucault[22]) darstellt, hat den Psychiatern folgende Eigenschaften und Tugenden verordnet: »Der ganze Vorrath von Kenntnissen, von allgemeiner Menschenkenntnis, Philosophie, Psychologie und Arzneikunde, stehe ihnen zu Gebot, der zur Ausübung ihres Faches erfordert wird. Dabei fehle es ihnen nicht an Uebung, ihre Kenntnisse auf concrete Fälle, Behufs des Zwecks der Heilung Irrender, anzuwenden. Ihr Charakter sey unbescholten, ihr Herz edel; Menschenliebe und

Pflichtgefühl leite jeden ihrer Schritte; fern sey aller Eigennutz; Liebe für die Kunst, und Trieb, das vorgesteckte Ziel zu erreichen, belebe ihre Thätigkeit. Sanftmuth und Ernst wechsele auf ihrem Gesicht, wie die Umstände es wollen; ihr Herz sey so fern von kalter Barbarey als von ohnmächtiger Gelindigkeit. Durch Ueberlegenheit ihrer Talente, Mäßigung ihrer Leidenschaften und durch Würde in ihrem Betragen sollen sie sich die Liebe und Achtung der Irrenden erwerben. Furcht als Folge einer tyrranischen Behandlung, ist mit Haß und Verachtung gepaart. Meistens sind die Verrückten noch klug genug, die Schwäche und den Unverstand ihrer Vorgesetzten bemerken zu können.«[23]

Wie schmal nimmt sich der Erkenntniszuwachs psychiatrischer Erfahrung in den seither vergangenen 180 Jahren (!) aus, wenn man die durchschnittliche psychologische und methodologische Bildung des Psychiaters im unmittelbaren therapeutischen Umgang mit dem Patienten betrachtet und einmal von den indikatorischen und kombinatorischen Fertigkeiten bei der Anwendung der Psychopharmakologie absieht. Differenziertheit und Reichtum psychiatrischer Selbsterfahrung, die man so überzeugend und umfassend bei G. Benedetti[24] aufgezeichnet findet, verdanken sich jahrzehntelanger ausdauernder Hingabe an die schwierigste aller Aufgaben: die Psychotherapie der Psychosen, speziell der Schizophrenien. Entsprechend uncharakteristisch ist solche Kenntnis der Verrücktheit und des Umgangs mit ihr für das Gros der psychiatrisch Tätigen. Dennoch erfährt, wer die Lektionen der Psychosenpsychotherapie gelernt hat, am unmittelbarsten und gültigsten, was Psychiatrie insgesamt sein kann und letztlich auch sein muß. Hier erledigt sich auch der müßige Streit über die Vereinbarkeit von Psychiatrie und Psychoanalyse. Denn eine über alle Fragen theoretischer Verträglichkeit hinausreichende, unmittelbar personal fordernde Praxis erweist einmal den faktischen Vorrang der pathologischen (klinischen) Situation des Schizophrenseins, in die der Therapeut spiegelbildlich und »gegenidentifizierend« (Benedetti[25]) seinerseits eintritt, vor jeder theoretischen Explikation und methodischen Zubereitung. Und zum andern sehen sich Theorie und Technik der Psychoanalyse auf das zurückgenommen, was sie sind, nämlich bloße Arbeitsmittel, die begrenzt eingesetzt werden können und modifiziert werden müssen. Sie sind, wo es nicht mehr nur um Neurosenpsychotherapie geht, eben nur partiell und regional brauchbar und gültig.

Eine von vielen Erfahrungen in diesem Zusammenhang betrifft beispielsweise die Reaktion des Therapeuten auf das aggressive Verhalten eines schizophren erkrankten Patienten. Der Therapeut soll sich getrost grenzsetzend entgegenstellen. Benedetti beschreibt es wie folgt: »Der Therapeut soll diese Grenze vertreten, ohne das strafende Über-Ich zu sein. Der gute Therapeut ärgert sich nicht, empört sich nicht, er verurteilt den unberechenbaren Kranken nicht. Er verstößt ihn nicht, wenn er sagt, daß er die Therapie unter solchen Umständen nicht fortsetzen könne, er verletzt nicht, weil er dies in einer ruhigen, realistischen, nicht ablehnenden Weise sagt. Der Therapeut ist also in dem guten Sinne aggressiv, daß er eine unbeugsame Realität vertritt, so wie diese ist, und daß er durch diese Haltung sich weigert, in die ihm vom Kranken zudiktierte Rolle des Verfolgers einzutreten. Eine solche gute, den Kranken in einem letzten Sinne annehmende, seine zerstörerische Psychopathologie negierende therapeutische Festigkeit gibt dem paranoiden Kranken den Partner, den er im Grunde braucht. – Ein solcher Kranker braucht eben nicht nur den verstehenden, den ihm zur Verfügung stehenden Therapeuten, den er manipulieren und ausnützen kann; er braucht vielmehr einen ›Seinesgleichen‹, der ihn aber begrenzt und ihn doch sein läßt, ihn mit einer Grenze konfrontiert und ihm die Freiheit gönnt, daraus Schlüsse zu ziehen.«[26]

Es mag Hoffnungen wecken, daß, wenn wohl auch noch Jahrzehnte entfernt von ihren praktischen Auswirkungen in der Facharztausbildung zum Psychiater und erst recht in der Praxis psychiatrischer Anstalten, doch schon Kernkonstrukte der wissenschaftlichen Psychopathologie und der psychoanalytischen Metapsychologie als sich zum Nutzen psychiatrischer Therapeutik teils ergänzende, teils befruchtend durchdringende Systeme und Erfahrungssammlungen zu Kongreßthemen gemacht und diskutiert werden können. Dazu sei Kisker (1980)[27] zitiert: »Die Zeit scheint reif, daß Psychiatrie und Psychoanalyse sich in ihrem Theorieertrag ineinander aufheben, daß sie sich in ihrer institutionellen und ständischen Durchsetzung unterstützen und als Versorgungskomplementäre handeln. Eine Pathologie der Bewußtseinsstrukturen – bevorzugtes Erfahrungsfeld psychiatrischer Psychopathologie – ist ohne eine Psychologie der Dynamismen des Unbewußten nicht zu machen, keine Pathologie des Unbewußten – bevorzugtes Erfahrungsfeld der Psychoanalyse – ohne Würdigung der korrelativen Bewußtseinsdestruktion. Ob wir am Kiel oder am Mast reparieren, wir sitzen im gleichen Boot, teilen uns in denselben, von *Freud* einmal ›unmöglich‹ geheißenen Beruf. – Für mich gehen im beruflichen Tun und Denken Psychiatrie und Psychoanalyse nicht mehr voneinander weg, sondern gemächlich aufeinander zu. Die Psychoanalyse gilt mir als Konzeption, die mir die Widersprüchlichkeit der ersten Natur des Menschen und deren gedoppelte Kontradiktion zu seiner ›zweiten Natur‹ am klarsten macht. Sie ist diejenige Personologie, welche die dem Begreifen- und Machenwollen so entschieden entzogene Abseite

meines Patienten und meiner selbst ein wenig enttrübt und damit Anderssein als ein Problem der Verhältnishaftigkeit aufklärt.« Den sozial- und antipsychiatrisch einerseits und »illuminativ-gruppendynamisch« andererseits aufgetretenen Störenfried beider, die (kritische) Sozialwissenschaft, sieht Kisker aus dem Feld geschlagen und im Rückzug begriffen vor den in einen (neuen) Klinizismus geflüchteten Psychiatrie und Psychoanalyse. Dadurch sei die »soziale Verantwortung« wieder »auf ein einlösbares Maß zusammengeschrumpft«. Es dürfen wohl leichte Zweifel angemeldet werden, ob hier nicht ein Kind gerettet und dafür ein anderes mit dem Bade ausgeschüttet worden ist. Der gegen eine sozialwissenschaftlich abgestützte Anti-Psychiatrie gerichtete Affekt sollte nicht den Blick trüben für die *konstruktiven* Beiträge einer zunehmend sich selbst psychoanalytisch-hermeneutisch fundierenden Soziologie zur Aufklärung von Beziehungsstrukturen. Davon hängen mehr denn je die praktischen Erfolge der Psychiatrie und Psychoanalyse ab. Psychotherapie selbst ist indessen schon als Beziehungsstiftung und Beziehungsklärung (Deutung) mikrokosmische Sozialforschung; wir haben bei früherer Gelegenheit den Begriff »kommunikative Wissenschaft« geprägt (Spazier und Bopp).[28] Dann käme es nur darauf an, den immanenten »Soziopartner« neben den beiden »Psychogeschwistern« zuzulassen.
Aber entnehmen wir dem programmatischen Text Kiskers noch das folgende: »Zusammenwirken von Psychiatrie und Psychoanalyse, das heißt heute nicht so sehr Diskussion abgehobener Theorien als Verständigung über Art und Ausmaß wechselseitiger Vermittlung technischen Wissens, und zwar im Hinblick auf einen gekonnt-unverzettelten Einsatz derjenigen Kräfte und Geschicklichkeiten, die den pragmatischen Bestand der beiden Psychofächer bilden. Zur Zeit scheint in der Psychiatrie das Bedürfnis nach psychoanalytischem *know how* größer: Selbstdurchleuchtung, Teamdurchleuchtung und Institutionsdurchleuchtung im analytischen Polarisationslicht sind, zumal bei werdenden und jüngeren Psychiatriekräften, begehrter als unmittelbar patientenbezogene analytische Hilfen. Umgekehrt wird psychiatrische Beratung des indikativ-prognostischen und therapeutischen psychoanalytischen Vorganges noch seltener praktiziert, als sie nützlich sein könnte. Hier stellt sich die zwischen Psychiatrie und Psychoanalyse durchaus klärungsfähige Aufgabe, zu sehen, welche Art und welches Maß an Therapeuten-›Selbsterfahrung‹ für die psychiatrische bzw. psychoanalytische Arbeit mit dem Patienten förderlich und unverzichtbar sind, wo die Grenzen zur verdeckten autotherapeutischen Selbstvergegenwärtigung, schließlich zum schlichten psychologischen Selbstgenuß beim Therapeuten liegen.«[29]

Hier klingt an, was der Psychoanalyse, gerade aus dem Blickwinkel der Basis, als ein Hauptmakel anhaftet: sich besonders für die Luxusbedürfnise der upper class zu eignen und sich ihr auch an den Hals zu werfen. Aber diese Beobachtung eines mehr eigennützigen als patientenbezogenen Gebrauchs psychoanalytischer Durchleuchtung signalisiert vor allem das mehr oder weniger verzweifelte Streben nach größerer Sicherheit und Klarheit in der Rolle des Psychiaters oder sonst psychiatrisch Tätigen. Damit wird zwar nur einseitig etwas Licht in die vielfältig konfusen Beziehungsgeflechte gebracht, mit denen es die Psychiatrie in Fülle zu tun hat. Das würde Dr. Wachter beispielsweise sehr geholfen und ihm wahrscheinlich das Leben gerettet haben. Aber ihm wie der weit überwiegenden Zahl seiner psychiatrischen Kollegen stand und steht nicht einmal das zu Gebote.

Seine Psychiatrie war am Subjekt des Psychiaters gar nicht und an dem des Patienten nur so weit interessiert, als es Daten für die diagnostische Klassifizierung lieferte. Dr. Wachter war forensischer Psychiater alter Schule und somit gleicher Lehrauffassung wie Prof. Petri. Diese setzt den Probanden einem Objekt naturwissenschaftlicher Beobachtung und Untersuchung gleich. Der Gutachter geht einer Beziehung förmlich aus dem Wege, denn diese stört allenfalls die objektive Urteilsbildung. Diese Methode ist an einem Grundschema naturwissenschaftlicher Beobachtung und Experimentalistik orientiert, das für die Naturwissenschaften selbst schon historisch und, als vereinfachtes Modell, nur noch didaktisch gültig ist. Es sei mit den Worten Werner Heisenbergs gesagt: »Wenn von einem Naturbild der exakten Naturwissenschaft in unserer Zeit gesprochen werden kann, so handelt es sich (also) eigentlich nicht mehr um ein Bild der Natur, sondern um *ein Bild unserer Beziehung zur Natur.* Die alte Einteilung der Welt in einen objektiven Ablauf in Raum und Zeit auf der einen Seite und die Seele, in der sich dieser Ablauf spiegelt, auf der anderen, also die Descartes'sche Unterscheidung von *res cogitans* und *res extensa,* eignet sich nicht mehr als Ausgangspunkt zum Verständnis der modernen Naturwissenschaft. Im Blickfeld dieser Wissenschaft steht vielmehr vor allem das Netz der Beziehungen zwischen Mensch und Natur, der Zusammenhänge, durch die wir als körperliche Lebewesen abhängige Teile der Natur sind und sie gleichzeitig als Menschen zum Gegenstand unseres Denkens und Handelns machen. Die Naturwissenschaft steht nicht mehr als Beschauer vor der Natur, sondern erkennt sich selbst als Teil dieses Wechselspiels zwischen Mensch und Natur. Die wissenschaftliche Methode des Aussonderns, Erklärens und Ordnens wird sich der Grenzen bewußt, die ihr dadurch gesetzt sind, daß der Zugriff der Methode ihren Gegenstand verändert und umgestaltet, daß sich die Methode also nicht mehr vom Gegenstand distanzieren kann. *Das naturwissenschaftliche Weltbild hört damit auf, ein eigentlich naturwissenschaftliches zu sein.*«[30] Um wieviel mehr hat dieses Weltbild in einem Bereich seine Gültigkeit verloren, in welchem so gut wie alles offensichtlich durch Beziehung vermittelt ist! Wo nicht nur der Gegenstand durch den Beobachter subjektiviert und damit verändert wird, sondern selbst in den sterilsten Settings (etwa eines psychologischen Tests) *zwei* Subjekte interagieren und sich damit gegenseitig verändern. Es kann nur erstaunen, mit welcher Hartnäckigkeit und Unbelehrbarkeit sich ganze Schulen erhalten können, die am Glauben der »Geisteskrankheit« als Naturtatsache und ihrer Forschungsmethode als einer Naturwissenschaft alten Stils festhalten. In diesem Zusammenhang wird die Lage nicht dadurch besser, daß etwa neben der genetisch determiniert oder durch eine physikalische Gewalteinwirkung oder durch eine chemische oder biologische Noxe verursacht gedachten »Naturtatsache« ein Träger-Subjekt gelten gelassen wird, wenn dieses auf der Stelle aus der Zuständigkeit und Sorgepflicht eben dieser »Naturwissenschaft« Psychiatrie wieder entlassen und sich selbst überlassen wird. Wie es den ererbten oder erworbenen Schaden psychisch erlebt und verarbeitet, kümmert diese Variante forensischer Psychiatrie jedenfalls nicht. Dafür hat in kaum zu übertreffender Deutlichkeit im Strafverfahren gegen Binding Prof. Petri ein Beispiel geliefert. Wir werden im Kapitel 14 (Kriminalpsychiatrie) nochmals darauf eingehen. Es handelt sich indessen um eine auch in den übrigen Bereichen der praktischen Psychiatrie, wo diese präventiv, kurativ oder konservierend-pflegend tätig ist, verbreitete Ideologie, die vor allem von der sich immer noch ausdehnenden Pharmakopsychiatrie ausgeht. Sie trennt den Menschen von der Krankheit, behandelt diese und stellt jenen zur Disposition für ergänzende soziale und pflegerische Betreuung.

Um so größer ist das Vakuum, in dem der einzelne psychiatrische Funktionär vergeblich Halt und Orientierung sucht, in dem auch der Patient vergeblich nach einem Partner sucht und wo Beziehungen zufallsbestimmt, fragmentarisch, unstrukturiert sind, statt lösend und klärend oft genug zusätzlich belastend und pathogen, und wo es zu gar keinen Beziehungen kommt, dann nach einiger Zeit jene sogenannten Anstaltsartefakte als psychiatrogene Schäden zu beobachten sind. Wenn auch das Anstaltsleben heute sozialtherapeutisch aufgefrischt ist, wenn auch die chemischen Fesseln gelockert sind und den Kranken mehr Aktivität zugestanden wird, so wird man beim Gang durch ein psychiatrisches Krankenhaus wie ehedem das Personal in frei gewählten Rollen und Einstellungen zum

Kranken, dem eigentlich Verrückten zumal, antreffen. Es wird nach wie vor unter den Pflegern sogenannte »humanistics« in der Minderzahl und sogenannte »custodials« in der Überzahl geben (Scheff[31]). Wahrscheinlich würde auch heute, ein Dutzend Jahre später, eine teilnehmend-verdeckte Beobachtung einer selbst soziodynamisch aufpolierten und personell gut ausgestatteten Psychiatrischen Station ebensolche Ergebnisse zeitigen, wie sie Hemprich[32] festgestellt und veröffentlicht hat: ein großes aggressives Potential unter den Pflegekräften, alle antipsychiatrischen Vorurteile, unverhohlener Argwohn gegenüber sozialpsychiatrischen Neuerungen, Einsatz brachialer Gewalt gegen unfolgsame Patienten, reaktionär-nostalgisches Hochloben früherer Zeiten mit mehr Ordnung und Ruhe, Vorrang von Reinigungs- vor Pflegediensten, strikte Wahrung der hergebrachten hierarchischen Ordnung.
Daß sich in der Tat am Charakter dieser tradierten psychiatrischen Anstaltsordnung bis in unsere Tage nichts geändert hat, bezeugt Hermann K. A. Döll[33], der mit einer symptomatischen Psychose zwangsuntergebrachte emeritierte »Philosoph in Haar«: »In Haar wird das ›Objektive‹ fetischisiert... Die naive Naturwissenschaftsvergötzung à la 19. Jahrhundert, Alt-Materialismus und Gehirnklempnerei-mit-Scheuklappen-gegenüber-Psychischem, fallen von Anfang an auf und gelten für alle Stationen der Anstalt.« Oder seine Beobachtung: »Daß man Anstaltspatienten helfen könnte – zum Beispiel dem unter Schizophrenieverdacht einsitzenden Studenten B. B. oder der ›depressiven‹, wahrlich gesund und vital aussehenden Postangestellten Bus – durch Psychoanalyse, mindestens aber doch durch klärende (›karthartische‹) Gespräche, ihnen verhelfen könnte zu Bewußtmachung – Selbstverständigung, Einsicht in ihr Leid –, ein solcher Gedanke scheint niemandem unter den Chargen von Haar auch nur zu kommen.«[34]
Eben jene »objektive« Psychiatrie wird nicht zögern, die von ihr Betroffenen für befangen zu erklären, und doch auch die eigene Befangenheit nicht leugnen können. Die hoffnungsvollen Ansätze jener anthropologischen Psychiatrie der 50er Jahre, für die hier nur von Baeyer mit seinem vielbeachteten Aufsatz über die »Begegnung in der Psychiatrie«[35] genannt sei, sind ganz im Sande verlaufen. Verloren hat sich vor allem das Bewußtsein von der zentralen Bedeutung des Interpersonalen als *dem* therapeutischen Medium. Von Baeyer hatte erkannt, daß es, neben aller Somatotherapie, darum geht, durch Begegnung die »innere psychopathologische Schranke« zu durchbrechen, dies sei »gleichbedeutend mit einer Wiederherstellung der Begegnungsfähigkeit und dem Zurückholen der Kranken aus den psychotischen Verfalls- und Ersatzformen der Begegnung«. Hier-

her gehört insbesondere auch H. Trüb, der, vor allem Martin Bubers Begegnungsphilosophie verpflichtet, seine radikale Fassung einer Psychotherapie als personaler Begegnung zwischen Arzt und Patient mit der Schrift »Heilung aus der Begegnung«[36] als Vermächtnis hinterlassen hat. Der künftige Psychotherapeut dürfe den Blick nicht mehr nur auf die innerseelischen Vorgänge richten. »Denn wir erleben und erkennen heute die ›Wirklichkeit der Seele‹ nicht mehr nur als in sich geschlossenen Eigenbereich des Individuums, sondern sie offenbart sich uns je länger je eindringlicher zugleich als *zwischenmenschliches* Phänomen im Raum des partnerisch gelebten Lebens.«[37]

Gerade weil uns heute der Sinn für eine Psychiatrie der Begegnung fehlt, uns aber auch deren grundlegende Notwendigkeit wieder dämmert und ihr Mangel mittelbar den Tod des Psychiaters in unserer Fallgeschichte mitverschuldet hat, sei Trübs Anspruch in der Zusammenfassung (möge er auch uneinlösbar erscheinen) wiedergegeben. »Erkenntnis genügt nicht – Bekenntnis tut not. Die Aufgabe ist, die Dinge vor dem Anderen in die Wahrheit zu rücken. Es geht immer um den, der da vor mir ist, – um die Echtheit des Austrages, der zwischen uns statt hat. Ich muß ihn stellen, damit der da ist, der diese Lebensgeschichte verarbeitet. Das ist das Entscheidende, daß diese Einstellung gewonnen wird: dank diesem zentralen Anruf. Es kann sein, daß sich dann die klärende Arbeit mit dem Ehepartner, den Freunden fortsetzt, so daß der Psychotherapeut vielleicht gar nicht weiter daran zu arbeiten braucht. Der Psychotherapeut muß sich stellvertretend wissen für alle echten partnerischen Beziehungen. Ich, der Psychotherapeut, muß nur daran festhalten, daß diese zentrale Begegnung stattfand und daß ich den Patienten von daher nicht loslassen darf... Das Bekenntnis des Patienten aktiviert in mir den Ergänzenden. Ich werde der Anwalt des Fallengelassenen. Es ist enorm wichtig, daß nicht einem anonymen Unbewußten diese Rolle zufällt, sondern daß die kompensierende Anderheit personal vertreten wird.«[38]

Was Trüb für sich in Erfahrung brachte, für die Zunft im ganzen forderte und doch anscheinend nur als ein Stück ins Philosophische übergreifender Fachliteratur für praxisfern historisierende Nachgeborene hinterlassen hat, müßte ein Teil jener überfälligen psychiatrischen Beziehungs- oder Umgangslehre werden. Nicht mehr darüber, sondern ihrer Bedeutung angemessen daneben fänden dann (biologistische) Pharmakopsychiatrie und (soziologistische) Sozialpsychiatrie ihren gehörigen Platz. Der Bios wäre wieder nichts weiter als ein Aspekt des Menschlichen. Sozialpsychiatrie würde sich nicht mehr unkritisch mit technisch optimiertem Anpassungs- und Ertüchtigungstraining einer absolut gesetzten normativen Gesellschaft andienen. Sie hätte auch keinen sozialrevolutionären Auftrag. Um mit Parin[39] zu sprechen, hätte sie, wie psychiatrische Therapeutik insgesamt, »die Auseinandersetzung mit der sozialen Realität dem wiederhergestellten Patienten zu überlassen«. Dennoch erscheine es notwendig, »entgegen der herrschenden Tradition die psychoanalytische Deutungsstrategie am Horizont der Gesellschaftskritik zu orientieren«. Ob man sich indessen einer solchen erweiterten Deutungstechnik bediene oder nicht: »Jede gelungene Analyse erschüttert die Ideologie des Analysanden, bringt seine individuellen Interessen in Konflikt mit Interessen und Wertsystemen der Gesellschaft, besonders jener sozialen Schicht, der er selber angehört.«

Indessen bildet auch die psychoanalytische Durchdringung der eigenen Rolle des Helfers in der psychotherapeutischen und psychiatrischen Situation heute einen wertvollen methodischen Hintergrund zum Verständnis dessen, was mir in der Rolle des Therapeuten geschieht und was ich durch sie bewirke. Das kann vor unkontrollierten, vielleicht schädlichen Entwicklungen schützen. Was nicht heißen darf, daß Psychoanalyse unverkürzt in die Psychiatrie zu übernehmen und diese entsprechend umzukrempeln wäre. Die Erfahrung zeigt, daß gerade im (qualitativ gesehen) Hauptbereich der Psychiatrie, in der Psychosen-Psychiatrie (hier insbesondere auch in Orientierung an den empirischen Essentials der Psychosen-Psychotherapie), die Psychoanalyse bald auch ihre Grenzen gesetzt bekommt. Freud selbst hat diese Grenzen wohl gesehen: »Mit den anderen Verfahren der Psychotherapie verglichen, ist die Psychoanalyse das über jeden Zweifel mächtigste... Aber sie hat auch sehr fühlbare Schranken... Schon die durchgängige Unzugänglichkeit der Psychosen für die analytische Therapie sollte bei deren naher Verwandtschaft mit den Neurosen unsere Ansprüche bei diesen letzteren einschränken. Die therapeutische Wirksamkeit der Psychoanalyse bleibt durch eine Reihe von bedeutsamen und kaum angreifbaren Momenten beengt.«[40] In diesem zentralen Gebiet werden die wesentlichen Erfahrungen und Selbsterfahrungen gewonnen, die in der Summe die psychiatrische Haltung ausmachen. Was durch die psychoanalytisch geschärften Sinne fürs tiefere Verständnis der psychischen Dynamik des früher als uneinfühlbar geltenden psychotischen Erlebens profitiert werden konnte, stellt nicht zuletzt ein Erkenntnisgut dar, das auch umgekehrt wieder einer genügend flexiblen Psychoanalyse zugute kommt und auf dem Gebiet der Neurosenpsychotherapie tiefere Einsichten und reichere kommunikative Erfahrung erschließen kann.

All das übergreifend, das Wesen des Psychiaters wie des Psychotherapeuten bestimmend und erklärend, ist eine Metapsychiatrie zu denken, wie sie Kisker[41] von einem Ansatz her und Basaglia[42] von einem anderen entworfen haben. Genau wie Bopp[43] müssen wir betonen, daß Basaglia und die gesamte anti-institutionelle italienische Reformpsychiatrie zu Unrecht als Exponenten der Anti-Psychiatrie und mit dieser in einem Zuge kritisiert und diffamiert werden. Coopers Antipsychiatrie und Basaglias Metapsychiatrie lagen, sieht man genauer hin, durchaus im Streit miteinander (vgl. Abholz u. Gleiss[44], Autoren-Kollektiv 1973[45], Gleiss[46]) Basaglia wurde eher fehlender Radikalismus vorgeworfen. Er schien in einem Dilemma befangen, wenn er ausführte: »Die Aufgabe des Psychiaters kann also nur darin bestehen, auf Scheinlösungen zu verzichten und die Gesamtsituation, in der alle, Ausgeschlossene wie Ausschließende, leben, ins Bewußtsein zu rücken. Die Figur des ›Therapeuten‹ bleibt ambivalent, solange wir uns nicht darüber klar werden, welches Spiel man von uns verlangt. Wenn die therapeutische Arbeit darauf hinausläuft, den Patienten daran zu hindern, daß sich sein Bewußtsein, ausgeschlossen zu sein, vom besonderen Umkreis seiner ›Verfolgung‹ (Familie, Nachbarn, Anstalt) in eine globale Dimension verlagert (daß er nämlich von einer Gesellschaft ausgeschlossen ist, die effektiv nichts von ihm wissen will), dann bleibt uns nichts anderes übrig, als jede therapeutische Maßnahme abzulehnen, die nur darauf ausgerichtet ist, die Reaktionen des Ausgeschlossenen gegen den, der ihn ausschließt, abzumildern.«[47] Für die »Psichiatria Democratica« ging Jervis[48] zum Gegenangriff über und nannte die englische Anti-Psychiatrie einen ebensolchen »Mythos«, wie es die Psychiatrie sei. So war denn das 1978 verabschiedete italienische Psychiatriegesetz gar nicht nach den Wünschen der Reformpsychiater; ihnen dieses Gesetz als einen Pyrrhus-Sieg anzuhängen ist mehr denn verfehlt. Jervis[49] schreibt dazu 1979 (Einführung zur deutschen Übersetzung): »Dieses Gesetz verstärkt eine Reihe sich bereits auswirkender besorgniserregender Tendenzen: Die Psychiatrisierung der Versorgung ›in der Gemeinde‹; die psychiatrisch-fürsorgerische soziale Kontrolle; die verminderte Garantie für Schutz, Versorgung und Behandlung von Patienten, die akut an schweren Formen von Psychose leiden (die Allgemeinkrankenhäuser sind nicht für ihre Behandlung eingerichtet, ebensowenig sind die Familien dazu in der Lage; es gibt zahlreiche Suizide und schwere Zwischenfälle); die öffentliche Finanzierung von *privaten* psychiatrischen Anstalten (bzw. ›Kliniken‹), die, vom Gesetz nicht betroffen, sich ausweiten und überall aus dem Boden schießen, wobei sie ein Versorgungsniveau liefern, das zumeist schlechter ist als in den alten öffentlichen Irrenanstalten und geringeren Kontrollen unterliegt...«

Wie Kisker hatte Basaglia diesseits der installierten psychiatrischen Ordnung im verrückten Mitmenschen den anderen seiner selbst im Blick und es ging ihm um den Dialog mit ihm und um die Entinstitutionalisierung dieses Dialogs, anstatt sich für das Geschäft herzugeben, dem Verrückten, und sei es mit Gewalt, die Vernunft gesellschaftlicher Normalität einzutrichtern.
Die hier gemachten Erfahrungen vermitteln sich langsamer als die spektakulären Aktionen (Abschaffung der Hierarchie, Öffnung der Anstalten, schließlich deren Aufhebung per Gesetz), deren wahre Dimension am Ende kaum mehr ist als ein Symbol, vergleichbar der Tat Pinels 1793 im Hôpital de Bicètre. Dennoch lassen die Haltungen eines sozialen Humanismus oder Sozialismus erwarten, daß Einsichten und Erfahrungen gewonnen werden für ein stabiles und glaubwürdiges Fundament einer psychiatrischen Begegnungslehre als Kernstück psychiatrischer Praxisanleitung und Theoriebildung.
Auch würde sich, was ansatzweise im Gespräch ist, die Psychopathologie allmählich in dem Maße als eine interaktionale Wissenschaft zu verstehen haben, wie sie sich von Fesseln einer anachronistischen Orientierung an ihrerseits veralteten naturwissenschaftlichen Forschungsidealen zu lösen vermag. Ist sie doch in der Tat weitgehend vom Subjekt des Untersuchers/Beobachters abhängig, also ein interpersoneller Erkenntnisprozeß. Schon hier, im Vorfeld der Therapie, kommen Aspekte der Übertragung und Gegenübertragung zum Zuge, die darüber entscheiden, was gezeigt, versteckt, offenbart, verschwiegen, gegenseitig provoziert oder ausdrücklich nicht angerührt wird. Die Übertragung erwies sich Freud »bald als ein Instrument von ungeahnter Bedeutung«.[50] Dem Leser sei die folgende einprägsame Definition des Übertragungsphänomens von Freud selbst wiedergegeben:

> Jedesmal, wenn wir einen Nervösen psychoanalytisch behandeln, tritt bei ihm das befremdende Phänomen der sogenannten *Übertragung* auf, das heißt er wendet dem Arzte ein Ausmaß von zärtlichen, oft genug mit Feindseligkeit vermengten Regungen zu, welches in keiner realen Beziehung begründet ist und nach allen Einzelheiten seines Auftretens von den alten und unbewußt gewordenen Phantasiewünschen des Kranken abgeleitet werden muß. Jenes Stück seines Gefühlslebens, das er sich nicht mehr in die Erinnerung zurückrufen kann, erlebt der Kranke also in seinem Verhältnis zum Arzt wieder, und erst durch solches Wiedererleben in der »Übertragung« wird er von der Existenz wie von der Macht dieser unbewußten sexuellen Regungen überzeugt. Die Symptome, welche, um ein Gleichnis aus der Chemie zu gebrauchen, die Niederschläge von früheren Liebeserlebnissen (im weitesten Sinne) sind, können auch nur in der erhöhten Temperatur des Übertragungserlebnisses gelöst und in andere psychische Produkte übergeführt werden. Der Arzt spielt bei dieser Reaktion nach einem vortrefflichen Worte von S. Ferenczi die Rolle eines *katalytischen Fer-*

ments, das die bei dem Prozesse frei werdenden Affekte zeitweilig an sich reißt.[51]

Demgegenüber ist, in einer Kurzdefinition, *Gegenübertragung:* Die Gesamtheit der unbewußten Reaktionen des Analytikers auf die Person des Analysanden und ganz besonders auf dessen Übertragung. Diese Gegenübertragungsreaktionen sollen soweit wie möglich reduziert, auf jeden Fall stets kontrolliert werden, damit die Übertragung sich ungestört entfalten kann. Allerdings entspringen der Gegenübertragung nicht selten sehr produktive Deutungseinfälle. –

Deviationen, Formen des Mißlingens und Scheiterns der Beziehung zwischen Kranken und Helfern zeigt Schmidbauer[52] auf. Darunter hebt sich als besonders brauchbares Modell zum Verständnis einer Vielzahl fehlentwickelter Patient-Therapeut-Beziehungen das sogenannte *Kollusions*-Phänomen heraus (J. Willi[53], dieser nach H. V. Dicks[54]): »Kollusion ist eine gemeinsame Illusion, ein uneingestandenes, voreinander vertuschtes Zusammenspielen von zwei oder mehreren Partnern... Die Wurzeln einer Kollusion liegen darin, daß beide Seiten einen gleichartigen, unbewältigten Grundkonflikt aufweisen, der in verschiedenen Rollen ausgetragen wird. Dadurch kann der Eindruck entstehen, der eine Partner sei geradezu das Gegenteil des anderen. Kollusionen sind häufig auch Ausdruck gesellschaftlich vorgegebener Konfliktmuster.«[55]

Davon findet sich einiges bei Dr. Wachter und Hans Binding wieder.

Was nun aber die schon berührte Frage einer Wendung zu einer interpersonellen Psychopathologie betrifft, so weist Glatzel[56] darauf hin, daß zwischen (sozialer) Devianz und (psychischer) Abnormität zu unterscheiden sei; es handle sich dabei um unterschiedliche Begriffsebenen. Er hebt hervor: »daß die Konstatierung psychischer Abnormität an einen psychosozialen Kontext gebunden ist, so daß es nicht *die* psychische Abnormität, sondern lediglich eine Typologie der Beziehungsstörungen geben kann, die unter dem Oberbegriff psychische Abnormität ein allenfalls behelfsmäßiges Unterkommen gefunden haben.«

Glatzel sieht ein Fortschreiten von einer (obsoleten) Wertnorm der Degenerationslehre des 19. Jahrhunderts zu einer Typologie der psychopathischen Persönlichkeiten bis hin zur Individualnorm, die durch Tiefenpsychologie und anthropologische Medizin eingeführt worden sei. Zu Recht erkennt er dahinter eine »verkappte Wertnorm«. Die neueren Begriffe lauten: Abwegigkeit, Behinderung, Abseitigkeit, Deäquilibrierung, bevorzugt aber Devianz bzw. die synonyme Abweichung. Glatzel bemüht das Beispiel der Schizophrenogenese, die den schizophren Erkrankten als Interaktionsopfer vorstellt. Ihm erscheint das Problem falsch exponiert,

und er muß das Resultat, wonach die allgemeine wie die spezielle Psychopathologie als ein entweder naives oder böswilliges Mißverständnis dastehe, ablehnen. Immerhin sei die zeitgenössische Psychiatrie bereit, sich von »einem allgemeinen Unbehagen an der einlinig individualsystematischen Betrachtungsweise psychopathologischer Tatbestände« bestimmen zu lassen mit dem Ergebnis: »Symbolischer Interaktionismus« und Labeling-Theorie formulierten gleichsam die radikale Gegenposition mit der Behauptung, die Entscheidung, ob eine Handlungsweise als abnorm oder als delinquent zu werten sei, reflektiere lediglich den Blickwinkel des Beobachters, keineswegs jedoch individualspezifische Besonderheiten des Handelns oder des Erlebens. Diesen Dissens versucht Glatzel nun dadurch zu bereinigen, daß er ihn auf die angeblich unzulässige Einführung eines »sozialwissenschaftlichen Außenkriteriums« zurückführt, das zwar bei der Diagnostizierung eine Rolle spiele, aber bei der »Mehrzahl der Erscheinungsweisen psychischer Abnormität« insofern nicht zutreffe, als das »Wesen« psychischer Abnormität von diesem Außenkriterium unabhängig sei. Der Verstoß des psychisch Abnormen gegen normative Regeln sei lediglich sekundär, symptomatisch. Glatzel fällt an dieser Stelle auf die alte dogmatische Argumentationsschablone zurück; er denkt nicht auf der Ebene von Ätiogenese und Entwicklung, sondern nimmt seine Zuflucht wieder zu einer deskriptiven Psychopathologie alten Stils. Ihm gilt der »Makel« als vorgegeben, schicksalhaft. Aufgrund dieses Andersseins verstoße der psychisch Abnorme, ohne eigentliche Intention dazu, gegen die normativen Regeln. Hier wird also noch der Begriff der Intentionalität eingeführt und sich von der Ebene etwa der lebensgeschichtlichen Verankerung der psychischen Störung noch weiter entfernt. Dies ist dennoch keine neue, etwa historische oder psychodynamisch-genetisch inspirierte, sondern eine lediglich renovierte alte flächenhaft-deskriptive Psychopathologie. Die wünschenswerte neue steht weiterhin aus.
Auch so gut wie allen anderen Psychopathologen der Nach-Jaspers-Ära ist eine förmlich zwanghafte Askese bezüglich der Ursachenfrage eigen. Immerhin kommt, wie Glatzel anderenorts (in seiner durchaus repräsentativen Bestandsaufnahme herrschender psychiatrischer Lehrauffassungen bzw. überwiegend allgemein anerkannter neuerer Forschung in Psychopathologie und Psychiatrie als Gegenbilanz zur Anti-Psychiatrie[57]) feststellt, der interaktionale Charakter psychopathologischer Tatbestände stets mehr in den Blick.
Sieht man von den besonders augenfälligen extremen psychiatrischen Erkrankungen wie etwa einer Katatonie, einem depressiven Stupor, einer Korsakow-Psychose u. ä. ab, so sind die psychopathologischen Tatbe-

stände (eigentlich ein juristischer Begriff!) keineswegs Merkmale, die an ihren Gegenstand angewachsen wären. Sie sind in der Explorationssituation hervortretende, hervorgebrachte, provozierte Phänomene. Das ist vor allem von Blankenburg[58] klar erkannt worden: »Die Provokation erschließt über das je aktuell Wirkliche hinaus Potenzen, Tendenzen, Labilitäten, also reale Seinsmöglichkeiten. Sie legt Dynamik frei, die unter der glatten Oberfläche des passiv Konstatierbaren sonst verborgen bliebe. Gemäß dem alten Grundsatz, wonach Gleiches nur durch Gleiches erkannt werden kann, läßt sich auch Dynamik nur durch ein dynamisches Vorgehen in Erfahrung bringen.« Der herkömmlichen Exploration entziehe sich der *Handlungsaspekt*. »Denn letztlich bedeutet die Zurückhaltung des Psychiaters ebenso wie die Abstinenz des Analytikers eine bestimmte Weise des Handelns. Jeder Mensch ist primär ein handelndes Wesen. Das gilt nicht nur für das ›Objekt‹, d.h. den psychiatrischen Patienten, sondern ebenso für das ›Subjekt‹, d.h. den Psychiater bzw. Psychotherapeuten. Übertragung und Gegenübertragung sind nur *ein* Aspekt von dem, was beide miteinander *›tun‹*... Das Provokative im psychodiagnostischen Gespräch bekäme ein ganz anderes Gesicht, wenn wir in gleichem Maße Methoden entwickeln würden, latente Möglichkeiten, Fähigkeiten, Gesundungspotenzen, das Verborgen-Intakte der Persönlichkeit provokativ freizulegen und zur Geltung zu bringen. Mehr noch, es gilt die Person selbst – ihr ungelebtes Leben – zu provozieren.« Blankenburg kann denn auch, soweit sie sich auf vernachlässigte Intersubjektivität bezieht, die antipsychiatrische Kritik akzeptieren. Das trifft insbesondere auf die sogenannten abnormen Erlebnisreaktionen und Psychopathien zu. Hier verhält sich der Proband so, wie ich als sein Untersucher und mithin Partner in der explorativen Situation ihn sich verhalten lasse, ihn durch *mein* Verhalten (und sei es ein beziehungsverweigerndes Nur-Beobachten) zu Reaktionen zwinge. Seine Reaktionen aber kann ich nur dann hinreichend verstehen, wenn ich ihre lebensgeschichtliche Relevanz kenne, Einblick in die aktuelle Lebenssituation gewinne; und kann sie nicht verstehen, wenn ich *mein* Wertsystem, meine weltanschauliche Orientierung, meine durchschnittliche Erfahrung zugrunde lege. Wie kann da, bei einigem gesundem Menschenverstand und bei einiger Kritik sich selbst und Toleranz dem Untersuchten gegenüber von Objektivität gesprochen werden? Es gibt keine objektive Diagnose.

Dörner und Plog haben den zutreffenden Titel gefunden, wenn sie die Gruppe »Neurosen, Psychopathie, Psychosomatik« in ihrem Lehrbuch[59] mit dem Begriff »Der beziehungskranke Mensch« belegen. Eine Beziehungspathologie geht voraus, eine Beziehungsdiagnostik schließt sich an, eine Beziehungstherapie folgt daraus. Nicht erst in der Therapie, sondern durchaus bereits in der initialen diagnostischen Phase der Begegnung mit dem Kranken geht es um eine hermeneutische Leistung. Was der Patient sagt, kann verschlüsselt sein und etwas anderes bedeuten als was es landläufig ausdrückt; aufgrund meiner therapeutischen Erfahrungen kann ich es als Untersucher ganz anders erleben, auch Nonverbales, aber ich würde zu kurz greifen, es eben nur als unangepaßt, fremd, uneinfühlbar, dissoziativ oder gar sinnlos zu bewerten. Statt dessen versuche ich eine Deutung als Mittel, den Patienten in eine Auseinandersetzung zu zwingen und so mit ihm gemeinsam hinter den Sinn zu kommen. So ist bei strenger Auslegung in der Psychoanalyse Diagnose auch stets nur ein Zwischenergebnis, eine Arbeitshypothese, ein Hilfsmittel, an dem sich die weitere therapeutische Arbeit orientiert. Sie wird im Fortgang der Kur revidiert, und sie ist erst ganz am Ende der Therapie definitiv. Sie schließt sozusagen den bipersonal hermeneutischen Prozeß der Therapie ab.

Es muß schon als ein Fortschritt gelten, wenn nicht mehr von einem Menschen als einem (asthenischen, selbstunsicheren, haltlosen, gefühlskalten, gemütlosen, fanatischen, explosiven, geltungsbedürftigen, hyperthymen, anankastischen, depressiven oder gar kriminellen) Psychopathen, sondern von psychopathischen *Anteilen* gesprochen wird, die jeder in jeweils individueller Ausprägung, mehr oder weniger kompensiert (d.h. durch sozial freundlichere Charaktereigenschaften ausgeglichen) aufweist.

Die psychopathischen Anteile freilich sind auch für Dörner und Plog ererbte. Nach etwa frühkindlicher Schädigung zu fragen lohnt nicht. »Der neurotische Mensch stört nicht, kränkt nicht, belästigt nicht.«[60] Das tut sehr wohl der psychopathische bzw. charakterneurotische. Immerhin ist eingeräumt: »Mit meiner Gegenreaktion (Abwehren, Sichverschließen) bestärke ich jedoch ihr (unfreies) Handeln.« So sehr eine altpsychiatrische Lehrmeinung am Psychopathiebegriff klebt und in seinen Konkretionen Naturtatsachen erkennen will, so erfreulich ist doch die allmähliche Abkehr von solchem Entitätsglauben bei der nachfolgenden Psychiatergeneration. Bräutigam hat seine 4. Auflage von »Reaktionen, Neurosen, Abnorme Persönlichkeiten«[61] gerade diesbezüglich auch neubearbeitet. Er hebt im Vorwort hervor, aus guten Gründen sei in den letzten Jahren des Psychopathiebegriffs nur noch in Nachrufen gedacht worden. »Das statische Persönlichkeitskonzept, das ihm zugrunde lag, und die abwertende Beinhaltung dieses Begriffes haben sich überlebt. Der weniger belastete, die Wechselwirkung von Anlage und Umwelt einschließende Begriff der abnormen Persönlichkeitsentwicklung oder kurz der abnormen Persönlichkeit erschien uns brauchbarer.« Interessant die vergleichende Statistik: 1920–30 12%, 1950–60 6% in psychiatrischen Kliniken diagnostizierte Psychopathiefälle. Bräutigam betont, »daß es schlechterdings undenkbar ist, daß die Gesamtheit der fertigen psychopathischen Charakterstrukturen als allein anlagemäßig determiniert und durch jahrzehntelange Entwicklung innerhalb einer Gesellschaft gänzlich unberührt bleiben soll«.[62] Auf die neueren psychoanalytischen Forschungen hierzu (vor allem auch W. Reichs Charakteranalyse) und die Nähe zu den sogenannten Borderline-Störungen wird hingewiesen.

Zur »Merkmals- und Symptomgewinnung« schreibt Bräutigam, nachdem er auf die skurrilen experimentell-objektivierenden Untersuchungsmethoden moderner »objektiver Psychologie« eingegangen ist: »Der Gewinn an Exaktheit der Aussagen wird aber erkauft durch eine größere Ferne von der inneren Erlebniswelt des Patienten. Die hier gewonnenen Aussagen sind dann im Hinblick auf die Lebenssituation und die therapeutische Aufgabe immer interpretationsbedürftig. Sie entfernen sich auch von der Basis des Geschehens, nämlich vom Erlebnisstrom des Patienten.«[63]

Kein Geheimnis ist im übrigen die Theorieabhängigkeit des jeweiligen Diagnostikers. »Bei jeder Krankheitslehre geschehen die Beschreibung der Krankheiten selbst und schon die Gewinnung der Merkmale bzw. Symptome vor einem theoretischen Hintergrund, d. h. jeweils im Rahmen einer bestimmten, expliziten *Theorie von Krankheit*. Dieses Krankheitsmodell findet sich nicht nur in den verwendeten Begriffen, es entscheidet bereits über die Wahrnehmungen des Untersuchers und die Niederschrift seiner Beobachtungen.«[64]

Das diagnostische Gespräch stellt ein »Arbeitsbündnis« dar. »Jedes diagnostische Gespräch bedarf einer Gesprächsführung, wobei ein mittlerer Weg von Strukturierung durch den Untersucher und Offenheit für die spontanen Verhaltensweisen des Untersuchten, seine sprunghaften Verknüpfungen verschiedener Gegenstände im Sprachablauf (Sequenzen) einzuhalten ist. Voraussetzung ist eine Atmosphäre, die den Patienten zu spontanen Mitteilungen, zum Bringen von Erinnerungen aus der Kindheit, gefühlsbestimmten Erlebnissen ermutigt, wenn sie jetzt in der Untersuchungssituation auftreten.«[65]

Nun fehlt lediglich, daß sich dieser wissenschaftlich längst diskutierte und geklärte Erkenntnis- und Erfahrungsstand gegen die obsoleten Theorien des 19. Jahrhunderts und der ersten Hälfte dieses Jahrhunderts durchsetzt und sich der breiten psychiatrischen Praxis in den Asylen und in den Sprechzimmern der niedergelassenen Nervenärzte mitteilt.

Das wird allerdings erst gelingen, wenn bisher herrschende Lehren und verbindliche Leitvorstellungen, namentlich auch auf dem Gebiet der forensischen Psychiatrie überarbeitet oder aufgehoben bzw. auf den aktuellen Stand gebracht und in eine konsistente Metapsychiatrie aufgenommen werden, deren Kernstück eine allgemeine und spezielle psychiatrische Umgangslehre zu sein hätte.

Dem Psychiater neuen Typs wird nicht wenig abverlangt. Er muß, um mit Kisker[66] zu sprechen, den Abwegigen als seinen Veränderer zulassen. »Das geschieht etwa dem Psychotherapeuten, der sich mit einem hoffnungslos Abwegigen, einem chronisch Schizophrenen zumal, einläßt und der dort, wo sein Partner nicht mehr auf einen der vorgeschriebenen Übertragungswege zu bringen ist, jede Absicht auf ›Korrektur‹ des Gegenübers, jede Regie-Gebärde im therapeutischen Drama aufgibt. Er verzichtet dann auf jede analytische Intervention und hält die dialogisch anspruchsvollere Einstellung des Einander-Kennen-Lernens und des puren Zusammen-Seins aus. Ist schon das psychiatrische Bewußtsein allgemein durch eine dialogische Einstellung bestimmt, die nicht mehr objektiv auf das ›Symptom‹ des Anderen (etwa seine Gespaltenheit in den Einen und in den Anderen seiner selbst) blickt, die den Therapeuten vielmehr dazu bringt, selbst in den Spalt zu springen und durch seine Art und Weise, zu verstehen und sich zu gebärden, den ›dialogue interne‹ wieder in Gang zu bringen, so hat die hier gemeinte therapeutische Zurückhaltung keinen Ausgang mehr vor sich, der als Erfolg oder Mißerfolg ausgelegt werden könnte. Wo der Therapeut durch die Unerschütterlichkeit des Verrückten aus der ursprünglich gewollten therapeutischen Begegnung herausgehebelt und in die Unmittelbarkeit des Zusammen-Existierens hineingezogen wird, da vollzieht sich eine radikalere Aufhebung von Einsamkeit. Denn es ist nunmehr der Therapeut, welcher der Situation die Möglichkeit zugesteht, daß sie ihn ›verändert‹, das heißt ihn als einen anders gewordenen Anderen aus sich entläßt.«

Nimmt man alles zusammen, so wird deutlich, daß eine bloß psychoanalytisch inspirierte Kritik an Dr. Wachters therapeutischen Strategien bzw. deren letztliche Inkonsequenz nicht den Kern trifft. Psychiatrie dehnt sich weit über die reichlich exklusiven und akademischen Grenzen der Psychoanalyse (die sich in einer Freiheit wähnt, sich das eigene Setting, die laut Theorie optimale Behandlungssituation zu schaffen) aus. Dennoch wäre Dr. Wachter und mittelbar auch Binding zu helfen gewesen, hätte ihnen das Mittel einer selbstklärenden Reflexion auf ihre konfuse Beziehung zur Verfügung gestanden.

So aber ist Dr. Wachter in einem Kampf um seine psychiatrische Identität untergegangen, weil er die ihn umlauernden Gefahren nicht erkannt und auch die Waffen nicht besessen hat, sich zu wehren. So wehrlos sind aber auch die meisten seiner psychiatrischen Kollegen. So ungeschützt werden sie Geschädigte einer insgesamt opferanfälligen Psychiatrie. Wo sie arbeiten, setzt sich fort und treibt vielfach erst zu kritischen Höhepunkten und (aggressiven) Entladungen, was wesentlich an den individuellen Pathologien ihrer Patienten mitgewirkt, wenn nicht überhaupt diese verursacht hat: Beziehung als Konfusion.

Kapitel 13

Psychiatrie als Opfer

Eine Kritik, die Psychiatrie nur als Herrschaftsinstrument wahrnimmt und anprangert, ist prätentiös unsachlich, weil sie die notvolle andere Seite, nämlich Psychiatrie in der von der Gesellschaft zugewiesenen *Opferrolle* nicht zur Kenntnis nimmt. In der vorliegenden Studie soll die Aufmerksamkeit gerade auch hierauf gelenkt werden.

So wird Psychiatrie als Ganzes zum Thema der Viktimologie (Opferlehre) mit der Frage nach dem Tatbeitrag des Opfers.

Dabei ist zu unterscheiden, inwieweit sich Psychiatrie selbst als Opfer anbietet und inwieweit sie von der Gesellschaft (etwa im Rahmen eines staatlichen Auftrags in Erfüllung ordnungsrechtlicher Maßnahmen entsprechend den Unterbringungs- oder sogenannten Psychisch-Kranken-Gesetzen der Bundesländer oder auch dem Staat gepflichteter Durchführung gerichtlicher Beschlüsse, etwa der Sicherheitsverwahrung gem. § 63 StGB n. F.) dazu funktionalisiert wird.

Das ist die *äußere* Seite des Aspekts. Die *innere* Seite ist die effektive Unfähigkeit der Psychiatrie bzw. des in ihr tätigen Personals, in erster Linie der Psychiater, den ihr zugeführten oder anvertrauten Patienten/Delinquenten gerecht zu werden. Es ist die Frage, ob überhaupt zureichende Erfahrungs- und Erkenntnisvoraussetzungen bestehen, den Patienten, zumal den Wahnkranken und im eigentlichen engeren Sinne »Verrückten« in dessen Intentionen, Nöten, Protesten, letztlich dessen *Sprache* zu verstehen, ihm zu begegnen, mit ihm gleich-zu-gleich im Sinne des (Ich-Du-)Dialogs umzugehen.

Wir haben im vorangegangenen Kapitel auf die reiche und fordernde, aber auch weitgehend exklusive und kaum auf die Breite sozialisierbare Empirie der Psychosen-Psychotherapie hingewiesen (Benedetti[1], Elrod[2], Kisker[3], Ch. Müller[4], Sechehaye[5], Searles[6], Trüb[7] u. a.).

Aber auch diese Erfahrungen helfen dem Dilemma im Grundsätzlichen nicht ab, machen es allenfalls durch größere Bewußtheit erträglicher und kontrollierbarer.

Sieht man auf die durchschnittliche Situation, so läßt sich feststellen: Die Psychiater werden ins Feuer geschickt und sind nicht dafür gerüstet. Sie *müssen* sich in Aporien verfangen, müssen scheitern, werden zwangsläufig Opfer.

Der ihnen abverlangte Doppelagenten-Status ist schlicht eine Zumutung. Sie werden aufgerieben und geopfert, damit die Gesellschaft beruhigt weiter am Leitbild ungeschmälerter Vernunft festhalten und funktionieren kann. Psychiatrie dient als Abladeplatz. Ihre »Therapie«, besser ihre Recycling-Technik (dem »Brain washing« peinlich verwandt) wird in dem Maße akzeptiert, wie sie Wiedereingliederung und Wiederverwendung des Kranken als Arbeitskraft erwarten lassen, zumindest als dann nicht mehr weiter störende Objekte staatlich genormter Fürsorge-(Sozialhilfe-) Maßnahmen »frei« lebend geduldet werden und auch wieder in ihren (unaufgeklärten) Herkunftsfamilien toleriert werden können.

Der Mangel einer verbindlichen und probaten psychiatrischen Begegnungslehre tut ein übriges, den Psychiater ahnungslos zu lassen. Er verfügt über keine Methode, sich selbst-abgrenzend auf den psychisch Kranken authentisch, das heißt hinreichend glaubwürdig einlassen zu können. Das aber ist erforderlich. In diesem Zusammenhang steht das folgende Zitat aus einer neuesten Gesamtübersicht über die »Forschungen der Schizophrenielehre 1966–1972« aus berufener Feder (G. Benedetti et al.[8]): »Ein Gesichtspunkt, der in der individuellen Psychotherapie Schizophrener sich immer wieder zeigt, ist der, daß hier, noch mehr als in der Neurosentherapie, die Persönlichkeit, die Phantasie, das geschickte Eindringen des Therapeuten in die Erlebniswelt des Patienten (...) wichtig ist. Die Tatsache aber, daß diese Gaben keinem Therapeuten von vornherein eigen sind, sondern ihm in der Begegnung mit dem jeweiligen Patienten gegeben sind, ist ein Grund, weshalb individuelle Psychotherapie zu keiner objektiven Methode werden kann. Und dennoch: 1. Sie ist die Quelle derjenigen psychodynamischen Einsichten, die auch sonst unseren Umgang mit dem Schizophrenen mitgestalten. 2. Sie weist darauf hin, daß die Schizophrenie eine wichtige psychodynamische Komponente hat. 3. Sie gestattet dem Kenner von Krankengeschichten jene Vertiefung in das Einmalige, das auch die psychische Krankheit nicht auslöscht und in keinen Zahlen enthalten ist.«

Die Erfahrungen im Umgang mit dem Schizophrenen, dem im eigentlichen Verständnis Verrückten, machen aber psychiatrische Bildung schlechthin aus. Die von H. Trüb[9] geforderte, von M. Siirala[10] theologisch fundierte, in Kiskers[11] Exegese hierzu einem psychiatrischen Verstehen wieder erschlossene christlich inspirierte therapeutische Praxis der unbedingten Hingabe ans Bruder-Du des Verrückten als dem *alter ego,* dem ich vielleicht verdanke, nicht selbst verrückt sein zu müssen, bleibt sicher ein auf die Breite uneinlösbares Modell. Das hereindämmernde »lumen irrationale« des Christentums, von dem F. Hartmann[12] gesprochen hat, soll Orientierung, kann aber nicht konkrete Hoffnung sein. Denn selbst in der geschützten Klause des Psychosenpsychotherapeuten könnte solche rückhaltlose Hingabe nicht ständige Methode werden.

Es klaffen hier wie sonst Theorie und bessere Einsicht einerseits, Praxis und persönliche Leistungsgrenze andererseits schroff auseinander. Dabei ist zu betonen, daß sich auch diese theoretischen Erträge nicht bis zur »Basis« der kruden psychiatrischen Praxis etwa der psychiatrischen Landeskrankenhäuser durchgesprochen haben und so gut wie keine Chance haben, dort etwa Lehr- und Ausbildungsstoff für heranwachsende Fachärzte zu werden. Man ist dort sozusagen auf gut Glück, auf persönliche Intuition, auf die persönlichen Erfahrungswerte angewiesen oder man hält sich an die überlieferten »bewährten« Praktiken und Handhabungsweisen. Ein solcher Zugang aber schärft kaum den Blick für Psychodynamik und Probleme therapeutischer Beziehung. In diesem Sinne war auch Dr. Wachter blind geblieben. Darum auch konnte er um so mehr das Opfer werden, das er geworden ist.

Die Psychiatrie in ihrer durchschnittlichen gegenwärtigen Verfassung kann dem psychisch Kranken nicht gerecht werden. Sie funktioniert als Sonderabteilung der Gesellschaft und ist sich dessen nur sehr schemenhaft bewußt. In ihr gelten die gleichen Maßstäbe, die gleiche Ideologie, die gleiche offizielle Anthropologie wie in der Gesellschaft insgesamt. Das heißt, sie beurteilt ihren Gegenstand ex negativo, eben als deviant, defekt, inadäquat, leistungsgestört. Sie zweifelt kaum an den Werten der Gesellschaft, die diese psychisch Kranken hervorbringt. Sie leistet ihren Dienst als gesellschaftlich integrierte medizinpolizeiliche Exekutive, gibt sich nolens volens her als Erfüllungsgehilfin einer großangelegten *inneren Kolonisation* (vgl. F. Fanons hier durchaus übertragbare scharfsinnige Analyse der Kolonisierten-Schicksale[13]). Wie jene historischen Kolonisatoren ignoriert sie die autochthonen Kulturen der Kolonisierten und ist in ihrem Handeln an den Interessen der auftraggebenden kolonisierenden Macht orientiert. Man greife getrost Sartres Vorschlag auf und ersetze in Fanons Buch »Die Verdammten dieser Erde« das Wort Kolonisierte durch »psychisch Kranke« und gelangt zu erstaunlichen erkenntnisfördernden Analogien.

Wie den Kolonisierten wird dem psychisch Kranken in der Psychiatrie zugemutet, die eigene Sprache zu verleugnen und sich einer fremden zu unterwerfen. So auch mußten die Kolonisierten Sprache und Geist ihrer Unterdrücker übernehmen und die eigene ethnische Herkunft, Kultur und

Sprache vergessen. Darüber liegen beachtenswerte französische Arbeiten vor, z. B. von L. J. Calvet[14], der den eingängigen Begriff der »Glottophagie« (»Sprachenfresser«) geprägt hat.
Lassen wir einmal außer acht, daß man die psychisch kranke Population unserer Gesellschaft nur bedingt mit einem Eingeborenenstamm in Afrika vergleichen kann, so ist gleichwohl dic Hypothese zulässig, daß, wie dort die ehemaligen Besatzer und Unterdrücker, hier die herrschende Gesellschaft und in ihr die herrschende Psychiatrie ebenso die Sprache der psychisch Abwegigen ignoriert und unterdrückt. Sie gibt sich kaum die Mühe zu verstehen, was sich unmittelbar verbal oder in einem weiteren Sinne beim Kranken artikuliert, zu verstehen, was sich aus dem Dunkel des irrationalen Menschen meldet. Statt dessen finden die probaten Methoden einer deskriptiven (mithin oberflächlichen) Psychopathologie Anwendung, deren Überwindung vorerst nur ein praxisfernes wissenschaftliches bzw. ein Seminarthema ist. Diese Psychopathologie dechiffriert nicht. Statt dessen qualifiziert sie die Produktion des psychisch Abnormen ab: als Wortsalat, inkohärentes Denken, Konfabulieren, Neologismen, Verlust der Sinngesetzlichkeit, inhaltliche Denkstörung, Wahn (»als Beziehungssetzung ohne Anlaß«).
Was sich aber im Wahn dennoch artikuliert, wird für gewöhnlich nicht vernommen. Seine nicht selten gesellschaftskritische Essenz bringt den, der sich dafür sensibel zeigt, denn auch in Verlegenheit. Der Psychiater, solchermaßen aus der diagnostischen Distanz zum Patienten getreten, bringt sich möglicherweise um sein Gleichgewicht, ums bewährte persönliche Arrangement mit der Gesellschaft. Er hält sich deshalb bevorzugt an die gewohnte »psychiatrische Ordnung«, aus Deutungen heraus und im übrigen daran, daß Wahninhalte ja beliebig (womit man nicht zuletzt meint: kulturabhängig!) seien und es einzig auf die »schizophrene Grundstörung« ankomme.
Zum psychiatrischen Klinikalltag ein Beispiel. Der Stationsarzt auf der morgendlichen Visite, an eine Patientin gerichtet: Wie geht es Ihnen heute? Patientin: Nicht so gut. Ich muß immer denken, welche Schuld ich auf mich geladen habe und daß ich mich umbringen werde. Psychiater: Aha! Erzählen Sie weiter. Sehr interessant. (Dabei hört er mit regungsloser professioneller Miene nur teilnahmslos hin. Die Patientin hat den Eindruck, daß er schon an anderes denkt.) Patientin: Ich habe Angst. Hätten Sie Zeit für ein Gespräch? Psychiater, auf die letzte Frage nicht eingehend: Das kriegen wir schon. Und zur begleitenden Stationsschwester gewandt: Fünf Tropfen mehr ab heute mittag, Sie wissen schon. Und geht zum nächsten Patienten weiter. – Das ist typisch, auch für Universitätsklini-

ken. Der Psychiater sammelt Daten, vergleicht diese mit in seinem Kopf computerartig gespeicherten Richtwerten und Tabellen, korreliert das Maß der Angst, den Grad der Wahnhaftigkeit, die Gefahrenstufe der Suizidalität mit zugeordneten probaten Medikationen und deren empfohlener Dosierung oder Kombination. Darauf beschränkt sich der Diskurs. Darin sehe ich die *innere* Seite der Opferanfälligkeit des Psychiaters ausgedrückt. Der Psychiater gewährt nicht das dringend erwünschte, gar ausdrücklich erbetene Gespräch. Er verweigert ein Verständnis, das manchmal nur ein Zuhören zu sein brauchte, wie es vielfach wesentlich wirkungsvoller und nachhaltiger zum Abklingen einer psychotischen Erregung beitragen könnte. Er meidet geradezu die inhaltliche Auseinandersetzung. Nicht selten hat der Patient dabei den Eindruck, als packe seinen Psychiater die Angst, er könne etwas verstehen und in sich selbst wiederfinden und dadurch in Gewissensnot geraten. Also muß er dem aus dem Weg gehen. Er weicht der Aufgabe, gar der Einladung aus, Mediator oder bestenfalls biglotter Versteher jener »anderen Welt« zu sein. Denn er kann, was ihm da an Erfahrung zufließt, ins eigene Person-Sein nicht hinreichend integrieren *und* zugleich weiter auch der gesellschaftlich angepaßte rationale Mensch und tüchtige Funktionär sein.
Erst recht bringt ihn in Gewissensnöte und Zwiespalt, daß Psychiatrie als Instrument sozialer Kontrolle ihm doch die nahezu entgegengesetzte Aufgabe abverlangt: Ordner zu sein, das Irrationale, wo es sich am unausweichlichsten ausdrückt und Geltung verschafft, im Verrücktsein, zurückzudämmen, zu zähmen, zu widerlegen (!). Widerlegen aber bedeutet: nicht verstehen dürfen.
Durch die Klinifizierung und Psychiatrisierung im eigentlichen, wörtlichen Sinne – wir nennen es die *äußere* Psychiatrisierung (s. Kapitel 15) – werden die an außenweltliche Situationen und menschliche Beziehungen adressierten (adressiert gewesenen) Aggressionen, Affekte überhaupt, nunmehr in psychiatrische Verantwortung genommen. Der Rest der Gesellschaft und die Familien werden entlastet. Es sind längst nicht immer nur Aggressionen, die den psychisch Gestörten lästig werden lassen. Ebenso reagiert die Gesellschaft etwa auf einen Liebes-»wahn«, auf übertrieben erscheinendes Engagement, deplaciert anmutende Geschenke, desgleichen auch scheinbar gänzlich unmotivierte Geldgaben an fremde (vielleicht bedürftige) Menschen (was erbberechtigte Angehörige ziemlich regelmäßig auf den Plan ruft und Entmündigungsanträge stellen läßt), und anderes mehr.
All diese designierte Verrücktheit tritt dann in mehr oder weniger spektakulären und listig geplanten Transporten den Weg in die etablierte Psych-

iatrie an. Dort erhält sie den sozusagen nun rechtsfähigen offiziellen Titel der psychiatrischen Krankheit. Man täusche sich nicht: Zwar entlastet diese Unterbringung vielfach den psychisch Kranken. Denn er ist in diesem Stadium zumeist schon abgekämpft, übermüdet, resigniert, am Ende seiner Kräfte. Im »Schutzraum« der Klinik kann er erstmals verschnaufen, seit langem wieder einmal eine Nacht hindurch schlafen. Ihm ist auch fürs erste seine große Verantwortung abgenommen, etwa die des Weltverbesserers oder -erretters. Aber er bleibt unverstanden, soll widerrufen, das Unsinnige seines Strebens einsehen, seine psychotische Klarsicht aufgeben, seine (Wahn-)Gewißheit opfern.

Dabei wird ihm mitnichten geholfen. Ihm gemachte Hoffnungen auf besseres Verständnis in der Klinik werden regelmäßig enttäuscht. Auch der Psychiater tritt ihm alsbald entgegen und versucht ihn von der Unangemessenheit und Unsinnigkeit, vom Täuschungscharakter seiner Ideen, von der Deplaciertheit seiner Handlungen etc., kurzum vom Krankhaften seines Erlebens, selbst seiner Überzeugungen zu »überzeugen«. Ein englisches Sprichwort sagt: »Convinced a man against his will, is of the same opinion still.«

Hier beginnt die *klinische* Krankheit, wenn auch nicht die psychiatrische »Karriere« des Patienten. Die Psychiatrie zieht dabei ein unkontrolliertes Maß von Affekten auf sich. Sie weckt zuerst Vertrauen. Was ist dem Kranken schon vor dem Transport, aber um ihn eben hierfür zu motivieren, nicht alles versprochen worden: »Dort versteht man dich!«, »Dort ist die Instanz, die für deine Fragen und Beschwerden zuständig ist«, »Dort kennt man sich mit Giftgasangriffen aus, kann Gewebs- und Blutschäden genau untersuchen, Gegenmaßnahmen einleiten«, »Dort sind die Anwälte, die dir zu deinem Recht verhelfen werden« u. ä. Um so mehr muß sich der Kranke dann verraten und getäuscht vorkommen. Er erfährt dort im Gegenteil, was ihm draußen nicht *so* deutlich, zumal nicht mit weißbekittelter Autorität gesagt worden ist: Du bist krank, gemütskrank. Deine Gedanken und Überzeugungen sind lediglich Symptome. Ein krankhafter Prozeß, vielleicht auf Eiweißmangel oder einer Stoffwechselstörung des Gehirns beruhend, jedenfalls eine nervöse Überreizung. Du brauchst Ruhe und (pharmakologische) Behandlung, nach vierzehn Tagen sieht wieder alles anders aus, dann ist es überstanden, du wirst sehen. Alles nur fixe Ideen, vielleicht hat dich etwas besonders erschüttert, gestreßt, dann kann schon mal das Psychische entgleisen. – Nichts darunter, was den Kranken überzeugen kann, geschweige denn auch nur ansatzweise ein Interesse an seinen brennenden Problemen erkenne ließe.

Folge: Die Affekte stauen sich erst recht und neue treten hinzu. Man erlebt als Patient (das ist Tenor unzähliger Berichte) unglaublich zynische Ärzte, zumeist viel zu junge Assistenten, als daß man als Kranker ein Zutrauen zu ihnen fassen könnte. »Diese jungen Kerle, die gerade noch im Hörsaal gesessen sind, was wissen die schon vom Leben, und reden so gescheit daher!« Und in der Tat, was wird nicht alles für psychotisch gehalten: die angeblichen Reichtümer des Patienten (die dieser doch auch tatsächlich besitzt), die zahlreichen Amouren der Ehefrau, die selbst heftig dementiert und den jungen Assistenzarzt durch charmante Erklärungen, überdies ausgesucht liebevolle Zuwendung zum kranken Gatten entsprechend überzeugt (und doch unterhält sie seit Jahren zahlreiche Zweitbeziehungen neben- und nacheinander), angebliche Versuche des Sohnes, den Vater zu vergiften (was sich als zutreffend herausstellt). Nur kurioserweise sei hier ein Bespiel gelehrter Diagnostik angefügt, das einem hochgeschätzten älteren Professor unterlaufen sein soll: Er nahm »wiederholt während der Exploration zu beobachtendes unmotiviertes Lachen« in die Befunddokumentation auf, was lediglich darauf beruhte, daß er, als er so betont ernst die Sexualanamnese des Patienten erforschte, die ganze Zeit seinen Hosenladen offenstehen hatte.

Halten wir fest: Es werden Affekte akkumuliert, und diese Affekte entziehen sich weitgehend der Kontrolle. Oft entladen sie sich gegen die Pfleger in den Krankenabteilungen, nicht zuletzt deshalb, weil die Psychiater, die »eigentlichen« Adressaten, nur sporadisch bei den Laufvisiten auftauchen; aber auch darum, weil sie respektgebietend unnahbar auftreten, den kalten Wissenschaftler »heraushängen«, und weil man als Patient von ihrer »Gnade« abhängt: Denn sie gewähren oder versagen Ausgang, lassen bei Freilassung eines Patienten auf dessen Drängen von diesem einen Revers unterschreiben, wonach die »Entlassung auf eigenen Wunsch und *gegen* ausdrücklichen ärztlichen Rat« erfolgt. Damit ist man als Patient wieder Freiwild für abweisende Angehörige, die ihn doch zur eigenen Entlastung in der Klinik zur Verwahrung abgeliefert hatten.

Der Psychiater *kann* mit der ihm gestellten Aufgabe im Grunde gar nicht fertig werden. Er kann die am psychiatrischen Drama Beteiligten nicht zufriedenstellen. Deren Interessen sind einander imkompatibel. Vor allem verträgt sich nicht das, was der Patient hofft, mit dem, was der Staat verlangt und die Familie erwartet. Der Psychiater, ließe er sich auf das »Abenteuer Psychotherapie« ein, was ja therapeutisch und auch christlich-ethisch geboten wäre, müßte, anstatt der einen oder anderen Erwartung nachzukommen, eine *neue* Beziehung konstituieren (was wiederum psychotherapeutischer Weisheit entspricht, aber selbstredend System und Ordnung der Psychiatrie überschreiten würde und folglich utopisch bleibt).

Der in diesem Buch nur gestreifte Fall Jürgen Mahngast ist ein Beispiel anderer, aber nicht minder typischer Art. Die Justiz überantwortet ihre »geisteskranken Verbrecher« der Obhut der Psychiatrie. Dort liegen sie in aller Regel nur ab. Sie werden nicht, geschweige denn gezielt, behandelt. Mit diesen Delinquenten geschieht kaum anderes, als was Mechler[15] in kritischer Sicht auf die Gefängnispsychiatrie konstatiert: Es dient der Gewissensberuhigung und hat »bloße Beschwichtigungs- und Befriedungsfunktion«. Das trifft in gesteigertem Maß auf die »psychopathischen« Rechtsbrecher zu (als welcher Mahngast jedenfalls nach seiner zweiten Bluttat diagnostiziert worden ist), denn Psychopathie gilt definitionsgemäß für unbehandelbar.

Psychiatrie soll hier als eine Art Wirtsorganismus dienen. Der Fall Mahngast ist im übrigen denn auch ein eklatantes Beispiel für »Beziehungskrankheit«. Sowohl im zurückliegenden als auch im aktuellen schweren Delikt (letzteres die im wesentlichen aus Eifersucht wegen verschmähter Liebe verübte grausame Totschlagshandlung an der 14jährigen Tochter des Anstaltspförtners) bekunden sich brutale Auswüchse gestörter Zwischenmenschlichkeit. Allem Anschein nach ist bei diesem Patienten aber diese seine zentrale Problematik trotz eindeutig hinweisender Vorgeschichte nicht therapeutisch bearbeitet worden. Man wußte ihm nichts anderes als Gartenarbeit anzudienen. Die Gewährung von Aufenthaltslockerungen beruhte denn auch auf einem ganz unspezifischen äußerlichen Eindruck, wonach Mahngast mittlerweile sozial nachgereift zu sein schien. Aber die erste stärkere affektive Belastung im sozial-mitmenschlichen Bereich ließ ihn so folgenschwer dekompensieren und ein Gewaltverbrechen begehen.

Auch Hans Binding wird um so weniger seinen Erwartungen und Wünschen entsprechend verstanden desto mehr er in eine reale Beziehung zu Dr. Wachter tritt. Sein »psychiatrisches« Selbst bleibt um so mehr von dem akzeptierten »sozialen« Selbst gesondert, als er nun auch in die unmittelbare Lebensumwelt seines Psychiaters aufgenommen und einbezogen ist. Dabei vermag ihm Dr. Wachter offensichtlich nicht gerecht zu werden. Wir sahen, daß er nur mit dem Teil seiner selbst auf Binding persönlich einging, den er doch zugleich anhaltend und strikt verleugnen mußte: seiner homoerotischen Neigung. Diese schlug er der eigenen nicht rapportfähigen Psychopathologie zu. Statt dem Patienten Binding aus seiner gesellschaftlichen Inakzeptiertheit herauszuhelfen, dessen verschattet Psychiatrisches zu bearbeiten, von Makeln zu befreien, es wirklichkeitsfähig zu machen und ihm zu entsprechenden Strategien zu verhelfen, hat Dr. Wachter das eigene Nicht-Geständnisfähige, Verschattete

(ihn gleichwohl Bestimmende) noch in die Pathologie Bindings getragen, dieser hinzugefügt und Binding so zusätzlich belastet. Geradezu grotesk mutet es an, wenn Binding umgekehrt seinen Psychiater-Freund ins Normale hinüberretten will: zu einer befriedigenden und akzeptablen Heterosexualität. Grotesk zudem noch, weil ihm selbst dieses verzweifelte Gegen-Psychiatrisieren im forensischen Gutachten Prof. Petris nachteilig geriet; denn Prof. Petri griff es als notables Beispiel eines besonders psychopathischen Zuges auf, Konflikte gewaltsam zu lösen und den Willen des anderen Menschen dabei nicht genügend zu respektieren.
Der Psychiater Dr. Wachter war hilflos. Er hat nicht die Mittel gekannt, geschweige besessen, einer *berufsspezifischen Opferanfälligkeit* auszuweichen.
Es ist eine zulässige Hypothese, daß jeder Psychiater dazu neigt, in seiner Einstellung dem Patienten gegenüber sich selbst als die normale Spezies zu setzen, Empathie nach Möglichkeit gerade nicht zuzulassen bzw., wo sie sich meldet, sie allenfalls in karitatives Verhalten zu kleiden, die aufgestörte eigene Psychopathologie aber qua unkontrollierter Gegenübertragung in den Patienten zu legen, auf diesen zu projizieren. Hier ist Gegenübertragung *nicht*, was sie idealerweise sein sollte: *Tragung* (vgl. G. Benedetti u. U. Rauchfleisch[16]) »Psychiatrie als Opfer« ist die *notwendige* Ergänzung zum Thema »Psychiatrie als Herrschaft«. Hier erscheint Psychiatrie im Gegenteil als besonders ohnmächtig. Das gehört unbedingt in eine Psychiatriekritik aufgenommen, wenn diese nicht zu einem Kampf gegen Windmühlen werden will. Was wird von Psychiatrie verlangt? In ihr werden Affekte konzentriert, die nach dem (nicht reflektierten) Willen der Gesellschaft bzw. deren staatlicher Manifestation und Gesetzgebung *draußen,* d.h. außerhalb der Mauern, nicht ausgelebt werden dürfen.
Nur, was fängt die Psychiatrie mit der geballten Ladung draußen nicht zugelassener Affekte an? Oft wandeln sich diese Impulse überdies erst mit ihrer Psychiatrisierung zu gefährlicher Aggressivität. Man darf getrost einen legitimen Ansatz zur Psychiatriekritik von Szasz[17] darin erblicken, daß der Prozeß der Psychiatrisierung (der *äußeren* Psychiatrisierung; die *innere* hat auch Szasz nicht erkannt) erst zur Entstehung der manifesten klinischen Erscheinungsform der »Geisteskrankheit« führt und vieles davon gar nicht in Erscheinung treten würde, wenn man die Einsperrung des Kranken vermiede und ihn ausschließlich ambulant zu behandeln versuchte und – was denn doch utopisch sein dürfte – es darüber hinaus vom freien Willen des Patienten abhängig machen würde, sich überhaupt als Patient zu verstehen und als solcher Therapie zu begehren. (Szasz kann indessen nicht schon deshalb auch inhaltlich als widerlegt gelten, weil er, im

krassen Gegensatz zu seiner literarischen Opposition gegen obwaltende Verhältnisse der Anstaltspsychiatrie, gerade diese selbst ziemlich konventionell mitpraktiziert.)

Die Opferrolle der Psychiatrie liegt also wesentlich darin begründet, daß sie als Adressat dienen soll, wo sie es nicht ist, oder doch nur in dem Maße, wie sie selbst Subsozietät oder normativ identische Agentur von Gesellschaft ist. Es ist so grotesk wie makaber, daß in ihr, in der einsperrenden Psychiatrie, dann das ausgetragen, vielfach überhaupt erst manifestiert wird, was draußen in der Gesellschaft entsteht (und dort Gründe hat, auch wenn man beispielsweise bei den Psychosen multikonditional zu denken hat), was dort auch hingehört, aber gerade dort nicht zugelassen, noch weniger vernommen und gleich gar nicht verstanden wird. So entsteht eine auf die Psychiatrie verschobene Nebenbühne. Es wird ein Pseudoschauplatz, Gesellschaftsersatz geschaffen. Dort erst nehmen sich die Aktionen dann so recht zirkushaft und eigentlich verrückt aus, weil sie ins Leere, an den ursprünglichen Partnern, Zielen und Verhältnissen vorbeigelenkt werden. Aktion wird so zu Agieren.

Dem Protestler wird ein falscher Gegner hingestellt. Er redet gegen ihn, wo nicht überhaupt gegen die Wand. Ein Stück Wirklichkeit der vielgeschmähten psychiatrischen Mauern. Durch sie ist der Patient gegen den Bereich abgetrennt, dem seine psychotische Aufregung, sein psychisch abnormes Verhalten als Antwort oder als Botschaft oder als Protest gilt. Dabei ist es zunächst einmal ziemlich uninteressant, ob es sich um jeweils richtige, verständliche oder gar taktisch gut beratene und geeignete Aktionen und Reaktionen handelt. Ihre Verschiebung in die Psychiatrie läßt den Eindruck entstehen, als sei die Psychiatrie die Gesellschaft, eben der Partner. Bei dieser inversen Situation ist es denn auch dialektisch gesehen nicht abwegig zu behaupten, die Psychiatrie produziere die psychischen Leiden.

Natürlich kann sich die Psychiatrie nicht als stellvertretende Gesellschaft etablieren. Sie soll das Delegations- und Substitutionsarrangement wohl erkennen und sich dessen bewußt sein, wozu man sie hernimmt. Aber sie ist effektiv außerstande, die Aufgabe auch zu lösen. Denn sie vermag den fälligen Konflikt nicht stellvertretend auszuhandeln. Sie kann nur verstehen und übersetzen, ihre Einblicke (unter Abzug der zusätzlichen klinischen Überformung psychischer Abnormität) als Erkenntnis an die Gesellschaft zurückgeben. Das müßte künftig die zentrale Aufgabe einer präventiv gewendeten Psychoepidemiologie sein.

Indessen ist ihr aufgetragen, die Kranken nicht zu verstehen, sie auch keinesfalls in erkennbaren legitimen Zielen und realen Proteststrukturen zu

bestärken, *sondern* sie soll solchen Protest unschädlich machen. Sie soll den Patienten wieder das Vernunftgesetz einpflanzen, sie re-normieren, anpassen und, wo das nicht erreicht werden kann, sie als Fürsorgeobjekte tauglich machen oder sie verwahrt halten. In diesem festgeschriebenen Zwiespalt befindet sich die Psychiatrie. Hinzu kommt, daß der Psychiater selbst, nicht weil er als bezahlter Funktionär seinem Auftraggeber Staat Treue und Gehorsam schuldete, sondern weil er mit sich selbst im Reinen bleiben muß, Begrenzung dringend braucht. Diesem speziellen Problem ist das abschließende Kapital dieses Buches gewidmet (Kapitel 15, Innere Psychiatrie). Der Psychiater kann nicht ohne Gefahr für die eigene Normalität es soweit treiben, sich etwa rückhaltlos ins Abenteuer der Psychose einzulassen. Es sind erstaunliche und auch alarmierende Erfahrungen bei der Psychotherapie Schizophrener gemacht worden (Searles[18]), wo der Therapeut seinerseits wahnkrank wird, phasenweise gar psychotischer ist als sein Patient, zu dessen Vorteil diesen Part übernimmt. Der Therapeut muß sich auf die Übertragungspsychose einlassen, ohne dem »psychotischen Chaos« zu verfallen (Benedetti[19]). Auch diese Facette der Psychosenpsychotherapie kann hier nur erwähnt, nicht vertieft werden. Aber es gilt paradigmatisch für Anspruch, Grenzen und Gefahren psychiatrischen Selbstverständnisses.
Der Psychiater findet sich in der Rolle des Doppelagenten vor. Damit ist er überfordert. Er ist in dieser unerfüllbaren Rolle nach den Erkenntnissen der Viktimologie das prädestinierte Opfer. Um es zu wiederholen: An ihn, als dem personifizierten Vertreter der Psychiatrie insgesamt, wird der auf die Gesellschaft oder bestimmte Personen in ihr gemünzte Dialog delegiert. Aber er ist aus zwingenden *inneren* und *äußeren* Gründen unfähig, diesen Dialog zu führen. Springt der Psychiater in den Spalt, was Kisker konsequent und idealtypisch folgert und fordert, so ist er fürs andere seines vorgeschriebenen Dienstes untauglich geworden.

Eine Psychiatrie-Opposition, eine Anti-Psychiatrie, die stets nur auf die institutionellen Mängel und die Herrschaftsstrukturen sieht und daraus (in Grenzen auch berechtigte) Kritik ableitet, verdient den herben Vorwurf, es an Tiefblick und differenzierter Vergegenwärtigung der grundsätzlicheren Schwierigkeiten, ein Psychiater zu sein, fehlen zu lassen. Sie müßte, um seriös zu sein, mit in den Blick nehmen, daß psychiatrisches Handeln nicht glaubwürdiger wird, wenn die Mauern fallen oder wenn innerhalb porös gewordener Mauern liberalisiert und humanisiert wird, wenn soziotherapeutisch geöffnet, der bisherige Insasse gar »befreit« und in die offene Gesellschaft entlassen wird.
Es bliebe und es bleibt das beschriebene Dilemma, daß es den angemesse-

nen Umgang mit dem psychisch Abnormen vorerst nicht gibt. Beim bereits *äußerlich* psychiatrisierten und klinifizierten Kranken verhindert die in sich widersprüchliche Doppelrolle des Psychiaters die Option entweder klar für die Gesellschaft oder klar für den Kranken, es sei denn, er entzieht sich dieser Rolle überhaupt. Der den Dialog aufnehmende und zum Du des Verrückten gewordene Psychiater begibt sich in die Exklusivität des Psychotherapeuten für eine Handvoll schizophren Erkrankter über eine lange zeitliche Distanz; er sammelt, wenn er den Anfechtungen standhält, exemplarische Erfahrung, aber er ist, im Grunde genommen, nicht mehr Psychiater. Nur ist er es, aus den Bedürfnissen des Patienten gesehen, anders ebensowenig. So bleibt immer die ganze Hälfte aus und es bleibt bestenfalls bei pragmatischen Lösungen auf halbem Wege. Die Zukunft muß erweisen, inwieweit es in therapeutischen Einrichtungen, die vor unmittelbarem staatlichem Dirigismus geschützt und von dem Auftrag der sozialen Kontrolle entpflichtet sind, die den Kranken ein Stück Lebensraum zur eigenen Disposition lassen und damit als ganze Institution auch Therapeutikum sind, in denen nicht zuletzt durch die Diversifikation auf eine ganze Gruppe von Therapeuten und (fortgeschrittenen) Patienten unproduktive, blockierende und duale Symbiosen vermieden und schließlich auch mit dem Kranken offen verabredete pharmakopsychiatrische Hilfen temporär unterstützend genutzt werden – inwieweit in solchen Einrichtungen für wenigstens einen Teil der Population psychisch Gestörter unter den gegenwärtigen gesellschaftlichen Bedingungen dennoch menschlichere Psychiatrie ansatzweise verwirklicht werden kann. Das können alles nur kleine Schritte sein. Man wird darum auch keine überzogenen Erwartungen etwa an die gemeindenahe sektorisierte Psychiatrie in Hannover (Kisker[20], Bauer[21], Wulff[22]) oder an das »Alternativkonzept« einer kommunalen psychosozialen Praxis (»Psychiatrie ohne Mauern«) von F. Mann[23] in Herford oder die »psychosoziale Arbeitsgemeinschaft Gießen/Wetzlar (H. E. Richter[24]) haben. Hier reiht sich auch das eigene Heidelberger Modell einer Hochschulpsychotherapie als »kollektiver Praxis« ein (Spazier u. Bopp[25]), das seit 1971 besteht und zu einem nicht geringen Teil auch die »große« Psychosentherapie einbezieht.

Allen psychiatrischen Bemühungen haftet gleichwohl das Schicksal der Cura posterior an. Ihr Patient ist stets schon vor-psychiatrisiert. Der Dialog mit ihm müßte einsetzen, bevor er das psychiatrische Untersuchungszimmer betritt. Die ungezählten Amateur-Psychiater draußen müßten statt der auf die Klinik zutreibenden Psychiatrisierung lernen, diesen Dialog zu führen, und, im Idealfall, den professionalisierten Psychiater überflüssig machen. Sie müßten es vermögen, sich mit der Nachtseite ihrer selbst zu identifizieren und sich dem Angesprochensein durch den abwegigen Mitmenschen stellen. Diese utopische Gesellschaft wäre freilich von der, die wir kennen, ziemlich verschieden. Es darf auch sehr bezweifelt werden, daß sie die nachrevolutionäre Gesellschaft der (linken) Revolutionstheoretiker wäre. Denn diese erhoffen sich gewiß zu Unrecht alles Psychiatrische aus jener Zukunftsgesellschaft eliminiert.

Was diese (politischen) Theorien nicht vorsehen, wäre das utopische Ziel der Wiederherstellung des Menschen als der, welcher er vor der Trennung in eine Fraktion der angepaßten Vernünftigen und in eine Fraktion der abwegigen Unvernünftigen war bzw. in der historischen Zukunft einmal sein könnte. Vielleicht als Einheit und Aufhebung jener sich ausschließenden Gegensätze, die heute Vernunft und Verrücktheit genannt werden.

Die Gegenwart aber sieht die Psychiatrie als unbefristet notwendige Einrichtung. Sie überwiegt in der Erscheinungsform der Staatspsychiatrie. Ihre Grenzen sind eng gezogen. Sie scheitert notwendig an der Aufgabe, jene Affekte zu beschwichtigen, gar zu verstehen und zu lösen, die zwischenmenschlich in den gesellschaftlichen Lebens- und Konfliktfeldern entstehen, die durch Psychiatrisierung noch zusätzlich aufgeladen und vermehrt und schließlich ins (klinisch) Krankhafte transponiert und dort ein weiteres Mal codiert werden. Sie zu entschlüsseln, sollte in einer künftigen menschlicheren Gesellschaft jedermanns Fähigkeit sein. Heute aber verfügen nicht einmal Psychiater über den Schlüssel zum Verständnis.

Dezentralisierte Psychiatrie hebt die Segregation von Normalen und Verrückten nur bereichsweise und tendenziell auf. Vollständig würde sie erst mit der Rückgabe des Auftrags, dialogisch und interpersonal zu leben, an die ursprüngliche Zuständigkeit: an die interaktionale und gesellschaftliche Praxis des Zusammenlebens der Menschen, d. h. dorthin, wo der einstweilen ausbleibende Dialog sie psychisch krank gemacht hat.

Solange das nicht erreicht ist, kann es ein Fortschritt sein, einer noch unverzichtbaren Psychiatrie wenigstens soviel Aufgeklärtheit über sich selbst zuzugestehen, daß sie ihr Risiko berechnen kann und nicht für eine Gesellschaft die Köpfe hinhält, die es sich auf Kosten »ihrer« Psychiatrie ohne die Bürde der Unvernunft gutgehen läßt.

Es sind Rufe in der Wüste, etwa mit Kisker darauf aufmerksam zu machen, daß diese einseitig auf Vernunft fixierte Gesellschaft in nicht sehr ferner Zeit an der vernichtenden Gewalt ihrer nicht-klinischen Verrücktheiten zugrunde gehen wird. Kisker[26] spricht hier zutreffend von »Über-Gängigkeit im epochalen Getriebe« und vom »Irrsal der Vertagung« im Unterschied zum »Irrsinn der Umnachtung«, wobei ihm »Vertagung« ins Begriffsfeld von »Ideologisierung« zu gehören scheint.

Kapitel 14

Kriminalpsychiatrie

Nirgendwo anders als in ihrer forensischen Spielart tritt Psychiatrie so wirkungsvoll öffentlich in Erscheinung als das, was Sie ist: ordnungsstiftende Macht.

Dabei hat sie, in grober Aufteilung, vier Aufgabenfelder zu bestellen. *Einmal* soll sie feststellen, ob der Mensch überhaupt *justitiabel,* also rechtsfähig und rechtlich belangbar ist; ist die Frage zu verneinen, wird der Proband den hierfür vorgesehenen Fürsorgemaßnahmen überantwortet. *Zum andern* soll sie entscheiden, ob ein Beschuldigter schuldfähig und strafrechtlich verantwortlich, also *satisfaktionsfähig* ist oder nicht; ist er es nicht, fällt er in die Obhut verwahrender und vielleicht auch kurativer Psychiatrie; dann ist er in der Regel beides: psychiatrisiert und kriminalisiert. *Zum dritten* ist Psychiatrie gefragt, welchen Grad der Verwerflichkeit, welchen Charakter und Umfang überhaupt von Schuld einem im übrigen für schuldig zu erkennenden Straftäter zuzumessen ist, um daraus gemäß der im betreffenden Strafparagraphen zugelassenen Flexibilität das individuell gerechte und gebotene Strafmaß zu ermitteln. In diesem Falle wird der Verurteilte dem Strafvollzugsdienst zugewiesen, verdankt jedoch Strafmilderung einer psychiatrischen Intervention, ist also im Grund ebenfalls psychiatrisiert (nur eben nicht mit exkulpierender Wirkung). *Viertens* schließlich funktioniert Psychiatrie, als eine besondere Variante von Sozialpsychiatrie, als organisatorische und methodische Stütze bzw. Exekutive im reformierten Strafvollzug jener vergangenen Zukunft Ende der sechziger Jahre, als man in der Abkehr vom Vergeltungsprinzip mit humanitär motivierter Zuwendung zum Resozialisierungsprinzip den Schlüssel zur wirkungsvollen Rückfallprophylaxe in die Hand zu bekommen hoffte. In allen diesen Fällen droht dem Beschuldigten oder/und Verurteilten das Dilemma und der Makel der Psychiatrisierung. Es gibt ein wachsendes Bewußtsein davon, daß dies die größere Bestrafung und Entwürdigung eines Menschen darstellt, als es bei unverkürzter Schuldzuschreibung die Kriminalisierung allein wäre. Es gehört heute zur Rechtsunsicherheit eines vor Gericht zitierten Menschen, daß im freien Ermessensgebrauch seine Richter die Beiziehung eines psychologi-

schen oder psychiatrischen Sachverständigen, mithin eine psychologisierende Behandlung der Straftat und ihres Urhebers beschließen und ihm so die Unrechtsfähigkeit und Mündigkeit absprechen könnten. »Zehnmal lieber Knast als Klapsmühle« ist schon zum stehenden Ausdruck geworden. Nicht erst der politische Straftäter sieht sich von Versuchen bedroht, durch Pathologisierung seiner Person um die Überzeugungskraft seiner politischen oder revolutionären Ziele gebracht zu weden; schon der unpolitische »gewöhnliche« Gesetzesbrecher bangt um seine kriminelle »Würde«. Psychiatrie als Drohung und als gefährlichste Waffe aus dem Arsenal der Strafjustiz. Demütigendes Erlebnis, wenn die bestätigende Strafe, die Anerkennung eines bewußten und vielleicht ausdrücklich beabsichtigten Verstoßes gegen herrschende Moral und Ordnung versagt wird. Zu gern wollte man sich auf eine sanktionierende Justiz verlassen können, die sich gegen die aufweichenden Tendenzen psychologischer Relativierung und psychiatrischer Desavouierung von negativem Freiheitsgebrauch immun erweist.
Haben sich die Zeiten doch so gründlich geändert? Solange ist es jedenfalls nicht her, daß sich die Psychiatrie beklagte, zum Büttel der Strafgerichte gemacht zu werden, und umgekehrt der Delinquent sich um die Würdigung seiner psychischen Beweggründe gebracht sah. Heute scheint das Gegenteil zu drohen: Die Gerichte machen sich zum Büttel der Psychiatrie als der ihnen überlegenen Ordnungsmacht, verfügt sie doch über eine so ausgefeilte Kriteriologie und über Verständnis- und Erklärungsmodelle, welche einem (vorwiegend) biologistischen und/oder (weniger herangezogenen) soziologistischen Determinationszusammenhang den Vorrang vor individuellen Freiheitsbereichen und Verantwortlichkeiten einräumen und damit weit besser zur sozialen Kontrolle und zur Erhaltung des gesellschaftlichen Systems taugen. Im devianten Individuum, sei es nun »nur« psychisch deviant oder kriminell, wirken, es unterwerfend und instrumentalisierend, naturgesetzliche und gesellschaftliche Kräfte.
Für die (Wieder-)Herstellung der öffentlichen Ordnung bzw. deren Erhaltung bringt es mehr, den einzelnen Menschen *nicht* qua Schuld- und Verantwortungszuschreibung sich mit seiner Normabweichung identifizieren zu lassen. Besser erscheint es, ihn davon freizusprechen und so die Grundlage zu schaffen für eine anschließende Therapie, in der er als Verbündeter gegen seine Störung gewonnen werden soll. Der mit den Gesetzen in Konflikt Geratene erhofft sich heute wie ehedem Verständnis für sein Handeln, denn dieses ist ja praktisch nie ein zufälliges Geschehen. Er träumt (unbewußt sozusagen) von einem Prozeß, der ihm im nachhinein zum vollen klaren Bewußtsein und zur Einsicht in den Unrechtscharakter

seines Tuns verhilft, auf welche Weise er das zunächst Unverständliche und Fremde der Delinquenz in seine Personengeschichte integrieren und durch (akzeptierte) Buße aufgeladene Schuld abgelten und sich in ein wieder geordnetes Verhältnis zur Welt setzen kann. Aber ihm graut davor, daß ihm dies alles weggedeutet oder in die Unverfügbarkeit biologischer Mechanismen abgeschoben wird.

Diese Tendenz zeichnet sich für viele gespenstisch ab, zumal die Strafrechtsreform mit der Neufassung des Unzurechnungsfähigkeitsparagraphen (§ 20 StGB) das bis dahin gültige Dogma der allein Schuldunfähigkeit begründenden biologisch definierten (also organisch bedingten) Krankheit faktisch aufgehoben hat. Nun können auch Störungen der Geistestätigkeit exkulpierende Wirkung haben, wenn ihnen keine körperliche Krankheit zugrunde liegt. Damit ist die reine Affekttat in den Rang einer wohlfeilen seelischen Ausnahmeverfassung gerückt, deren Objektivierbarkeit, zumal bei ihrem zumeist nur flüchtigen Bestehen während kurz bemessener Tatzeiten, vor große methodische Probleme stellt. Eben ihr ephemerer Charakter hindert auch daran, den Betroffenen eigentlich zu psychiatrisieren und darauf abzustellende Maßnahmen zu ergreifen. Andererseits wird, wenn dies zum neuen Dogma erhoben wird, jeder zum potentiellen Affekttäter, ist jeder potentiell psychiatrisiert. Es soll hier nicht in eine vertiefte Erörterung der Frage eingetreten werden, ob die von G. Grosbüsch[1] unternommene theoretische Aufbereitung der Affekttat als passagerer »Zusammenbruch des psychosozialen Gleichgewichts« bzw. als vorübergehender Identitätsverlust den forensisch exzeptionellen Tatbestand wieder ins Normal-Menschliche einholt. Auf den ersten Blick erscheint das von der Autorin ausgearbeitete Konzept in folgerichtiger Anwendung Freudscher, Meadscher und Eriksonscher Theorien[2] überzeugend; schon auf den zweiten Blick jedoch erweist es sich als naiver Euphemismus, entgeht ihm doch, daß der so entlastete und entschuldigte Straftäter weder juristisch belangbar noch psychiatrisierbar aus dem Prozeß hervorgeht. Damit aber, zumal wenn es Schule macht und allenthalben die motivierenden Affekte genauer untersucht und das Allerweltsübel der Identitätsschwäche in allen Fließformen bis hin zum zeitweiligen Identitätsverlust in seiner kriminologischen Relevanz herausgearbeitet wird, können Strafjustiz und Kriminalpsychiatrie kaum noch ihre Dienste zur sozialen Kontrolle und zur Erhaltung der öffentlichen Ordnung erfolgreich verrichten.

Allzuleicht geraten Erörterungen wie die vorstehenden in die Gefahr, die falsche Alternative »Patient *oder* Verbrecher« zu übernehmen. Schon gar nicht sind es wählbare, ebensowenig gleichwertige »Alternativen«. Wir

sahen, daß es zumeist aufoktroyierte Kategorien sind, gelegentlich auch beide Etiketten aufgeklebt werden unter dem Zwang der Definition und eben Kategorisierung des Devianten zum Zweck seiner optimalen Verwaltung und Kontrolle. Wenn im übrigen Devianz Alternativen hat, so sei Devianz als Künstlertum nicht vergessen, das – wir haben früher darauf hingewiesen – als nicht-klinische Verrücktheit die psychiatrischen ebenso wie die justitiellen Sperren unterläuft. Es steht dahin, inwieweit auch Psychotherapie eine Kunst sein und ihren Patienten dieser Kunst in einer Weise teilhaftig werden lassen kann, daß sie ihn vor den sonst drohenden Knästen der Strafjustiz und der Psychiatrie zu retten vermag.
Aber bleiben nicht beherzte Ansätze wie die psychotherapeutisch sensibilisierte und fraglos kompetente Kritik des gängigen Strafvollzugs, bei jugendlichen Straftätern zumal, die Ehebald[3] unternommen hat, eine bloße schöne Vision mit dem Hauch eines humanistischen Ethos? Wohl ein Modell abgebend für eine bessere Zukunft, aber, angesichts einer alles andere denn von staatlichen und gesellschaftlichen Auflagen und Zwängen freien Psychiatrie, unerfüllbarer denn je. Hinzu kommt, daß doch auch Psychotherapie ideologisch gefangen ist, und alles davon abhängt, ob oder wie es ihr gelingt, das geschulte Instrument der Selbstkontrolle ständig auch zur ideologischen Selbstentschlackung einzusetzen. Im übrigen wird uns der mit Ehebalds Grundsatzgutachten vor gut einem Jahrzehnt angemeldete Anspruch der Psychoanalyse als methodischer Bereicherung, wenn nicht überhaupt Revolution des psychologisch-psychiatrischen Sachverstandes im Strafprozeß, weiter unten noch beschäftigen.
Wenn auch aus einer Zeit, als die (in diesem Fall französische) Psychiatrie sich erst ihre nosologischen Begriffe bildete, dies freilich damals schon mit denkbar großen Reibungsverlusten als Schulenstreit nach Prestigegesichtspunkten austrug, so ist der »Fall Rivière«[4] in einigen charakteristischen Zügen auch heute noch instruktiv. Rivière, dreifacher Mörder (er hat auf bestialische Weise die schwangere Mutter und seine beiden Geschwister umgebracht), hat in seinem »Memoire« seinerzeit versucht, Richter, Gutachter und Öffentlichkeit von seiner inferioren Kriminalität zu überzeugen, um nach längerem Prozeß endlich an den Galgen zu kommen. Das Dokument galt dann auch den einen als Beweis blendender Vernunft und Zurechnungsfähigkeit (was in der Tat zum Todesurteil führte), galt zugleich aber den anderen, darunter der berühmte Esquirol inmitten einer Expertenkommission, die sich für die Begnadigung des Verurteilten einsetzte, als die mustergültige Selbstdarstellung des Wahnsinns (was, entgegen dem Bestreben des Täters, tatsächlich eine Begnadigung zu lebenslanger Haft bewirkte). Mußte nicht die Tat selbst schon, ohne alle

Kommentierung, als heller Wahnsinn erscheinen, war eine Position über dem Geschehen überhaupt denkbar, von der aus der Täter Maß nehmen und wissen konnte, was er tat? Rivière hatte es nicht in der Hand, »seine« Kategorie zu wählen. Foucault, der die Dokumentensammlung herausgegeben hat, kommt es ebenso wie uns nicht darauf an, unter psychopathologischen Kriterien den »Fall« nachzuprüfen. Vielmehr geht es ihm um den Nachweis, wie um diesen Fall wie um einen Kristallisationskern ein gesellschaftlicher Meinungs-, Prestige- und Machtkampf entbrennt, sich gesellschaftliche Pathologie manifestiert. »Dokumente wie die über den Fall Rivière erlauben es, die Bildung und den Fluß eines Wissens (wie das Wissen der Medizin, der Psychiatrie, der Psychopathologie) in ihren Beziehungen mit den Institutionen und den Rollen, die dort gespielt werden müssen (Gericht, Gutachter, Angeklagter, Krimineller/Wahnsinniger usw.), zu analysieren.« An diesem Beispiel lasse sich schließlich die Verwirrung ermessen, »die ein Diskurs wie der Rivières stiftet; es lassen sich alle die Taktiken aufzeigen, mit denen man versucht, ihn zuzuschütten, ihn einzuordnen, ihn als Diskurs eines Wahnsinnigen oder eines Kriminellen zu qualifizieren.«[5] Man fühlt sich an Hans Binding erinnert, wo dieser im Strafprozeß auftauchende Briefe unverblümt drohenden Inhalts, die er in seiner manischen Psychose verfaßt hatte, rasch als »Quatsch« oder »Spinnerei« abtat, jedenfalls aus heutiger Sicht so qualifizierte. Dies aber hatte den Nebenklägervertreter veranlaßt, wenn schon nicht das ungeschminkt kriminelle Böse darin gesehen werden könne, den noch gravierenderen Schluß auf eine höchst fremdgefährliche jederzeit wieder virulent werden könnende Geisteskrankheit zu ziehen und das Gericht zur Anordnung ständiger Sicherheitsverwahrung des Straftäters aufzufordern.

Die bei Binding gestellte Diagnose einer Psychopathie ordnet sich nach herrschender Lehre der Kriminalpsychiatrie neben Schwachsinn, Demenz und (schizophrenem) Defekt den irreversiblen Dauerzuständen der Pathologie der Persönlichkeit zu (vgl. H. Witter, Grundriß der gerichtlichen Psychologie und Psychiatrie[6]). Insbesondere »Psychopathie« gilt dabei »als eine kontinuierliche Entwicklung von der Geburt bis zum Tode«, als Deckbegriff für die »psychopathologisch wichtigen abnormen Dauerzustände der Affektivität«. Die davon, letztlich anlagebedingt, Betroffenen sind als »Störende« und nicht, oder nur ausnahmsweise auch, als »Leidende« eingestuft, denen in aller Regel uneingeschränkt freie Willensbestimmung unterstellt wird. »Sie sind definitionsgemäß unter den Kriminellen besonders häufig zu erwarten und auch tatsächlich vertreten. Ja, die intellektuell schwach begabte, gemütsarme oder gemütlose psycho-

pathische Persönlichkeit kann geradezu als ein Grundtypus des Rückfallkriminellen bezeichnet werden. In dieser Sicht können die Bezeichnungen *psychopathische* und *kriminelle* Persönlichkeit fast zur Tautologie werden.«[7] In der überwiegenden Zahl der Fälle von psychopathischen Rechtsbrechern wirkt denn auch die forensische Psychiatrie nicht durch krankheits-, sondern durch persönlichkeitsdiagnostische Beiträge mit. Die traditionellen (und als solche im deutschen Strafprozeß noch immer die Mehrheit stellenden) Kriminalpsychiater treten bei so zu klassifizierenden Tätern folgerichtig auch dafür ein, daß sie die ganze Härte der gesetzlich vorgesehenen Strafen treffen soll, es sei denn, es läge die ganz selten vorkommende Ausnahme einer zusätzlich wirkenden somatischen oder extremen situativen Belastung vor. Diese herrschende Lehrauffassung ist über den psychiatrischen Krankheitsbegriff der Kraepelin[8], Jaspers[9] und K. Schneider[10] nicht hinausgekommen und kämpft energisch dagegen an, daß durch die vor allem psychoanalytisch erweiterten und vertieften Verstehenshorizonte, zumal bei revidierten Nomenklaturen wie »Charakter*neurose*« oder »abnorme Persönlichkeits*entwicklung*« (vgl. Bräutigam[11]) oder »beziehungskranker Mensch« (Dörner und Plog[12]) dem Psychopathen die Würde des psychischen Leidens zugestanden und ärztlich-therapeutische Hilfe gespendet wird. Man trifft nicht selten bei konservativen Kriminalpsychiatern auf die dogmatische Inkonsequenz, daß sie der psychopathischen Persönlichkeitsabnormität alle ernsthafte Krankheitswertigkeit absprechen, den betreffenden Delinquenten für voll verantwortlich erklären und seine rücksichtslose Bestrafung ermöglichen, um sich gleichzeitig konziliant zu geben und eine intensive ärztliche, vielleicht sogar psychotherapeutische Behandlung zu befürworten. Dabei präsentieren sie sich ausdrücklich als klinisch erfahrene Psychiater und stützen auf solche Kompetenz die Reputation des wissenschaftlich integren objektiven Psycho(patho)logen, der die »neue« (seit jetzt immerhin über fünfzig Jahren bekannte, auch klinisch erprobte und weiterentwickelte) Tiefenpsychologie und Psychoanalyse, wie im vorliegenden Fallbeispiel Prof. Petri, als unwissenschaftliche Ideologie verwirft, diese aber als therapeutische Methoden gleichwohl gelten läßt oder gar noch empfiehlt.
Das ist praxisblinder, wenn nicht zynischer Dogmatismus, das ärztlich Probate im gleichen Atemzug für wissenschaftlich unhaltbar zu halten. Das nimmt unter Umständen so groteske Formen an wie in unserem Fall, daß nämlich im verstehenden Eingehen auf die individuelle psychische Dynamik (und damit auch auf die Dynamik des Tatmotivs) geradezu ein methodischer Verstoß gegen die forensisch geforderte wissenschaftliche Neutralität gesehen wird. Hier gerät Methode zum Fetisch und der (psy-

chisch kranke) Mensch, der schon per Definition als »Störer« der Gesellschaft ausgewiesen ist, nun auch zum Störer der Methode.
Weil es den subjektiven Hintergrund auch heute noch herrschender kriminalpsychiatrischer Mentalität recht anschaulich macht, entnehmen wir T. Moser[13] das folgende, einer Arbeit von Leferenz und Rauch[14] entstammende Zitat: »Aber auch noch andere Einstellungen, die wir als gefühlsmäßige zusammenfassen wollen, beeinflussen häufig die Entscheidung des Psychiaters, gerade bei der Begutachtung von Psychopathen. Wichtig ist z. B. die Anschauung, die der Gutachter über den Sinn und Zweck der Strafe hat. Steht er auf dem Standpunkt des Sühnegedankens, hält er Vergeltung oder Abschreckung für den Sinn des Strafrechts, so wird er häufig innere Hemmungen haben, einen Täter ›der Strafe zu entziehen‹, und er wird sich schwer dazu entschließen, in einer anlagemäßigen Abweichung von der Norm eine krankhafte Störung der Geistestätigkeit im Sinne des § 51 StGB zu erblicken. Ebenso spielt der Eindruck, den die Tat auf den Untersucher macht, eine gewisse Rolle. Ist die Ausführung der Tat besonders abscheulich und roh gewesen, wie es ja gerade bei den Vergehen abnormer Persönlichkeiten vorkommt, so muß sich der Untersucher sehr in der Gewalt haben, damit er seine dadurch erregte Abscheu nicht auf das Gutachten abfärben läßt. Hierzu kommt, daß oft der Normale, ohne sich selbst darüber klar zu werden, ablehnend auf die Begegnung mit dem Psychopathen reagiert, besonders wohl auf die Psychopathentypen, die forensische Bedeutung haben. ... Gewicht erlangen diese gefühlsmäßigen Momente aber erst dadurch, daß sich der Gutachter sagen kann, er stehe ja gar nicht einem Kranken gegenüber, an den man selbstverständlicherweise keine Anforderungen stellen kann, sondern einem nach medizinischen Begriffen gesunden Menschen mit abnormen Charakterzügen, demgegenüber er die gleichen Anforderungen an Selbstbeherrschung usw. stellen zu können glaubt, denen er sich selber gewachsen hält. Interessanterweise ist die Einstellung gegenüber dem Schwachsinnigen eine ganz andere... der Schwachsinnige stimmt mitleidig oder belustigt, erhebt das Selbstgefühl des Betrachters und stimmt ihn dadurch großmütig, der Psychopath dagegen ärgert und verstimmt, sicher neben anderen Gründen auch deswegen, weil sich der Arzt ihm gegenüber ohnmächtig fühlt, ihm nicht helfen kann. Nichts verübeln wir unseren Nebenmenschen mehr, als wenn sie uns deutlich die Grenzen unseres Könnens zeigen.«
Eben diese, in der Reaktion des Gutachters liegende emotionale Komponente bleibt weitgehend unkontrolliert, wird verdrängt. Moser[15] nennt, was Psychiater zu jener »Harmonie des interdisziplinären Pakts« mit Strafjuristen befähigt, »Rollenschizophrenie«, die Tatsache nämlich,

daß der »ärztliche Standpunkt« in dieser Kooperation völlig ignoriert werde. Gleich gar nicht würden, was doch ohne weiteres erwartet werden dürfe, Gesichtspunkte der Therapie des seelisch kranken oder abnormen Rechtsbrechers gegen Aspekte der strafenden Repression abgewogen und in die ärztlich-sachverständige Betrachtung und Empfehlung eingeschlossen. Dem forensischen Psychiater seien statt dessen die seelischen Folgen der Tatschuldvergeltung absolut gleichgültig.
Zweifellos trifft zu, daß die Psychoanalyse eine *therapeutische* Wissenschaft ist und die von der Strafjustiz verlangte diffenzierend-ordnende Funktion der herkömmlichen Kriminalpsychiatrie nicht übernehmen könnte. Es würde auch zum wenigsten um eine Art Wachablösung gehen, so daß Befürchtungen, man könnte von einer repressiven verurteilungsfreudigen Kriminalpsychiatrie zu einer kritiklos exkulpierungsfreundlichen Psychoanalyse kommen, unbegründet sind. Indessen sind die unter der Behauptung des »Rechtsnihilismus« der Psychoanalyse gegen diese gerichteten notorischen Angriffe der Kriminalpsychiatrie ebenso abwegig: Moser nennt drei Haupttendenzen: »1. die wissenschaftliche Diffamierung, 2. die Behauptung der strafrechtlichen Irrelevanz psychoanalytisch-forensischer Erkenntnisse und 3. den Vorwurf, die Psychoanalyse zerstöre Strafrecht, Rechtsordnung, Menschenwürde und damit letztlich menschliches Zusammenleben.«[16]
Es ist klar, daß extreme Standpunkte psychoanalytischer Kriminologie, die den Rechtsbrecher als das Opfer der Gesellschaft sehen (P. Reiwald[17]) oder gar für die völlige Abschaffung des Strafrechts plädieren (A. Plack[18]), weder erfolg- noch sinnreich sind.
Anders, als es T. Moser[19] sieht, dürfte es »angesichts des eklatanten Versagens der Kriminalpsychiatrie bei der wissenschaftlichen Bewältigung der Probleme der seelischen ›Abnormität‹« bei der wünschenswerten Annäherung und gegenseitigen Befruchtung von Strafrechtsdogmatik (und, davon abhängig, Strafrechtspraxis) und psychoanalytischen Erkenntnissen kaum zu einem direkten außerpsychiatrischen Kontrakt kommen. Gerade auch das Zugeständnis, »daß die psychoanalytische Kriminologie noch längst nicht über jene simple und annähernd narrensichere Schematik des Krankheitsbegriffes verfügt wie die »herrschende Lehre« der Kriminalpsychiatrie«,[20] macht deutlich, daß es vorrangig um die gegenseitige Assimilierung der Theorien und Empirien von Psychoanalyse und Psychiatrie gehen muß. Erst nach solcher gelungener Rezeption, Abgleichung und Ergänzung kann es eine auch reformierte Kriminalpsychiatrie geben. Diese hätte namentlich auch dem viktimologischen Gesichtspunkt besondere Beachtung zu schenken, bedürfte aber, um gesicherte Erkenntnisse

und verläßliche Untersuchungsmethoden bezüglich des besonderen Problemfeldes der Täter-Opfer-Beziehungen aufbieten zu können, zuerst einer entwickelten allgemeinen und speziellen psychiatrischen Beziehungspathologie.

Daß diese einstweilen noch aussteht, muß und darf gleichwohl nicht heißen, daß nicht auch im gegenwärtigen Strafprozeß mit dem Nutzen größerer Gerechtigkeit die, wenn auch verstreut vorliegenden, so doch fundierten Erkenntnismittel der Tiefenpsychologie und Psychoanalyse beigezogen werden, selbst wenn der fällige Disziplinen- und Methodenstreit statt global jeweils exklusiv in den Gerichtssälen ausgetragen wird.

So war es im Strafverfahren gegen Hans Binding. Aber es kostete den Aufwand eines vom BGH verfügten Wiederholungsverfahrens. Psychiatrie in situ. *Ein* Lehrstück *mehr* aus einem klassischen Anwendungsbereich, in welchem aber Psychiatrie ihre aus den therapeutischen Umgangsweisen gewonnene Identität durchhalten muß, nicht verleugnen darf. Gerade hier muß sie zeigen, wie sie zunehmend auch gesellschaftlichen Zwängen widerstehen und sich einem Dienst entziehen kann, der sie dadurch mißbraucht, daß ihr faktisch das Richteramt über eine gleichermaßen punitive Psychiatrisierung und/oder Kriminalisierung zugeschanzt wird.

Es ist eine umfassende kritische Untersuchung zu diesem ebenso tiefreichenden wie weitgespannten Problembereich überfällig, um einer seit langem auf der Stelle tretenden veralteten Kriminalpsychiatrie auf die Höhe der Zeit zu verhelfen.

Kapitel 15

Innere Psychiatrie

Psychiatrie gilt uns als der Begriff der Unterscheidung von »normal« und »psychisch abnorm« und weiter der Aussonderung der psychisch Abnormen zum Zwecke einmal ihrer und/oder unserer Sicherheit, zum andern ihrer Therapie oder Verwahrung in eigens hierzu errichteten Krankenhäusern. – Das ist, samt all ihrem baulichen, personellen, organisatorischen, administrativen, medizinischen und nicht zuletzt auch wissenschaftlichen Aufwand die allbekannte *äußere* Psychiatrie.

Sie ist nur die äußere Repräsentanz, wie die Kathedralen nur die äußere, sichtbare Repräsentanz des Glaubens sind. Vor ihrer aufwendigen Institutionalisierung ist Psychiatrie *in uns* als *innere Psychiatrie*. Jeder einzelne braucht sie als die Instanz, die ihn in vernünftiger Ordnung, im Gleichgewicht, in Funktion hält, ihn auf die normativen gesellschaftlichen Sollwerte einstellt. Sie schützt vor der Gefahr der eigenen möglichen Verrücktheit und bewahrt vor Ansteckung durch die fremde. Im Laufe unserer Sozialisation wächst sie sich zu einem stattlichen Repertoire von Verteidigungsstrategien aus. So erfolgt die »normale« Sozialisation stets auch in negativer Abgrenzung gegen eine abnorme, dysfunktionale, mit (auch moralisch) negativen Werturteilen belegte Spezies. In jedem einzelnen Heranwachsenden wird etwas unterdrückt, an der Verwirklichung gehindert, zurückgedrängt, entwertet, verunglimpft. Es werden Wälle gegen den Einbruch des Irrationalen aufgebaut.

Dieses wird, wie andere Sozialisationsleistungen, schließlich in eigene Regie übernommen. Jeder stößt in sich selbst etwas zurück, schiebt es ins Dunkle, gibt es dem Vergessen anheim. Er hat dann grundsätzlich zwei Möglichkeiten, diese Selbstteilung, diese Spaltung zu ertragen. Einmal kann er nach mehr oder weniger langer Latenz neurotisch erkranken, d. h. psychische Symptome entwickeln und so vielleicht die Balance halten zwischen Tag- und Nachtseite seines Wesens, ohne in die Nacht des Wahnsinns (Umnachtung) zu versinken. Oder er bildet die Fähigkeit aus, das aus der eigenen nächtigen Tiefe Andrängende auf einen anderen in seinem unmittelbaren Lebensumkreis zu laden und diesen es – im Wege der Delegation – stellvertretend ausleben und erleiden zu lassen.

Versagt seine innere Psychiatrie in diesem präventiven Vorfeld, verfällt er dem Schicksal der Verrücktheit, dem »Irrsinn der Umnachtung«. Dann tritt er in eine vor-klinische psychiatrische »Karriere« ein, wird Objekt der Amateur-Psychiatrien seiner mitmenschlichen Umwelt, die ihn aussondert und stigmatisiert. Dies wurde weiter vorn »innere Psychiatrisierung« genannt und fugt sich so auch nomenklatorisch gut dem seiner Bedeutung nach verwandten Begriff der »inneren Abnormenschranke« von Baeyers[1]. Ihm stellt die geschlossene psychiatrische Anstalt oder Klinik die »äußere Abnormenschranke« dar. »Der institutionellen Schranke liegen aber psychologische Gegebenheiten zugrunde, die *vor* jeder staatlich organisierten Scheidung ein Getrenntsein, ein Auseinanderstreben der psychisch Abnormen und der Masse der Durchschnittlichen bewirken. Man könnte von einer ›inneren‹ Schranke sprechen.« Von Baeyer erkennt auch zu Recht, daß es ein in sich verwobenes soziales Beziehungsfeld ist, aus dem der Abnorme schließlich herausfällt und daß seine Biographie so eigentlich eine »zwischenmenschliche Leidensgeschichte« ist.
Von Baeyer konzipiert demnach die »innere« Schranke als das zwischenmenschlich Trennende und die »äußere« Schranke als die institutionell besiegelte Trennung des Abnormen von der Gesellschaft. Dem entsprechen die hier eingeführten Begriffe der »inneren« und »äußeren« Psychiatrisierung. Dagegen findet sich kein Analogon zur »inneren Psychiatrie« als in jedem Individuum angelegter Instanz.
Die »normale« Sozialisation des Menschen zum ausschließlichen Vernunftwesen, wie es die gegenwärtige Gesellschaft favorisiert und benötigt, legt ebensosehr auch den Keim für ihr (unterdrücktes) Gegenteil, wie es dieses präventiv bekämpft. Sie ist, genaugenommen, sogar ein geradezu pathologischer Prozeß, weil sie den Menschen nur selektiv, nämlich nur in bezug auf seine rationale Tragseite, zur Entwicklung kommen läßt. Aber keiner eignet sich für die ausschließlich auf Rationalität abzielende, also nur partielle Verwirklichung menschlichen Seins und Selbstseins. In jedem entsteht der Riß. Jeder muß damit fertig werden, und so entwickelt jeder Techniken, der inneren Zerrissenheit Herr zu werden.
Hier dürften auch die triftigen Gründe für manches befremdliche (»persönlichkeitsfremde«) übersprungsartige Handeln (Zwangshandeln, »Perversionen«), d. h. temporäre quasi psychotische Entgleisungen bei sonst völlig geordneten, psychopathologisch weitgehend unauffälligen, sozial gut integrierten Persönlichkeiten zu suchen sein. Dieser Vermutung widerspricht nicht, daß solches abnorme Verhalten stets auch seine psychische Dynamik und lebensgeschichtliche Wurzel hat. Nur läßt die »Wahl« des begrenzten psychotischen Austrags (statt einer weniger spek-

takulären und sozial nicht geächteten neurotischen Symptombildung) aufhorchen. In solchen Fällen hätte die *innere* Psychiatrie als der innere Regulator zeitweilig oder gebietsweise versagt.
Reguliert wird die Selbst- und Weltinterpretation in Übereinstimmung mit der gültigen kulturellen Überlieferung. *Innere* Psychiatrie ist indessen viel zu komplex und nicht triebgeschichtlich ableitbar, so daß sie sich meines Erachtens deutlich von Freuds Über-Ich-Instanz aus seiner zweiten Theorie des psychischen Apparates unterscheidet[2], auch nicht als Identifizierung mit der Eltern-Instanz[3] verstanden werden kann. Gleichwohl tritt die *innere* Psychiatrie als Zensor in Erscheinung. Dabei geht es um weit mehr und anderes als um die Befolgung des elterlichen Moralgesetzes. Ich werde, um Kiskers Begriffe zu gebrauchen[4], in die »Region des Gängigen« gedrängt und zugleich der »Region des Abwegigen« entfremdet, werde zu einseitiger Option für »Ideologisierung« verleitet und durch die mir vorenthaltene Nachtseite um die Erfahrung meiner »Eigentlichkeit« gebracht.
Wie über die institutionalisierte wird auch über die *innere* Psychiatrie gesellschaftliche Herrschaft weitergegeben (vgl. Kapitel 11). Das ganze gesellschaftlich probate System ideologischer Inhalte und Sätze wird zur wohlfeilen Hilfe bei der Abwehr des Irrationalen. Die gesamte seit der Aufklärung herrschende und fortentwickelte bürgerliche bzw. spätkapitalistische Weltanschauung mit ihrer impliziten Anthropologie sowie den Moral- und Sündenlehren der säkularisierten Kirchen liefert das Normensystem, an dem sich die individuellen Psychiatrien ausrichten.
Natürlich ist diese Psychiatrie im dilettantischen einzelnen Bürger undifferenziert, verschwommen, nicht auf klare Begriffe gebracht. Aber sie ist gleichwie doch die Nativ-Gestalt, die Urform der institutionell und wissenschaftlich disziplinierten *äußeren* Psychiatrie.
Die etablierte Psychiatrie hat also einen breiten Rückhalt in der Bevölkerung als der Gesamtheit aller potentiell von ihr Betroffenen. Sie ist bei den meisten psychiatrischen »Karrieren« auch als Fluchtpunkt ins Auge gefaßt, und der einzelne Psychiatrisierte selbst macht ihre Bekanntschaft selten unvorbereitet. Nicht zuletzt diese Bewandtnis, daß sie von einer »normalen« Laienwelt vorwegnehmend beansprucht und funktionalisiert wird, macht ihre tatsächliche Funktionsfähigkeit und Macht aus.
Man braucht gar nicht historisch weit auszuholen, gar nicht auf ihre kultur- und sozialgeschichtlichen Quellen zurückzugehen, um die institutionalisierte Psychiatrie unserer Zeit zu verstehen und zu entschuldigen. Sieht man auf den zeitgeschichtlichen Querschnitt, so fällt denn auch auf, daß die ins allgemeine Bewußtsein eingelassenen vor- und primitiv-psychiatrischen Überzeugungen von einem diensteifrigen Intellekt aufgegriffen

und von einer eitlen Wissenschaft auf System gebracht werden. Basaglia u. a.[5] haben auf diese »Dienstbarkeit der Intellektuellen« hingewiesen und sie provokativ des »Friedensverbrechens« (in der deutschen Übersetzung des »Befriedungsverbrechens«) beschuldigt. »Es geht in diesem Buch um die Untersuchung einer alternativen Praxis für den Techniker-Intellektuellen, der, sobald er sich einmal über seine Rolle als *Zustimmungsfunktionär* klargeworden ist, in seinem eigenen Tätigkeitsbereich die Methoden und Mechanismen aufzudecken sich bemüht, mittels deren seine Zustimmung von den Herrschenden zum Nachteil der Beherrschten erzwungen und eingesetzt wird.« So soll die Analyse auch als Schlüssel dienen »zur Interpretation jener institutionalisierten Formen von Gewalttätigkeit, in denen sich Strategien der Sicherung unseres Gesellschaftssystems verdichtet haben.«[6] Man soll sich trotz Foucaults Neigung zu einer gewissen stilistischen Mokanz kritische Aufmerksamkeit bewahren, wenn er in seinem scharfsinnigen hospitalisationsgeschichtlichen Beitrag[7] zu jenem Manifest der »Selbstaufklärung der Aufklärer« den traditionellen Psychiater in der Rolle findet, *»die Wahrheit der Krankheit im Raum des Krankenhauses zu produzieren.«* Wofern vom Krankenhaus des 18. Jahrhunderts erwartet worden sei, daß es der »Wahrheit des Bösen zum Ausbruch« verhelfe. Dagegen kam es dann im 19. Jahrhundert zu jener Mutation der Wissensprozeduren, überhaupt im Zuge der Mutation der okzidentalen Gesellschaft zur Geburt der modernen Wissenschaft, die den Medziner (Psychiater) in die zweifelhafte Rolle des »Herrn des Wahnsinns« erhoben habe. So »galt das Krankenhaus auch als ein Ort, der direkt auf die Krankheit einwirkte, der ihr nicht nur gestattete, ihre Wahrheit vor den Augen des Arztes zu enthüllen, sondern sie zu produzieren: das Krankenhaus als Brutstätte und Ausschlüpfort der wahren Krankheit. Tatsächlich nahm man an, daß der Kranke im Zustand der Freiheit – seinem ›Milieu‹, seiner Familie, seiner Umgebung und Lebensweise, seinen Gewohnheiten, Vorurteilen und Illusionen überlassen – nur von einer komplexen, verwirrten, verwickelten Krankheit befallen werden könne, von einer widernatürlichen Krankheit, die zugleich Mischung aus mehreren Krankheiten und Hindernis für die wahre Krankheit wäre, sich in ihrer authentischen Natur zu produzieren. Mit dem Ausscheiden dieser parasitären Vegetation, dieser abweichenden Formen hatte das Krankenhaus nicht nur die Funktion, die Krankheit sichtbar zu machen, sondern sie endlich in ihrer ganzen, bislang eingeschlossenen und gefesselten Wahrheit zu produzieren. Ihre eigentliche Natur, ihre wesentlichen Eigenschaften, ihr spezifischer Verlauf würden sich endlich dank des Hospitalisierungs-Effekts verwirklichen können.«[8]

Neuere Erkenntnisformen, wonach (psychische) Krankheiten als Naturtatsache konzipiert und der Arzt (Psychiater) nicht mehr als »Produzent der Wahrheit«, sondern als Realisator wissenschaftlich fundierter Diagnostik und Therapeutik verstanden worden ist, was Foucault auch »Pasteurisierung« nennt, haben gleichwohl kaum jene notorischen »Abhängigkeits-, Besitz-, Dienstbarkeits- und manchmal Knechtschaftsverhältnisse«, namentlich auch nicht durch jene, nach Foucault[9] beiden großen »Entpsychiatrisierungs«-Bewegungen der Psycho-Pharmakologie und Psychoanalyse, zum Verschwinden gebracht.
Auch die Praxis des ausgebildeten Psychiaters wird, mangels einer aufgeklärten metapsychiatrischen Umgangslehre, nachhaltig von dessen vorprofessioneller (laienpsychiatrischen) Sozialisation bestimmt. Im psychisch Kranken tauchen Gespenster auf. Allen, auch dem Berufspsychiater, ist die Angst vor dem Irrationalen eingepflanzt. Auch er unternimmt einige Anstrengung, sich immer wieder in die bergende Bastion der Vernunft zurückzuziehen. So ist es vielfach nicht nur treue Pflichterfüllung, sondern auch eigenes Anliegen, den Kranken etwa (gegen dessen Absicht) zu einem gewünschten Anpassungsverhalten zu manipulieren, ihn wieder gesellschaftlich annehmbar, dienstbar und leistungsfähig zu machen. Es bedarf keines besonderen Mutes, gesellschaftskonforme Ziele zu propagieren und zu verfolgen, soweit nicht die Zurückweisung des Patienteninteresses Mut erfordert. Aber auch ihm gegenüber wird oft uneingeschränkt das gängige Vor-Urteil vom Irrsinn, Unwert und Makel der psychischen Abnormität vertreten.
So findet eine Verständigung überwiegend nur in bezug auf das außerpsychiatrische Wertsystem, auf die Normen der herrschenden Moral sowie die Spiel- und Erfolgsregeln der Gesellschaft statt. Was sich sonst im Abwegigen meldet und Ausdruck verschafft, sich (in mehr oder weniger verschlüsselter Form) womöglich gegen Unhaltbares, Unerträgliches und Gewalttätiges der den Kranken unmittelbar betreffenden gesellschaftlichen Verhältnisse auflehnt, ist in der Regel kein zulässiger Gesprächsstoff oder Verhandlungsgegenstand. In der Tat gehört es ja auch insoweit nicht zur Sache, als dem psychisch Kranken in seinem Psychiater der falsche Adressat, eine Art Sparringspartner vorgesetzt wird (vgl. Kapitel 13).
Aber es ist sicher übertrieben, in die psychotische Aussage etwa den Rang einer religiösen Botschaft hineinzugeheimnissen. Sowohl die *innere* wie die äußere, professionalisierte, offene und gesellschaftlich etablierte Psychiatrie sind so eingerichtet, daß da nicht etwas befreit und umstürzlerisch aktiviert oder gar einer neuen »besseren« Welt oder Menschheit zum Durchbruch verholfen wird. Sondern es wird im Gegenteil im krankhaf-

ten Prozeß selbst schon in Ausrichtung auf die geltenden Vernunftsgesetze gegengesteuert. In den manifesten Erscheinungen, dem also, was die Nosographen beschreiben und systematisieren, dann stets auch identisch vorfinden und klassifizieren, in der Devianz und in der (klinischen) Verrücktheit, zeichnet sich schon wieder der Sieg der Vernunft ab. Der Kranke ist im Stadium seines klinischen In-Erscheinung-Tretens schon der Besiegte.

In der Tat ist Krankheit kein strategisches Erfolgsrezept (so sehr man auch argwöhnisch von »Krankheitsgewinn« und damit von einem eigentlich illegitimen Nutzen für den Kranken selbst spricht), sondern geradezu die beinahe falscheste Strategie, Wandel zu schaffen. Denn der Kranke »macht« sich wehrlos und ihn bedrängenden Mächten gegenüber erst recht ohnmächtig. Er gerät der Gesellschaft, gegen die er partiell oder global protestiert, erst recht in die Fänge, wird, als Hilfe-, Pflege-, Toleranzbedürftiger, einmal mehr ihr Objekt.

Darin liegt die Tragik. Einigen erscheint das psychische Abweichlertum als die rückhaltloseste Form der Verweigerung. Sie werten es zum radikalen Vorbild auf, sich drückenden gesellschaftlichen Zwängen zu entwinden, sich der heuchlerischen Maske gesellschaftlicher Konformität zu entledigen und sich, mit einem Wort, zu vereigentlichen. Aber solche Nobilitierung des Abwegigen ist selber abwegig. Wer klinisch erfahren ist, erst recht wenn er durch die Schule der Psychosenpsychotherapie gegangen ist, weiß es besser.

Wohl kann psychotische Erfahrung den, der durch sie hindurchgegangen und aus ihr wieder herausgekommen und dem es, durch geeignete Therapie, gelungen ist, sie in seinen Lebensstrom einzuschmelzen, bereichern. Aber die Psychose selbst ist nicht das alternative Leben. So werden nur Agnostiker in jenen Applaus einstimmen, wie er in neuerer Zeit aus manchen Winkeln der Anti-Psychiatrie zu vernehmen war. Es muß jedoch als ebenso verfehlt gesehen werden, deshalb nun umgekehrt der traditionellen medizinischen Psychiatrie und deren Vorurteil zu applaudieren, wonach Verrücktheit und all die übrigen Spielarten psychischer Abnormität nichts weiter als pathologische Naturprozesse und demgemäß auch naturwissenschaftlich zu behandeln seien und mehr als eben diagnostisch erforderliches Interesse fürs Inhaltliche nicht verlohnten.

Aber es geht gar nicht um die Frage, ob psychische Abnormität nun eine Natur- oder eine Gesellschaftstatsache darstellt. So und so ist das Menschsein in seiner psychischen Devianz, namentlich in der zugespitzten Form der Verrücktheit, so zentral betroffen, ist nicht nur individuelle, sondern menschliche Existenz schlechthin in Frage gestellt, ist auch der »normale«

Mitmensch, der professionelle Helfer zumal, existentiell herausgefordert und auf die Probe gestellt, so daß teilnehmendes Studium und Kommunikation unausweichlich werden.
Bei allem Respekt gegenüber der wissenschaftlich förderlichen Postulierung einer durchgehenden »schizophrenen Grundstörung« gilt unsere Aufmerksamkeit doch wesentlich auch den psychotisch transportierten Inhalten. Häufig beziehen sich Wahnthemen auf uns alle betreffende, nicht selten bedrohliche reale Gefahren der Zeit. Am Tag des Attentats auf den amerikanischen General Kroesen in Heidelberg wurde eine Studentin psychotisch und lebte die ganze Angst einer (wahngewissen) indirekten Mittäterschaft und einer nun sie systematisch einkreisenden polizeilichen Fahndung aus. Dabei war sie selbst gar nicht in der Stadt, sondern einige hundert Kilometer vom Schauplatz entfernt. Dort freilich machte sie eine endlose Zahl objektiv völlig belangloser Wahrnehmungen, untersuchte Farben, Zustand und Position von Fahrzeugen, die auf einem öffentlichen Parkplatz abgestellt waren, fand ein in nicht betriebsfähigem Zustand auf einem Spezialanhänger befindliches Boot sowie Parzellierung und Wegführung eines Campingplatzes am Bodensee äußerst verdächtig u. s. w. Unter fast logorrhoischen Kommentierungen fertigte sie in großer Getriebenheit Planskizzen an, wurde im übrigen auch anders aktiv: Von Angst getrieben, hatte sie mehrfach bei Bundesgrenzschutz und Polizei angerufen, dort Namen von ihr bekannten Kommilitonen angegeben, deren Beteiligung am Anschlag behauptet und damit zahlreiche Hausdurchsuchungen, vornehmlich bei Wohngemeinschaften, ausgelöst. Sie wurde dann in stationäre psychiatrische Behandlung genommen (wo man sich in diesem Falle schwertat, psychotische und reale Inhalte zu unterscheiden). – Eine andere Patientin thematisierte im depressiven Substupor den, nach ihrer unkorrigierbaren Überzeugung, soeben erfolgten Mord an dem Untersuchungsgefangenen Dr. H., der wegen des Verdachts der Zugehörigkeit zu einer kriminellen Vereinigung nach § 129 StGB angeklagt war. – Wieder ein anderer Kranker hatte in seiner akuten Wahnpsychose die zwingende Vision, daß vor wenigen Minuten der Dritte Weltkrieg ausgebrochen sei, und betrieb mit äußerster Energie ihm eingegebene (den Beobachter reichlich grotesk anmutende) Abwehr-und Schutzmaßnahmen; er stieß dabei Mitbewohner, die sich in den Weg stellten, brüsk zur Seite. –
Es ist bekannt, daß die Gestaltung der Psychose kulturabhängig ist (Murphy[10]), daß namentlich im Wahn aktuelle Themen, Spannungen, Stimmungen, Gefahren, erregende Ereignisse aufgegriffen, zugespitzt, bisweilen auch ins Groteske verzerrt werden. Wenn auch in anderem Be-

deutungserleben (das dem Normalen unangemessen erscheint), so wird doch auch in der Psychose wieder eine reale Bezugssituation geschaffen. Von der Bedeutungsverschiebung, von der Wahndeutung abgesehen, hat der Rest des psychotischen Verhaltens und Handelns wieder klar vernünftige Züge und Folgerichtigkeit. Dann kann der nächste Schritt, so abstrus er für sich genommen auch erscheinen mag, wenn der Verrückte etwa sich in eine monopolistische Verantwortung und Bedeutung erhebt, sich gar als der berufene Erretter der Menschheit, gar als der zweite Jesus vorkommt, wieder nachvollziehbare Bewandtnis haben. Reagiert der Kranke damit doch adäquat auf seine (vielleicht halluzinierte) Gewißheit, der einzige Mensch zu sein, der die Gefahr erkennt und auch als einziger über die Mittel der Rettung verfügt. Hier hat die oft zitierte Zuschreibungsumkehr: nicht ich, sondern du und die andern sind verrückt! ihre Stelle. – Die unterstellte schizophrene Grundstörung (die in der transkulturell-vergleichenden Psychiatrie als Kriterium der Vergleichbarkeit dient), bestimmt nicht das Was und Wie der psychotischen Ich-Welt-Beziehung. Wenn nicht überhaupt von Anfang an bestimmend, so wird bald schon mitgestaltend und leitend, was der Kranke aus seiner näheren und ferneren Umwelt empfängt. Und dieses wird ergänzt durch die Erfahrung jener Reaktionen, die der Kranke selbst in seiner Umwelt auslöst. So wird eine oft schwindelerregende Fülle von Informationen Zug um Zug eingearbeitet. Die Psychiatrisierung nimmt ihren unaufhaltsamen Lauf. Auch noch die *innere* Psychiatrie des Patienten setzt dem Prozeß Widerstände entgegen, gibt ihm Zweifel auf, verlangt ihm Realitätsprüfungen ab, zwingt ihn – man denke hier etwa an die durchwegs schlüssigen Deduktionen in der Wahnproduktion des D. P. Schreber[11] oder deren quasi wissenschaftliche Umsetzungen bei L. Staudenmaier[12] und G. T. Fechner[13] – jedenfalls die Wahndurchführung so gut es geht gegen alle Vernunftszweifel abzusichern.

Dennoch ist der letzte Akt, der die vor-klinische Psychiatrisierung abschließt und in die klinische überleitet, nicht selten ausgesprochen gewalttätig, weil der nicht mehr tolerierte und verstandene Kranke eingefangen wird und sich nun mit allen Kräften dagegen wehrt, daß man ihn hindert, das notwendige, vielleicht menschheitsrettende Werk zu vollenden. In dieser Situation der unmittelbar drohenden oder soeben erfolgten Einsperrung entsteht nicht selten erst der Tobsüchtige. Nachdem die Deiche der *inneren* Psychiatrie gebrochen sind, dämmt nun die *äußere* Psychiatrie die psychotische Flut zurück. Diese ist, wie gezeigt worden ist (Kapitel 13) hilflos genug. Sie setzt auf die »gesunden« bzw. die »gesund gebliebenen« Persönlichkeitsanteile ihres Patienten und nicht zuletzt darauf, daß dessen individuelle *innere* Psychiatrie wieder in Gang gebracht werden kann.

Faßt man zusammen, so drängt sich einem die Erkenntnis auf, daß die ubiquitären *inneren* Psychiatrien wie die sie ergänzende *äußere* Psychiatrie überwiegend nach den Maßgaben funktionieren, die vor dem Hintergrund herrschender Ideologie als die gesellschaftlich favorisierten Vor-Urteile den Bürgern *und* mit ihnen den Psychiatern im Wege der Sozialisation aufgeprägt worden sind. Es sind dies sich selbst steuernde soziale Kontrollsysteme in stabiler Zuordnung zueinander.

Demgegenüber bleiben die Erträge der wissenschaftlichen Psychopathologie, Psychiatrie und Psychotherapie überwiegend theoretisch, akademisch, eklektisch, modellartig und, auf die Breite gesehen, für die Praxis (der äußeren Psychiatrie) nahezu irrelevant, im Bewußtsein der Öffentlichkeit (mithin den inneren Psychiatrien) weitgehend unbekannt. Auch in diesem Mißstand drückt sich unter anderem der Mangel einer umgreifenden psychiatrischen Verhaltens- und Umgangslehre aus.

Das Fallbeispiel Dr. Wachter/Hans Binding ist pathognomonisch für die Lage der Psychiatrie, deren in der berichteten Beziehungsgeschichte dramatisierte Opferanfälligkeit nicht zum wenigsten in fehlender Selbsttransparenz und zugleich unkontrollierter Durchlässigkeit für therapieschädliche Außenimpulse gründet. Die Prognose ist freilich schlecht, solange es bei der Aporie bleibt, daß die Psychiatrie der jedesmal unter Zugzwang stehende *letzte* Akteur der gesellschaftlichen Psychiatrisierungsprozesse ist.

Schlußwort

Nichts ist von ungefähr. Alles hat seinen Grund, seine Stellung und Bedeutung im Ganzen. So auch das Irrationale.
Einige seiner Erscheinungsformen und Wirkungen sind dem Psychiater zur Bändigung anvertraut, besser überantwortet. Er steht vor den Scherben, die im Prozeß der Herstellung gesellschaftlicher Vernunft anfallen. Hier schafft sich in Zerr- und Schreckensbildern Ausdruck, was das Ganze menschlichen Wesens mit-konstituiert: das Irrationale.
Zum Ausleben des Irrationalen braucht es Genie. Genie als das Vermögen, den Irrsinn zu verhüten, als die Kunst, die Vernunft zu überlisten und die gesellschaftlichen Zensuren zu unterlaufen. Die Verrücktheit scheitert am Wahr-Nehmen und am Wahr-haben-Wollen der Wirklichkeit der Vernunft. Kunst vermag diese Wirklichkeit zu übersteigen, sie dazu noch als Adressat und Verstärkung eigener Wirkung zu gebrauchen. Hier dürfte ein wesenhafter Unterschied zwischen Kunst und Verrücktheit liegen.
Dem Psychiater nun ist aufgetragen, die nicht künstlerisch gezähmten (Zerr-)Formen des Irrationalen, welche die Vernunft beleidigen, zu verwahren und zu bändigen. Ohne eigentlich Mittler sein zu können, steht er dazwischen. Was ist ihm von Sinn und Zusammenhang dessen, das ihn umgibt, bewußt? Sein doch auch nur bürgerliches Selbstverständnis kann nur denken, es habe in der Verrücktheit sich etwas vom gehörigen Ort, vom Ursprung gelöst, sich in illegitimer Weise aus der »natürlichen« Verankerung gerissen. Psychiatrie nun habe es dorthin zurückzuführen.
Gewiß sind die wenigsten psychotisch Kranken auf dem Weg zur künstlerischen Befreiung. Erkennt aber der Psychiater die wenigen, deren Verrücktheit nur ein etwas zu ungestümer Schritt dahin ist? Die vielleicht nur einen leichten, gefühlvollen mäeutischen Handgriff brauchten?
Aber der durchschnittliche Psychiater, mehr an die Mediokrität des Leidens am Alltag gebannt als zur Transzendenz durch Kunst begabt, ist er nicht jener personifizierte »Mangel an Partei zwischen Gegensätzen«, den Nietzsche in »Ecce homo«[1] den Deutschen überhaupt vorwirft? Jene Parteilosigkeit als die Illusion wissenschaftlicher Neutralität und damit gerade der anfällige und fruchtbare Nährboden für Indienstnahme und Mißbrauchtwerden für die Zwecke einer Partei.

Der Berufspsychiater steht am Ende jener vielfältigen psychiatrischen »Karrieren«, die sich außerhalb seines Funktionsbereichs in der Gesellschaft zutragen und zuspitzen. Ihm bleibt der bestätigende Verwaltungsakt, dem ausgeschlossenen Abweichler oder Verrückten das Brandzeichen der psychiatrischen Diagnose einzusengen. Es entsteht neben den (neurotisch kompensierten) Normalen und den ins Literatentum, sonstige Kunstschaffen oder revolutionäre Handeln »Pervertierten« die *dritte* Spezies Mensch. In dem profunden Unvermögen, Partei zu sein, schafft die (Amts-)Psychiatrie, schaffen ihre Psychiater diesen »dritten Sozialisationstypus« des psychisch Abnormen.

Wo die dem Individuum eingepflanzte *innere Psychiatrie* versagt hat, die inneren Deiche gebrochen sind, bricht sich das Irrationale Bahn, torkelt und kämpft sich durch eine unverständige Gesellschaft, wird schließlich in die psychiatrische Schneise manövriert und manifestiert sich endlich mit Überschreiten der »äußeren Abnormenschranke« (von Baeyer[2]) als die klinische Verrücktheit. Der Damm der *äußeren Psychiatrie* hält die (psychotische) Flut auf.

Es beginnt das frustierende Drama der Renormierung. Der Kranke wird um das erhoffte Verständnis seiner Ausnahmeerfahrung gebracht, und, da ihn niemand vernimmt, um seine Sprache. Alles zielt darauf, ihn der Vernunft zurückzugewinnen.

Dabei ist der Verrückte doch keineswegs die personifizierte reine Unvernunft. Ihm Wahn etwa richtet er sich in einer Art Nebenvernunft ein, als Signum malum der gescheiterten Integration des Irrationalen.

Freilich könnte sich ein Psychiater nicht mehr an die Weisungen seines Dienstherrn halten (Beispiel SPK und W. Huber, Heidelberg) und Partei werden dergestalt, daß er beim Kranken den Aspekt von »Krankheit als Protest« herausarbeitet, um schließlich in der Tat »aus der Krankheit eine Waffe zu machen«.[3] Er könnte auch, Partei in eine andere (?) Richtung, das künstlerische Moment aufspüren und herausarbeiten und so dem einen oder anderen Patienten zur befreienden Integration des (prämorbid verleugneten) Irrationalen verhelfen. So oder so, es wäre das mühevolle Werk, verborgene Botschaften ausfindig zu machen und zu entschlüsseln, das Abenteuer, die Verrücktheit zu kommunizieren: Psychotherapie mit der Gefahr des Scheiterns wie mit der Chance eigentlicher psychiatrischer Erfahrung und Selbsterfahrung.

Solche Erfahrung bleibt aber exzeptionell und flüchtig. Sich die ganze Psychiatrie so zu denken, ist Utopie. Sie sollte freilich der Kristallisationskern sein, um den sich eine durchgehende allgemeine und besondere psychiatrische Umgangslehre zu bilden hätte. Diese wird dringend gebraucht angesichts einer durchschnittlichen Situation professioneller Psychiatrie, die, ohne zureichende Klarheit über ihre gesellschaftliche Funktion, zwischen einer unreflektierten Pragmasie einerseits und vielfach inkompatiblen praxisindifferenten Inseln wissenschaftlicher Theorien andererseits dumpf dahintreibt.

Diese sich selbst ungenügend transparente Psychiatrie, die, solange sie sich selbst nicht auf System bringt, dem System der herrschenden Gesellschaft unterworfen und deren Erfüllungsgehilfin ist, zeigt sich ebensosehr als Herrschaft wie als Opfer. Dieser Doppelaspekt hat sich in unserer ebenso außergewöhnlichen wie denn doch auch auf recht eindringliche Weise sehr typischen psychiatrischen und Kriminal-Geschichte des Paares Dr. Wachter und Hans Binding deutlich ausgedrückt. Ihr Ergebnis war der Tod des Psychiaters.

Schon bald hat sich herausgestellt, daß ein weit umfassenderes als nur ein forensisch psychiatrisches Thema gestellt war. Allen Fragen nachzugehen, zumal in wissenschaftlich akribischer Manier, konnte und sollte nicht unternommen werden, und deshalb nicht, weil es allzuleicht wieder davon abgelenkt hätte, daß Psychiatrie insgesamt in Frage gestellt und Thema ist.

Es wurden einige begriffliche Akzente gesetzt und besonders in die Augen springende Mängel und Widersprüche gegenwärtiger Psychiatrie kritisch untersucht. Dabei ist nicht beabsichtigt, einen weiteren Beitrag zu einem ohnedies anachronistischen und zuletzt nur noch zu Profilierungszwecken fortgesetzten Streit zwischen sogenannter Anti-Psychiatrie und sogenannter Schul-Psychiatrie zu liefern. Diese Polemik hat wesentliche Probleme übersehen und ausgelassen, vielleicht weil sie gemeinsame waren und so nicht gut über sie zu streiten war.

Auf diese tieferliegenden durchgehenden Probleme und Aporien, die wohl Grundthemen einer kritischen Anthropologie darstellen, will dieses Buch aufmerksam machen. Es ist nicht gegen, sondern mit unverhohlener Sympathie *für* die Psychiatrie geschrieben. *Für eine Psychiatrie des Menschen.*

Anmerkungen

Seite 7

E. M. Cioran, Syllogismen der Bitterkeit (1952) Frankfurt a. M. 1980

Vorwort

1 Hans Joachim Schneider, Das Opfer und sein Täter – Partner im Verbrechen. München 1979

2 Viktimologie: Opferlehre, nach dem lat. victima = Opfer, Wissenschaft vom Verbrechensopfer; untersucht Täter-Opferbeziehungen, ggfs. den Tatbeitrag des Tatopfers. Nicht nur auf Personen, sondern auch auf Gruppen, Organisationen, moralische und (öffentliche) Rechtsordnung, selbst ganze Nationen und Völker bezogen, die durch verbrecherische Handlungen geschädigt sind.
Teilgebiet der modernen Kriminologie (vgl. u. a. Hermann Mannheim, Vergleichende Kriminologie, München 1973. Dort auch weitere Literatur)

Erster Teil

1 Frieder Theysohn und Dieter Spazier, Nowhere – Therapeutische Expedition in die Unwegsamkeit der Drogenszene. Frankfurt a. M. 1981

Kapitel 1

1 Karl Peter Kisker, Dialogik der Verrücktheit. Ein Versuch an den Grenzen der Anthropologie. Den Haag 1970. S. 21

2 K. Bernsmann und K. P. Kisker, § 20 StGB und die Entschuldbarkeit von Delinquenz diesseits biologisch-psycho(patho)logischer Exkulpationsmerkmale. Mon. Schr. Kriminol. Strafrechtsref. 58, 325-339 (1975)

3 Gabriele Grosbüsch, Die Affekttat. Sozialpsychologische Aspekte der Schuldfähigkeit. Stuttgart 1981

4 Karl Peter Kisker, a. a. O., S. 102

5 Wilhelm Griesinger, Die Pathologie und Therapie der psychischen Krankheiten. 1. Aufl. Stuttgart 1845

6 Klaus Dörner und Ursula Plog, Irren ist menschlich oder Lehrbuch der Psychiatrie/Psychotherapie. Wunstorf/Hannover 1978. S. 10

7 Karl Peter Kisker, Antipsychiatrie (AP). In: Psychiatrie der Gegenwart, Band I, 1 (S. 811-825). Hrsg. von K. P. Kisker, J. E. Meyer, M. Müller, E. Strömgren. Berlin Heidelberg New York, 2. Aufl. 1979

8 Jörg Bopp, Antipsychiatrie. Theorien, Therapien, Politik. Frankfurt a. M. 1980

9 Jörg Bopp, Antipsychiatrie – eine verdrängte Herausforderung. MMG 6 (1981) 59-64, Stuttgart
Karl Peter Kisker, Über die Unlust an der Meta-Kritik einer Psychiatrie, welche sich durch ihre antipsychiatrische Kritik nicht herausfordern läßt. MM G 6 (1981) 134-136, Stuttgart
Jörg Bopp, Antwort auf den Diskursbeitrag Kisker zu Bopp. MMG 6 (1981) 136-137, Stuttgart

10 David Cooper, Die Sprache der Verrücktheit. Erkundungen ins Hinterland der Revolution. Berlin 1978
11 Hermann K. A. Döll, Philosoph in Haar. Tagebuch über mein Vierteljahr in einer Irrenanstalt. Frankfurt a. M. 1981
12 Peter Berger und Thomas Luckmann, Die gesellschaftliche Konstruktion der Wirklichkeit. Eine Theorie der Wissenssoziologie. Frankfurt a. M. 1969
13 Wolfgang Schmidbauer, Die hilflosen Helfer. Über die seelische Problematik der helfenden Berufe. Reinbek 1977
14 Klaus Hartung, Die neuen Kleider der Psychiatrie. Vom antiinstitutionellen Kampf zum Kleinkrieg gegen die Misere. Berichte aus Triest. Berlin 1980
D. H. Bennett, The Changing Pattern in Mental Health Care in Trieste. WHO (ICP/MNH 044) Kopenhagen 1978
Hans W. Moises, Theorie und Praxis der Psychiatrie in Italien. Reflexionen zum Wirken von Franco Basaglia. DÄ 79.H.2 53-57 (1982) u. H.3 55-57 (1982)
15 Karl Peter Kisker, Dialogik der Verrücktheit. a. a. O. S.68
16 ebd. S. 54
17 ebd. S. 67

Kapitel 2

1 »Horizontale Teilrechtskraft«
Wird ein Urteil durch das Rechtsmittel der Berufung oder Revision angefochten, so können sowohl der Verurteilte als auch die Staatsanwaltschaft bestimmte Urteilsgrundlagen von der Anfechtung ausnehmen und lediglich darauf aufbauende Folgeerscheinungen bekämpfen. Es kann beispielsweise der *Schuldspruch* (mit den Feststellungen) akzeptiert, der *Strafausspruch* (mit den Feststellungen) jedoch angefochten werden. Entsprechend kann die Berufungs- oder Revisionsinstanz, etwa der Bundesgerichtshof, bei einer das gesamte Urteil betreffenden Rüge das Rechtsmittel z. B. des Schuldspruchs verwerfen, die angefochtene Entscheidung aber bezüglich des Strafausspruches aufheben. Das meint der Begriff der *horizontalen Teilrechtskraft*. Eine Wiederholungsverhandlung (nach Zurückverweisung) erstreckt sich im Beispielsfall dann nur noch auf das Ob einer Strafe bzw. deren Art und Umfang. Das Gericht ist indessen an alle Tatsachenfeststellungen der Vorinstanz gebunden, die zum Schuldspruch ergangen sind: objektiver Tatbestand, subjektiver Tatbestand (Tatvorsatz und Unrechtsbewußtsein), Nichtvorliegen von Rechtfertigungsgründen, Zurechnungsfähigkeit und Schuld.
Im Unterschied hierzu ist von *vertikaler Teilrechtskraft* die Rede, wenn zum Beispiel durch Anfechtung *eines* Urteils, das über *mehrere* selbständige geschichtliche Vorgänge entschieden hat, bestimmte Vorgänge ausgenommen bleiben. Ein anderes Beispiel ist, wenn ein *einheitlicher* geschichtlicher Vorgang verschiedene rechtliche Bewertungen erfahren, also verschiedene Straftatbestände erfüllt hat, und das Rechtsmittel der Anfechtung auf die Aufhebung der Verurteilung für nur *einen* Straftatbestand zielt.

2 Theodor Lessing, Haarmann. Die Geschichte eines Werwolfs. München 1973
3 ebd. S. 210-211
4 Martti Siirala, Die Schizophrenie des Einzelnen und der Allgemeinheit. Göttingen 1961
5 Karl Peter Kisker, Der Verrückte und das Verrückte in der Gesellschaft. Vortrag auf der Tagung »Psychiatrie in der Gesellschaft« 22. und 23. Nov. 1968 in Mülheim/Ruhr. Protokoll der Ev. Akademie Rheinland-Westfalen, Mülheim, Protokoll Nr. 258, S.38-60. Teilabdruck unter Titel »Theologisch-psychopathologischer Exkurs« in: K. P. Kisker, Mit den Augen eines Psychiaters. Stuttgart 1976
Karl Peter Kisker, Dialogik der Verrücktheit. a. a. O. 1970
6 Karl Peter Kisker, Phänomenologie der Intersubjektivität. Beitrag in: Handbuch der Psychologie, Band 7,1: Sozialpsychologie. Göttingen 1969. S. 81-107
7 Martin Buber, Die Schriften über das dialogische Prinzip. Heidelberg 1954.

Franz Rosenzweig, Kleinere Schriften. Berlin 1937. Ders., Der Stern der Erlösung. Heidelberg 1954.

Eugen Rosenstock-Huessy, Der Atem des Geistes. Frankfurt(M) 1951; Ders., Soziologie. Bd. I, Stuttgart 1956

Michael Theunissen, Der Andere. Studien zur Sozialontologie der Gegenwart, Berlin 1965 (2. Aufl. Berlin, New York 1981)

8 Theodor Lessing, a. a. O. S. 202-203

9 Michel Foucault, Einsperrung, Psychiatrie, Gefängnis. Ein Gespräch zwischen Jean Pierre Faye, Michel Foucault, David Cooper, Marine Zecca und Marie-Odile Faye. In: David Cooper, Michel Foucault, Marquis de Sade u. a., Der eingekreiste Wahnsinn. Frankfurt a. M. 1979. S. 59-90.

10 »Bericht über die Lage der Psychiatrie in der Bundesrepublik Deutschland – Zur psychiatrischen und psychotherapeutisch/psychosomatischen Versorgung der Bevölkerung –« (»Psychiatrie-Enquête«) Bundestags-Drucksache 7/4200

Dazu: »Anhang zum Bericht ... « Bundestags-Drucksache 7/4201

Zusammenfassung: Asmus Finzen und Hilde Schädle-Deininger, »Unter elenden menschenunwürdigen Umständen«. Die Psychiatrie-Enquête. Wunstorf, Rehburg-Loccum 1979

Kapitel 3

1 s. Anm. Kapitel 2, Nr. 1

Kapitel 6

1 Der Patient Mahngast, geb. 14. 8. 1944, war als Jugendlicher bereits mehrfach straffällig und verurteilt worden. (1961 Mordversuch an einem 13jährigen Mädchen; ebenfalls 1961 Mordversuch an einer jungen Lehrerin) Wegen einer am 4. Nov. 1963 verübten Bluttat (schwerer Raubüberfall mit lebensgefährlicher Verletzung dreier Menschen; Zertrümmerung des Schädels eines Bauern – bei dem M. kurz zuvor Knecht war – sowie dessen Enkeltochter, bei ersterem mit der Folge bleibender Lähmungen und Demenz, bei letzterer mit der Folge von Lähmungserscheinungen und einer traumatischen Epilepsie; desgleichen, ebenfalls durch Beilhiebe, schwere Schädelverletzung der bereits an einer Schüttellähmung erkrankt gewesenen Bauersfrau; Motiv: M. wollte den 300 bis 400 DM betragenden Erlös aus dem Kartoffelverkauf an sich bringen) wurde Mahngast 1964 von der Jugendkammer des Landgerichtes O. »wegen besonders schweren Raubes in Tateinheit mit gefährlicher Körperverletzung zu 8 Jahren Jugendstrafe« verurteilt unter Zubilligung verminderter strafrechtlicher Verantwortlichkeit gem. § 51 Abs. 2 StGB a. F. wegen des Verdachtes einer Hirnstammschädigung nach einer für erwiesen geltenden Gehirnentzündung, die M. im Kindesalter durchgemacht habe. Das Urteil wurde durch die Auflage der Unterbringung des Angeklagten in einer Heil- und Pflegeanstalt gem. § 42 b StGB a. F. ergänzt.

Mahngast wurde demzufolge nach Verbüßung der 8jährigen Freiheitsstrafe zwecks Durchführung der Unterbringung gem § 42 b StGB a.F. in die Landesnervenklinik W. eingewiesen. (7.11.1971) Nach einigen Monaten wurde er auf die von Dr. Wachter geleitete Abteilung verlegt, wo er sich ruhig verhielt, aber »erhebliche Kontaktschwierigkeiten« hatte. Ab 1972 wurde er zu Gartenarbeiten abgestellt. Dabei lernte er die 14jährige Tochter des Anstaltspförtners kennen. Er erhielt, entsprechendem Drängen zufolge, schließlich auch Ausgang (um den Kontakt zur Mutter intensivieren zu können). Ein Antrag auf bedingte Entlassung des Pat. wurde im Mai 1973 abgelehnt. Dagegen wurde gelegentliche Beurlaubung für resozialisierungsdienlich gehalten.

Mahngast hatte inzwischen eine tiefere Neigung zu der (allem Anschein nach körperlich frühreifen) Tochter des Pförtners entwickelt und geriet wegen des Dazwischenkommens

eines Rivalen (anderer Patient der Klinik) in starke Eifersucht. Am 30. August 1973 erzwang er auf einem Spaziergang im nahen Wald den Geschlechtsverkehr (in den das Mädchen fraglich einwilligte) und tötete es unmittelbar danach durch 8 Messerstiche, wovon vier penetrierend und tödlich waren (in die beiden Herzkammern und in die Lungen reichend).
Dem Angeklagten war zwar ein erheblicher Eifersuchtsaffekt zugebilligt worden, dieser wurde gleichwohl nicht als ausreichend für eine Exkulpierung (§ 20 StGB) oder teilweise Exkulpierung (§ 21 StGB) angesehen. M. wurde in Revision der früheren Diagnose eines organischen Hirnschadens von Prof. Petri als »abnorme Persönlichkeit« mit dem »Bild eines gemütsarmen, gefühlskalten, erregbaren und triebhaften Psychopathen« bewertet, dem kein Krankheitswert zuzubilligen sei und schließlich durch Urteil des Landgerichts B. am 2. Mai 1974 angesichts der »einem Mord gleichkommenden Verwerflichkeit« der Straftat als besonders schwerer Fall des Totschlags i. S. des 212 StGB zu lebenslanger Freiheitsstrafe verurteilt.

—

Kapitel 8

1 Hans Jörg Weitbrecht, Depressive und manische endogene Psychosen. In: Psychiatrie der Gegenwart, Band II, 1 Zweite Auflage: Klinische Psychiatrie I. Hrsg. K. P. Kisker, J. E. Meyer, M. Müller, E. Strömgren. Berlin, Heidelberg, New York 1972. S. 104 f.
2 Hubertus Tellenbach, Zur situationspsychologischen Analyse des Vorfeldes endogener Manien. Jb. Psychol. Psychotherap. 12, 174 (1965)
3 Klaus Dörner und Ursula Plog, Irren ist menschlich a. a. O. S. 83
4 ebd. S. 79
5 Ludwig Binswanger, Melancholie und Manie. Phänomenologische Studien. Pfullingen 1960
6 Klaus Dörner und Ursula Plog, Irren ist menschlich a. a. O. S. 82, 85

Kapitel 10

1 Ludwig Binswanger, Psychoanalyse und Psychiatrie. In: Ausgewählte Vorträge und Aufsätze. Band II. Bern 1955
2 Hermann Mannheim, Vergleichende Kriminologie. 2 Bde. Kap. 17 in Bd. 1: Beiträge der Psychoanalyse. Freud, Adler, Jung. S. 374 ff. München 1974
3 Rüdiger Herren, Freud und die Kriminologie. Einführung in die psychoanalytische Kriminologie. Stuttgart 1973
4 »Viktimologie« vgl. Anm. 2 des Vorworts
Hermann Mannheim, Vergleichende Kriminologie. 2 Bde. Band 2: V. Viktimologie, S. 806 ff. München 1974
Hans von Hentig, The Criminal and his Victim.
New Haven 1949
5 B. Mendelsohn, Victimology. Rev. Int. Crim. Police Tech., Band 10, Nr. 2, Apr.-Jun. 1956
6 vgl. Anm. 1 zu Kapitel 2
7 Wolfgang Schmidbauer, Die hilflosen Helfer. a. a. O.

Kapitel 11

1 Michel Foucault, Wahnsinn und Gesellschaft. Eine Geschichte des Wahns im Zeitalter der Vernunft. (Paris 1961) Frankfurt a. M. 1969. S. 489
2 David Cooper, In: Psychiatrie, Politik, Wahnsinn. Ein Gespräch zwischen David Cooper, Viktor Fainberg, Jean Pierre Faye, Marine Zecca. – In: David Cooper, Michel Foucault, Marquis de Sade u. a., Der eingekreiste Wahnsinn. Frankfurt a. M. 1979. S. 51

3 Marine Zecca, wie in Anm. 2 ebd. S. 47
4 ebd. S. 52
5 ebd. S. 55-56
6 ebd. S. 56
7 David Cooper, Die Sprache der Verrücktheit. Erkundungen ins Hinterland der Revolution. Berlin 1978
8 ebd. S. 9
9 ebd. S. 13
10 ebd. S. 103
11 ebd. S. 103
12 Klaus Dörner, Diagnosen der Psychiatrie. Über die Vermeidungen der Psychiatrie und Medizin. Frankfurt/M, New York 1975. S. 24
13 ebd. S. 29-30
14 Erich Wulff, Psychoanalyse als Herrschaftswissenschaft? In: Kursbuch 29: Das Elend mit der Psyche II. Psychoanalyse. S. 1-22. Berlin 1972
15 Erich Wulff, Psychopathie? - Soziopathie? In: E. Wulff, Psychiatrie und Klassengesellschaft. Frankfurt a. M. 1972. S. 304-322
16 Erving Goffman, Stigma. Über Techniken der Bewältigung beschädigter Identität. Frankfurt a. M. 1970
17 Erich Wulff, Psychiatrie und Klassengesellschaft. a. a. O. S. 307
18 ebd. S. 306
19 Erich Wulff, Psychisches Leiden und Politik. Ansichten der Psychiatrie. Frankfurt (M)/New York 1981
20 Ute Braun und Evelin Hergrüter, Antipsychiatrie und Gemeindepsychiatrie. Erfahrungen mit therapeutischen Alternativen. Frankfurt (M)/New York 1980
21 David Cooper, Die Sprache der Verrücktheit. a. a. O. S. 104
22 ebd. S. 105
23 ebd. S. 105
24 ebd. S. 110-111
25 Michel Foucault, Wahnsinn und Gesellschaft. a. a. O.
26 Michel Foucault, Von der Subversion des Wissens. Hrsg. von Walter Seitter. München 1974. S. 144
27 ebd.
28 Michel Foucault, in: Einsperrung, Psychiatrie, Gefängnis. Ein Gespräch zwischen Jean Pierre Faye, Michel Foucault u. a., In: David Cooper, Michel Foucault, Marquis de Sade u. a., Der eingekreiste Wahnsinn. a. a. O. S. 60
29 Robert Castel, Die psychiatrische Ordnung. Das goldene Zeitalter des Irrenwesens. Frankfurt a. M. 1979
30 Michel Foucault, wie Anm. 28, S. 60
31 ebd. S. 68
32 ebd. S. 70-71
33 ebd. S. 72-73
34 o. Autor, Psychiatrie in Chile: Das kommerzialisierte Elend. Psychol. heute Jan. 1982, S. 57-60
35 ebd.
36 Walter Ritter von Baeyer, Heinz Häfner, Karl Peter Kisker, Psychiatrie der Verfolgten. Psychopathologische und gutachtliche Erfahrungen an Opfern der nationalsozialistischen Verfolgung und vergleichbarer Extrembelastungen. Berlin Göttingen Heidelberg 1964
37 ebd. S. 119
38 William G. Niederland, Folgen der Verfolgung: Das Überlebens-Syndrom. Seelenmord. Frankfurt a. M. 1980. S. 232
39 ebd.: August Strindberg, Själamord

40 Daniel Paul Schreber, Denkwürdigkeiten eines Nervenkranken. Leipzig 1903
41 Morton Schatzmann, Die Angst vor dem Vater. Langzeitwirkungen einer Erziehungsmethode. Eine Analyse am Fall Schreber. Reinbek 1974
42 Elias Canetti, Der Fall Schreber. In: Masse und Macht. München 1960. S. 179 ff.
43 Sigmund Freud, Psychoanalytische Bemerkungen über einen autobiographisch beschriebenen Fall von Paranoia (Dementia paranoides) (1911) G. W. Band 8
44 Gilles Deleuze und Félix Guattari, Anti-Ödipus. Kapitalismus und Schizophrenie I. Frankfurt a. M. 1977
45 Hans W. Moises, Theorie und Praxis der Psychiatrie in Italien. Reflexionen zum Wirken von Franco Basaglia DÄ H. 2 Jan. 1982, S. 53–57 und H. 3 Jan. 1982, S. 55–57
46 Karl Peter Kisker, Die Verrücktheit, die Armut und wir. Nervenarzt 38, 89–92 (1967)
47 H. Garfinkel, Conditions of Successful Degradation Ceremonies, in: Amer. Journal of Sociology, LXI, 1956
48 Frantz Fanon, Die Verdammten dieser Erde. Frankfurt a. M. 1981
49 Helm Stierlin, The Adolescent as Delegate of his Parents. Aust. and N.Z.J. Psychiat. 7, 249–256, 1973

Kapitel 12

1 Karl Peter Kisker, Phänomenologie der Intersubjektivität. Beitrag in: Handbuch der Psychologie, Band 7, 1: Sozialpsychologie. Göttingen 1969. S. 81–107
2 Dieter Spazier und Jörg Bopp, Grenzübergänge. Psychotherapie als kollektive Praxis. Frankfurt a. M. 1975
3 Henry Ey, Das Bewußtsein. Berlin 1967
4 Caspar Kulenkampff, Zum Problem der abnormen Krise in der Psychiatrie. Nervenarzt 30, 62 (1959)
5 Jörg Zutt, Auf dem Wege zu einer anthropologischen Psychiatrie. Berlin, Göttingen, Heidelberg 1963
6 Fritz Hartmann, Der ärztliche Auftrag. Göttingen, Berlin, Frankfurt (M) 1956
7 ebd. S. 234–235
8 Alexander Mitscherlich und Fred Mielke, Medizin ohne Menschlichkeit. Dokumente des Nürnberger Ärzteprozesses. Frankfurt a. M. 1960
9 Klaus Dörner, Diagnosen der Psychiatrie, a. a. O., S. 78–81
10 Walter Ritter von Baeyer, Der Begriff der Begegnung in der Psychiatrie. Der Nervenarzt 26, 369 (1955)
11 Hans Bürger-Prinz, Ein Psychiater berichtet. München, Zürich 1978
12 ebd. S. 294
13 ebd. S. 50
14 Erich Wulff, Psychisches Leiden und Politik. Ansichten der Psychiatrie, a. a. O., S. 22–23
15 Klaus Dörner und Ursula Plog, Irren ist menschlich, a. a. O.
16 Eugen Bleuler, Das autistisch-undisziplinierte Denken in der Medizin und seine Überwindung. Berlin, Göttingen, Heidelberg 1963
17 Karl Peter Kisker, Mediziner in der Kritik. Allmacht und Ohnmacht einer Heils-Wissenschaft. 2., erweiterte und umgearbeitete Auflage. Stuttgart 1975
18 ebd. S. V–VI
19 Michel Foucault, Wahnsinn und Gesellschaft, a. a. O.
20 Robert Castel, Die Ordnung der Psychiatrie, a. a. O.
21 Johann Christian Reil, Rhapsodien über die Anwendung der psychischen Curmethode auf die Geisteszerrüttungen. (Erste Aufl. Halle 1803) Curt'sche Buchhandlung, Halle 1818 (2. Aufl.)
22 Michel Foucault, Die Geburt der Klinik. Eine Archäologie des ärztlichen Blicks. München 1973

23 Johann Christian Reil, Rhapsodien... a. a. O., S. 474–475
24 Gaetano Benedetti, Klinische Psychotherapie. Bern, Stuttgart 1964
ders., Der Geisteskranke als Mitmensch. VR 1428. Göttingen 1976
25 Gaetano Benedetti, Der Geisteskranke als Mitmensch, a. a. O., S. 33
26 ebd. S. 15
27 Karl Peter Kisker, Psychiatrie und Psychoanalyse. Psychother. med. Psychol. 30 (1980) 2–5
28 Dieter Spazier und Jörg Bopp, Grenzübergänge. Psychotherapie als kollektive Praxis. Frankfurt a. M. 1975
29 Karl Peter Kisker, wie Anm. 27, S. 5
30 Werner Heisenberg, Das Naturbild der heutigen Physik. Reinbek 1955. S. 21.
31 Th. J. Scheff, Perceptual Orientation and Role Performance of Staff Members in a Mental Hospital Ward. Int. J. soc. Psychiat. 8, 113 (1962)
32 R. D. Hemprich und K. P. Kisker, Die »Herren der Klinik« und die Patienten. Erfahrungen aus der teilnehmend-verdeckten Beobachtung einer psychiatrischen Station. Nervenarzt 39 (1968) 433–441
33 Hermann K. A. Döll, Philosoph in Haar. Tagebuch über mein Vierteljahr in einer Irrenanstalt. Frankfurt a. M. 1981. S. 10
34 ebd. S. 11
35 Walter Ritter von Baeyer, Der Begriff der Begegnung in der Psychiatrie. a. a. O.
36 Hans Trüb, Heilung aus der Begegnung. 2. Aufl., Stuttgart 1962
37 ebd. S. 16
38 ebd. S. 115
39 Paul Parin, Gesellschaftskritik im Deutungsprozeß. Psyche XXIX (H. 2) 97–117 (1975)
40 Sigmund Freud, Neue Folge der Vorlesungen zur Einführung in die Psychoanalyse (1933) G. W. Band 15, S. 165 f.
41 Karl Peter Kisker, Dialogik der Verrücktheit. a. a. O.
42 Franco Basaglia (Hrsg.), Die negierte Institution. Frankfurt a. M. 1971
Ders. (Hrsg.), Was ist Psychiatrie? Frankfurt a. M. 1974
Ders. und Franca Basaglia-Ongaro, Die abweichende Mehrheit. Die Ideologie der totalen sozialen Kontrolle. Frankfurt a. M. 1972
43 Jörg Bopp, Antipsychiatrie. Theorien, Therapien, Politik. Frankfurt a. M. 1980
44 Heinz Harald Abholz und Irma Gleiss, Zur Frage der Anpassung in der psychiatrischen Therapie – dargestellt am Beispiel des Buches »Die negierte Institution«. In: Das Argument 71, 14. Jg., Berlin 1972
45 Autorenkollektiv, Psychiatrie und Politik. Die abstrakte Politisierung der Psychotherapie durch die Gegen-Psychiatrie. In: Das Argument 78, 15. Jg., Berlin 1973. S. 69–93
46 Irma Gleiss, Der konservative Gehalt der Antipsychiatrie. In: Das Argument 89, 17. Jg., Berlin 1975, S. 31–51
47 Franco Basaglia (Hrsg.), Die negierte Institution a. a. O. S. 126
48 Giovanni Jervis u. F. Rella, Der Mythos der Antipsychiatrie. Berlin 1974
49 Giovanni Jervis, Die offene Institution. Über Psychiatrie und Politik. Frankfurt a. M. 1979. S. 16
50 Sigmund Freud, Abriß der Psychoanalyse (1940[1938]) G. W. Band 17, S. 100
51 Sigmund Freud, Über Psychoanalyse (1910[1909]) G. W. Band 8, S. 54 f.
52 Wolfgang Schmidbauer, Die hilflosen Helfer. a. a. O.
53 Jürg Willi, Therapie der Zweierbeziehung. Reinbek 1978
54 H. V. Dicks, Marital Tensions. New York 1967
55 Wolfgang Schmidbauer, Die hilflosen Helfer. a. a. O.. S. 110
56 Johann Glatzel, Über Abweichung und Abnormität. Nervenarzt 50, 302–306 (1979)
57 Johann Glatzel, Antipsychiatrie. Psychiatrie in der Kritik. Stuttgart 1975
58 Wolfgang Blankenburg, Das provokatorische Element im psychiatrischen Gespräch. Nervenarzt 46, 496–500 (1975)

59 Klaus Dörner und Ursula Plog, Irren ist menschlich. a. a. O. S. 125
60 ebd. S. 131
61 Walter Bräutigam, Reaktionen, Neurosen, Abnorme Persönlichkeiten. Seelische Krankheiten im Grundriß. 4., neubearbeitete Auflage. Stuttgart 1978
62 ebd. S. 183
63 ebd. S. 6
64 ebd. S. 7
65 ebd. S. 32
66 Karl Peter Kisker, Mit den Augen eines Psychiaters. a. a. O. S 34

Kapitel 13

1 Gaetano Benedetti, Klinische Psychotherapie. Bern, Stuttgart 1964
Ders., Grundprobleme der Psychotherapie bei Schizophrenen. In: Hans Hoff, Therapie in der Neurologie und Psychiatrie. Berlin 1961
Ders., Der Geisteskranke als Mitmensch. a. a. O.
2 Norman Elrod, Zur Phänomenologie der Besserung in der Psychotherapie. Basel, New York 1957
Ders., Das Problem des Sich-kennen-lernens in der chronisch schizophrenen Situation. Jb. Psychol. Psychother. 8,90 (1961)
3 Karl Peter Kisker, Gedanken zur schizophrenen Wandlung als einer menschlichen Möglichkeit.
In: Werden und Handeln, hrsg. v. E. Wiesenhütter. Stuttgart 1963. S. 388–407
Ders., Dialogik der Verrücktheit. a. a. O.
4 Christian Müller, Die Psychotherapie Schizophrener in der Zürcher Klinik. Nervenarzt 32, 354–368 (1961)
5 Marguerite Sechehaye, Tagebuch einer Schizophrenen. Frankfurt a. M. 1973
6 Harold F. Searles, Phasen der Wechselbeziehung zwischen Patient und Therapeut bei der Psychotherapie der chronischen Schizophrenie.
Psyche XVIII (H. 9) 494–531 (1964/65)
Ders., Der psychoanalytische Beitrag zur Schizophrenieforschung. München 1974
7 Hans Trüb, Heilung aus der Begegnung. a. a. O.
8 Gaetano Benedetti und Udo Rauchfleisch, Die Schizophrenie in unserer Gesellschaft. Forschungen zur Schizophrenielehre 1966–1972. Stuttgart 1975. S. 27
9 Hans Trüb, Heilung aus der Begegnung. a. a. O.
10 Martti Siirala, Die Schizophrenie des Einzelnen und der Allgemeinheit. a. a. O.
11 Karl Peter Kisker, Mit den Augen eines Psychiaters. a. a. O. S. 56–61
12 Fritz Hartmann, Der ärztliche Auftrag. a. a. O.
13 Frantz Fanon, Die Verdammten dieser Erde. a. a. O.
14 Louis-Jean Calvet, Die Sprachenfresser. Ein Versuch über Linguistik und Kolonialismus. Berlin 1978
15 Achim Mechler, Psychiatrie des Strafvollzugs. Stuttgart, New York 1981
16 Gaetano Benedetti und Udo Rauchfleisch, Die Schizophrenie in unserer Gesellschaft. a. a. O. S. 28.
Der Begriff »Tragung« wurde von Ludwig Binswanger geprägt.
17 Thomas S. Szasz, Die Fabrikation des Wahnsinns. (Orig.-Titel: »The Manufacture of Madness, a comparative study of the Inquisition and the mental health movement« New York 1970), Olten u. Freiburg i. Br. 1974
18 Harold F. Searles, Phasen der Wechselbeziehung zwischen Patient und Therapeut in der Psychotherapie der chronischen Schizophrenie. a. a. O.
19 Gaetano Benedetti, Grundprobleme der Psychotherapie bei Schizophrenen. In: Hans Hoff, Therapie in der Neurologie und Psychiatrie. a. a. O.
20 Karl Peter Kisker, Gemeindenahe, sektorisierte Behandlung depressiver Patienten. Social Psychiatry 14, 125–131 (1979)

21 M. Bauer, Sektorisierte Psychiatrie. Stuttgart 1977
22 Erich Wulff, Wie wünscht sich der Sektorpsychiater die Versorgung seiner Patienten? – Eine sozialpsychiatrische Utopie. In: E. Wulff, Psychisches Leiden und Politik. a. a. O. S. 69–76
23 Frido Mann, Psychiatrie ohne Mauern. Zu einer neuen psychosozialen Praxis. Frankfurt (M)/New York 1979
24 Horst Eberhard Richter, Psychosoziale Arbeitsgemeinschaft Gießen/Wetzlar. In: Sozialpsychiatrische Informationen 35/36 (1976)
25 Dieter Spazier und Jörg Bopp, Grenzübergänge. Psychotherapie als kollektive Praxis. a. a. O.
26 Karl Peter Kisker, Dialogik der Verrücktheit. a. a. O.

Kapitel 14

1 Gabriele Grosbüsch, Die Affekttat. Sozialpsychologische Aspekte der Schuldfähigkeit. a. a. O.
2 Lit. s. bei G. Grosbüsch a. a. O.
3 Ulrich Ehebald, Patient oder Verbrecher? Strafvollzug provoziert Delinquenz. Gutachten zum Fall N. Reinbek 1971
4 Michel Foucault, Der Fall Rivière. Herausgegeben von M. Foucault. Materialien zum Verhältnis von Psychiatrie und Strafjustiz. Frankfurt a. M. 1975
5 ebd. S. 11
6 Hermann Witter, Grundriß der gerichtlichen Psychologie und Psychiatrie. Berlin, Heidelberg, New York 1970
7 ebd. S. 167
8 Emil Kraepelin, Psychiatrie. 4. Aufl. 1893 bis 8. Auflage, Leipzig 1909–1915
9 Karl Jaspers, Allgemeine Psychopathologie. 1. Aufl. Berlin 1913, 6. unveränderte Aufl. 1953
10 Kurt Schneider, Klinische Psychopathologie. Stuttgart, 5. Aufl. 1959
11 Walter Bräutigam, Reaktionen, Neurosen, Abnorme Persönlichkeiten. Seelische Krankheiten im Grundriß. a. a. O.
12 Klaus Dörner und Ursula Plog, Irren ist menschlich. a. a. O.
13 Tilmann Moser, Repressive Kriminalpsychiatrie. Vom Elend einer Wissenschaft. Eine Streitschrift. Frankfurt a. M. 1971
14 Heinz Leferenz und Hans-Joachim Rauch, Über die Beurteilung der Zurechnungsfähigkeit. In: Arbeiten zur Psychiatrie (1947), S. 239–249
Zitat nach T. Moser, a. a. O. S. 33–34
15 Tilmann Moser, a. a. O. S. 33 u. 34
16 ebd. S. 138
17 Paul Reiwald, Die Gesellschaft und ihre Verbrecher. Frankfurt a. M. 1973
18 Arno Plack, Plädoyer für die Abschaffung des Strafrechts. München 1974
19 Tilmann Moser (Hrsg.), Psychoanalyse und Justiz. Frankfurt a. M. 1971. S. 415
20 ebd. S. 422

Kapitel 15

1 Walter Ritter von Baeyer, Die Schranke zwischen den seelisch Abnormen und der Gesellschaft.
Nervenarzt 22, 457–462 (1951)
2 Sigmund Freud, Das Ich und das Es. (1923) G. W. Band 13
3 Sigmund Freud, Neue Folge der Vorlesungen zur Einführung in die Psychoanalyse (1932). G. W. Band 15
4 Karl Peter Kisker, Dialogik der Verrücktheit a. a. O.

5 Franco Basaglia, Michel Foucault, Robert Castel, Erich Wulff, Noam Chomsky, Ronald D. Laing, Erving Goffman u. a., Befriedungsverbrechen. Über die Dienstbarkeit der Intellektuellen. Frankfurt a. M. 1980
6 Michel Foucault, Macht–Wissen. In: F. Basaglia u. a., Befriedungsverbrechen. a. a. O. S. 63 ff.
7 ebd. S. 75
8 ebd. S. 69
9 ebd. S. 76–78
10 H. B. M. Murphy, Kulturelle Aspekte des Wahns. In: Wolfgang M. Pfeiffer/Wolfgang Schoene (Hrsg.), Psychopathologie im Kulturvergleich. Stuttgart 1980. S. 85–101
11 Daniel Paul Schreber, Denkwürdigkeiten eines Nervenkranken. a. a. O.
12 L. Staudenmaier, Die Magie als experimentelle Naturwissenschaft. 2. Aufl. Leipzig 1922
13 Gustav Theodor Fechner, Elemente der Psychophysik. Leipzig 1860
Ders. (Dr. Mises), Kleine Schriften. 2. Aufl. Leipzig 1913

Schlußwort

1 Friedrich Nietzsche, Ecce homo. Sämtl. Werke. Krit. Studienausgabe Band 6. München, Berlin, New York 1980
2 Walter Ritter von Baeyer: Die Schranke zwischen den seelisch Abnormen und der Gesellschaft. Nervenarzt 22, 457–462 (1951)
3 SPK (Sozialistisches Patienten-Kollektiv), Aus der Krankheit eine Waffe machen. Eine Agitationsschrift. Vorwort von J.-P. Sartre. München 1972

Literaturverzeichnis

Abholz, Heinz Harald, und Irma Gleiss, Zur Frage der Anpassung in der psychiatrischen Therapie - dargestellt am Beispiel des Buches »Die negierte Institution«. In: Das Argument 71, 14. Jg. Berlin 1972, S. 79 ff.

Autorenkollektiv, Psychiatrie und Politik. Die abstrakte Politisierung der Psychotherapie durch die Gegen-Psychiatrie. In: Das Argument 78, 15. Jg. Berlin 1973, S. 69 ff.

von Baeyer, Walter Ritter, Die Schranke zwischen den seelisch Abnormen und der Gesellschaft. Nervenarzt 22, 457–462 (1951)

ders., Der Begriff der Begegnung in der Psychiatrie. Nervenarzt 26, 369 (1955)

ders, Heinz Häfner, Karl Peter Kisker, Psychiatrie der Verfolgten. Psychopathologische und gutachtliche Erfahrungen an Opfern der nationalsozialistischen Verfolgung und vergleichbarer Extrembelastungen. (Springer) Berlin, Göttingen, Heidelberg 1964

Basaglia, Franco (Hrsg.), Die negierte Institution oder Die Gemeinschaft der Ausgeschlossenen. Ein Experiment der psychiatrischen Klinik in Görz. (Suhrkamp) Frankfurt am Main 1971

ders. (Hrsg.), Was ist Psychiatrie? (edition suhrkamp 708) (Suhrkamp) Frankfurt am Main 1974

ders. und Franca Basaglia Ongaro, Die abweichende Mehrheit. Die Ideologie der totalen sozialen Kontrolle. (edition suhrkamp 537) (Suhrkamp) Frankfurt am Main 1972

ders,. Michel Foucault, Robert Castel, Erich Wulff, Noam Chomsky, Ronald D. Laing, Erving Goffman u. a., Befriedungsverbrechen. Über die Dienstbarkeit der Intellektuellen. (Europäische Verlagsanstalt) Frankfurt am Main 1980

Bauer, M., Sektorielle Psychiatrie. (Enke) Stuttgart 1977

Benedetti, Gaetano, Grundprobleme der Psychotherapie bei Schizophrenen. In: Hans Hoff, Therapie in der Neurologie und Psychiatrie. (Schwabe) Berlin 1961

ders., Klinische Psychotherapie. (H. Huber) Bern, Stuttgart 1964

ders., Der Geisteskranke als Mitmensch. (Vandenhoeck & Ruprecht) Göttingen 1976

ders. und Udo Rauchfleisch, Die Schizophrenie in unserer Gesellschaft. Forschungen zur Schizophrenielehre 1966–1972. (Thieme) Stuttgart 1975

Bennett, D. H., The Changing Pattern in Mental Health Care in Trieste. WHO (ICP/MNH 044) Kopenhagen 1978

Berger, Peter, und Thomas Luckmann, Die gesellschaftliche Konstruktion der Wirklichkeit. Eine Theorie der Wissenssoziologie. (S. Fischer) Frankfurt am Main 1969

Bernsmann, K., und K. P. Kisker, § 20 StGB und die Entschuldbarkeit von Delinquenz diesseits biologisch-psycho(patho)logischer Exkulpationsmerkmale. Monatsschr. Kriminol. und Strafrechtsreform 58, H. 6, 325–339 (1975)

Binswanger, Ludwig, Melancholie und Manie. Phänomenologische Studien. (Neske) Pfullingen 1960

ders., Psychoanalyse und Psychiatrie. In: Ausgewählte Vorträge und Aufsätze. Band II. (Francke) Bern 1955.

Blankenburg, Wolfgang, Das provokatorische Element im psychiatrischen Gespräch. Nervenarzt 46, 496–500 (1975)

Bleuler, Eugen, Das autistisch-undisziplinierte Denken in der Medizin und seine Überwindung. (Springer) Berlin, Göttingen, Heidelberg (Erster Neudruck der fünften Auflage) 1963

Bopp, Jörg, Antipsychiatrie. Theorien, Therapien, Politik. (Syndikat) Frankfurt am Main 1980
ders., Antipsychiatrie – eine verdrängte Herausforderung MMG 6 (1981) 59–64
ders., Antwort auf den Diskursbeitrag Kisker zu Bopp. MMG 6 (1981) 136–137
ders. und Dieter Spazier, Grenzübergänge. Psychotherapie als kollektive Praxis. (edition suhrkamp 738) (Suhrkamp) Frankfurt am Main 1975
Bräutigam, Walter, Reaktionen, Neurosen, Abnorme Persönlichkeiten. Seelische Krankheiten im Grundriß. (Thieme) Stuttgart 1978, 4., neubearb. Aufl.
Braun, Ute, und Evelin Hergrüter, Antipsychiatrie und Gemeindepsychiatrie. Erfahrungen mit therapeutischen Alternativen. (Campus) Frankfurt am Main 1980
Buber, Martin, Die Schriften über das dialogische Prinzip. Heidelberg 1954
Bürger-Prinz, Hans, Ein Psychiater berichtet. (Droemer Knaur) München, Zürich 1978

Calvet, Louis-Jean, Die Sprachenfresser. Ein Versuch über Linguistik und Kolonialismus. (Das Arsenal. Verlag für Kultur und Politik) Berlin 1978
Canetti, Elias, Masse und Macht. (Hanser) München 1960
Castel, Robert, Die psychiatrische Ordnung. Das goldene Zeitalter des Irrenwesens. (Suhrkamp) Frankfurt am Main 1979
Cioran, E. M., Syllogismen der Bitterkeit (1952) (suhrkamp taschenbuch 607) (Suhrkamp) Frankfurt am Main 1980
Cooper, David, Die Sprache der Verrücktheit. Erkundungen ins Hinterland der Revolution. (Rotbuch Verlag) Berlin 1978
ders., Michel Foucault, Marquis de Sade u. a., Der eingekreiste Wahnsinn. (edition suhrkamp 965) (Suhrkamp) Frankfurt am Main 1979

Deleuze, Gilles, und Félix Guattari, Anti-Ödipus. Kapitalismus und Schizophrenie I (stw 224) (Suhrkamp) Frankfurt am Main 1977
Dickes, H. V., Marital Tensions. Basic Books, New York 1967
Döll, Hermann K. A., Philosoph in Haar. Tagebuch über mein Vierteljahr in einer Irrenanstalt. (Syndikat) Frankfurt am Main 1981
Dörner, Klaus, Diagnosen der Psychiatrie. Über die Vermeidungen der Psychiatrie und Medizin. (Campus) Frankfurt am Main/New York 1975
ders. und Ursula Plog, Irren ist menschlich oder Lehrbuch der Psychiatrie/Psychotherapie. (Psychiatrie Verlag) Wunstorf/Hannover 1978

Ehebald, Ulrich, Patient oder Verbrecher? Strafvollzug provoziert Delinquenz. Gutachten zum Fall N. (rororo aktuell 1501) (Rowohlt TB-Verlag) Reinbek 1971
Elrod, Norman, Zur Phänomenologie der Besserung in der Psychotherapie. (S. Karger) Basel, New York 1957
ders., Das Problem des Sich-kennen-lernens in der chronisch-schizophrenen Situation. Jb. Psychol. Psychother. 8, 90 (1961)
Ey, Henri, Das Bewußtsein. (de Gruyter) Stuttgart 1968
Fanon, Frantz, Die Verdammten dieser Erde. Vorwort von Jean-Paul Sartre. (st 668) (Suhrkamp) Frankfurt am Main 1981
Fechner, Gustav Theodor, Elemente der Psychophysik. Leipzig 1860
ders. (Dr. Mises), Kleine Schriften. 2. Aufl. Leipzig 1913
Finzen, Asmus, und Hilde Schädle-Deininger, »Unter elenden menschenunwürdigen Umständen«. Die Psychiatrie-Enquête. (Psychiatrie Verlag) Wunstorf, Rehburg-Loccum 1979
Foucault, Michel, Wahnsinn und Gesellschaft. Eine Geschichte des Wahns im Zeitalter der Vernunft. (Orig.: Histoire de la folie à l'âge classique. Paris 1961) (Suhrkamp) Frankfurt am Main 1969
ders., Die Geburt der Klinik. Eine Archäologie des ärztlichen Blicks. (Hanser). München 1973

ders., Von der Subversion des Wissens. Herausgegeben von Walter Seitter. (Reihe Hanser 150) (Hanser) München 1974
ders., Der Fall Rivière, herausgegeben von Michel Foucault. Materialien zum Verhältnis von Psychiatrie und Strafjustiz (stw 128) (Suhrkamp) Frankfurt am Main 1975
ders., Macht-Wissen. In: Basaglia u. a., Befriedungsverbrechen. a. a. O., S. 63 ff.
Freud, Sigmund, Über Psychoanalyse (1910[1909]) G. W. Band 8
ders., Psychoanalytische Bemerkungen über einen autobiographisch beschriebenen Fall von Paranoia (Dementia paranoides) (1911) G. W. Band 8
ders., Das Ich und das Es. (1923) G. W. Band 13
ders., Neue Folge der Vorlesungen zur Einführung in die Psychoanalyse (1933) G. W. Band 15
ders., Abriß der Psychoanalyse (1940[1938]) G. W. Band 17

Garfinkel, H., Conditions of Successfull Degradation Ceremonial. Amer. Journal of Sociology LXI, 1956
Glatzel, Johann, Antipsychiatrie. Psychiatrie in der Kritik. (UTB 474) (G. Fischer) Stuttgart 1975
ders., Über Abweichung und Abnormität. Nervenarzt 50, 302–306 (1979)
Gleiss, Irma, Der konservative Gehalt der Antipsychiatrie. In: Das Argument 89, 17. Jg., Berlin 1975, S. 31–51
Goffman, Erving, Stigma. Über Techniken der Bewältigung beschädigter Identität. (Suhrkamp) Frankfurt am Main 1970
Griesinger, Wilhelm, Die Pathologie und Therapie der psychischen Krankheiten. 1. Aufl. Stuttgart 1845
Grosbüsch, Gabriele, Die Affekttat. Sozialpsychologische Aspekte der Schuldfähigkeit. (Enke) Stuttgart 1981
Hartmann, Fritz, Der ärztliche Auftrag. (Musterschmidt) Göttingen, Berlin, Frankfurt (M) 1956
Hartung, Klaus, Die neuen Kleider der Psychiatrie. Vom antiinstitutionellen Kampf zum Kleinkrieg gegen die Misere. Berichte aus Triest. (Rotbuch 231) (Rotbuch Verlag) Berlin 1980
Heiligenthal, Peter, und Reinhard Volk (Hrsg.), Bürgerliche Wahnwelt um Neunzehnhundert. Denkwürdigkeiten eines Nervenkranken von Daniel Paul Schreber. Mit Aufsätzen von Franz Baumayer. (Focus-Verlag) Wiesbaden 1973
Heisenberg, Werner, Das Naturbild der heutigen Physik. (rde 8) (Rowohlt TB-Verlag) Reinbek 1955
Hemprich, R. D., und K. P. Kisker, Die »Herren der Klinik« und die Patienten. Erfahrungen aus der teilnehmend-verdeckten Beobachtung einer psychiatrischen Station. Nervenarzt 39, 433–441 (1968)
von Hentig, Hans, The Criminal and his Victim. New Haven 1949
Herren, Rüdiger, Freud und die Kriminologie. Einführung in die psychoanalytische Kriminologie. Stuttgart 1973
Jaspers, Karl, Allgemeine Psychopathologie. 1. Aufl. Berlin 1913. 6., unverändert. Aufl. 1953
Jervis, Giovanni, Die offene Institution. Über Psychiatrie und Politik. (Syndikat) Frankfurt am Main 1979
ders. und F. Rella, Der Mythos der Antipsychiatrie. Mit einem Beitrag von David Cooper. (Merve Verlag) Berlin 1978

Kisker, Karl Peter, Gedanken zur schizophrenen Wandlung als einer menschlichen Möglichkeit. In: Werden und Handeln, hrsg. von E. Wiesenhütter. (Hippokrates Verlag) Stuttgart 1963, S. 388–407
ders., Die Verrücktheit, die Armut und wir. Nervenarzt 38, 89–92 (1969)

ders., Der Verrückte und das Verrückte in der Gesellschaft. Vortrag, geh. 22. Nov. 1968. Ev. Akademie Rheinland-Westfalen in Mülheim/Ruhr. Protokoll Nr. 258, S. 38–60 Teilabdruck unter Titel: »Theologisch-psychopathologischer Exkurs« in: K. P. Kisker, Mit den Augen eines Psychiaters. (F. Enke) Stuttgart 1976

ders., Phänomenologie der Intersubjektivität. In: Handbuch der Psychologie, Band 7, 1: Sozialpsychologie. (Hogrefe) Göttingen 1969. S. 81–107

ders., Dialogik der Verrücktheit. Ein Versuch an den Grenzen der Anthropologie. (M. Nijhoff) Den Haag 1970

ders., Mediziner in der Kritik. Allmacht und Ohnmacht einer Heils-Wissenschaft. 2., erw. und umgearb. Aufl. (Enke) Stuttgart 1975

ders., Mit den Augen eines Psychiaters. (Enke) Stuttgart 1976

ders., Gemeindenahe, sektorisierte Behandlung depressiver Patienten. Social Psychiatry 14, 125–131 (1979)

ders., Antipsychiatrie (AP). In: Psychiatrie der Gegenwart, Band I, 1 (S. 811–825), hrsg. von K. P. Kisker, J. E. Meyer, M. Müller, E. Strömgren. (Springer) Berlin, Heidelberg, New York, 2. Aufl. 1979

ders., Psychiatrie und Psychoanalyse. Psychother. med. Psychol. 30 (1980) 2–5

ders., Über die Unlust an der Meta-Kritik einer Psychiatrie, welche sich durch ihre antipsychiatrische Kritik nicht herausfordern läßt. MMG 65 (1981) 134–136. Stuttgart.

Kraepelin, Emil, Psychiatrie. 4. Aufl. 1893 bis 8. Aufl. Leipzig 1909–1915

Kulenkampff, Caspar, Zum Problem der abnormen Krise in der Psychiatrie. Nervenarzt 30, 62 (1959)

Kursbuch 29, Das Elend mit der Psyche II: Psychoanalyse (Kursbuch Verlag/Wagenbach) Berlin 1972

Leferenz, Heinz, und Hans-Joachim Rauch, Über die Beurteilung der Zurechnungsfähigkeit. In: Arbeiten zur Psychiatrie (1947) S. 239–249

Lessing, Theodor, Haarmann. Die Geschichte eines Werwolfs. (Rogner & Bernhard) München 1973

Mann, Frido, Psychiatrie ohne Mauern. Zu einer neuen psychosozialen Praxis. (Campus) Frankfurt am Main/New York 1979

Mannheim, Hermann, Vergleichende Kriminologie. Ein Lehrbuch in zwei Bänden. (Deutscher Taschenbuch-Verlag) München o. J. nach der 2. Aufl., ersch. London 1966

Mechler, Achim, Psychiatrie des Strafvollzugs. (UTB 1077) (G. Fischer) Stuttgart, New York 1981

Mendelsohn, B., Victimology. Rev. Int. Crim. Police Tech., Band 10, Nr. 2, Apr.–Jun. 1956

Mitscherlich, Alexander, und Fred Mielke, Medizin ohne Menschlichkeit. Dokumente des Nürnberger Ärzteprozesses. (Fischer TB 332) (S. Fischer) Frankfurt am Main 1960

Moises, Hans W., Theorie und Praxis der Psychiatrie in Italien. Reflexionen zum Wirken von Franco Basaglia. DÄ 79, H. 2, 53–57 (1982) und H. 3, 55–57 (1982)

Moser, Tilmann, Repressive Kriminalpsychiatrie. Vom Elend einer Wissenschaft. Eine Streitschrift (es 419) (Suhrkamp) Frankfurt am Main 1971

ders., (Hrsg.), Psychoanalyse und Justiz. (Suhrkamp) Frankfurt am Main 1971

Müller, Christian, Die Psychotherapie Schizophrener in der Zürcher Klinik. Nervenarzt 32, 354–368 (1961)

Murphy, H. B. M., Kulturelle Aspekte des Wahns. In: M. Pfeiffer und W. Schoene (Hrsg.) Psychopathologie im Kulturvergleich. (Enke) Stuttgart 1980. S. 85–101

Niederland, William G., Folgen der Verfolgung: Das Überlebens-Syndrom. Seelenmord. (es 1015) (Suhrkamp) Frankfurt am Main 1980

Nietzsche, Friedrich, Ecce homo. Sämtl. Werke. Krit. Studien-Ausgabe, Band 6 (dtv/de Gruyter) München, Berlin, New York 1980

Parin, Paul, Gesellschaftskritik im Deutungsprozeß. Psyche XXIX (H. 2) 97–117 (1975)
Plack, Arno, Plädoyer für die Abschaffung des Strafrechts. (List) München 1974
Psychiatrie-Enquête. »Bericht über die Lage der Psychiatrie in der Bundesrepublik Deutschland – Zur psychiatrischen und psychotherapeutisch-psychosomatischen Versorgung der Bevölkerung«. Bundestagsdrucksache 7/4200
dies., Anhang zum »Bericht...« Bundestagsdrucksache 7/4201
Psychiatrie in Chile: Das kommerzialisierte Elend. In: Psychologie heute. Jan 1982, S. 57–60

Reil, Johann Christian, Rhapsodien über die Anwendung der psychischen Kurmethode auf die Geisteszerrüttungen. Zweite Auflage (unverändert) (Curtsche Buchhandlung) Halle 1818
(Erste Aufl. Halle 1803)
Reiwald, Paul, Die Gesellschaft und ihre Verbrecher. (es 130) (Suhrkamp) Frankfurt am Main 1973
Richter, Horst Eberhard, Psychosoziale Arbeitsgemeinschaft Gießen/Wetzlar. In: Soz. psychiatr. Inf. 35/36 (1976)
Rosenstock-Huessy, Eugen, Der Atem des Geistes. Frankfurt am Main 1951
ders., Soziologie. Band I. Stuttgart 1956
Rosenzweig, Franz, Kleinere Schriften. Berlin 1937
ders., Der Stern der Erlösung. Heidelberg 1954

Searles, Harold F., Phasen der Wechselbeziehung zwischen Patient und Therapeut bei der Psychotherapie der chronischen Schizophrenie. Psyche H. 9 XVIII. Jg. (1964/65) S. 494–531.
ders., Der psychoanalytische Beitrag zur Schizophrenieforschung. (Kindler) München 1974
Sechehaye, Marguerite, Tagebuch einer Schizophrenen (es 613) (Suhrkamp) Frankfurt am Main 1973
Siirala, Martti, Die Schizophrenie des Einzelnen und der Allgemeinheit (Vandenhoeck & Ruprecht) Göttingen 1961
Spazier, Dieter, und Jörg Bopp, Grenzübergänge. Psychotherapie als kollektive Praxis. (es 738) (Suhrkamp) Frankfurt am Main 1975
ders. und Frieder Theysohn, Nowhere. Therapeutische Expedition in die Unwegsamkeit der Drogenszene. (Syndikat) Frankfurt am Main 1981
SPK (Sozialistisches Patienten-Kollektiv), Aus der Krankheit eine Waffe machen. Eine Agitationsschrift. (Trikont) München 1972
Staudenmaier, L., Die Magie als experimentelle Naturwissenschaft. 2. Aufl. Leipzig 1922
Stierlin, Helm, The Adolescent as Delegate of his Parents. Aust. and N. Z. J. Psychiat. 7, 249–256, 1973
ders., Delegation und Familie. (Suhrkamp) Frankfurt am Main 1978
Szasz, Thomas S., Die Fabrikation des Wahnsinns. (Orig.: The Manufacture of Madness, a comparative study of the Inquisition and the mental health movement, New York 1970) (Walter) Olten und Freiburg i. Br. 1974
Schatzmann, Morton, Die Angst vor dem Vater. Langzeitwirkungen einer Erziehungsmethode. Eine Analyse am Fall Schreber. (Rowohlt) Reinbek 1974
Scheff, Th. J., Perceptual Orientation and Role Performance of Staff Members in a Mental Hospital Ward.
Int. J. Soc. Psychiat. 8, 113 (1962)
Schmidtbauer, Wolfgang, Die hilflosen Helfer. Über die seelische Problematik der helfenden Berufe. (Rowohlt) Reinbek 1977
Schneider, Hans Joachim, Das Opfer und sein Täter, Partner im Verbrechen. (Kindler) München 1979

Schneider, Kurt, Klinische Psychopathologie. Fünfte, neu bearb. Aufl. (Thieme) Stuttgart 1959

Schreber, Daniel Paul, Denkwürdigkeiten eines Nervenkranken. Leipzig 1903

Tellenbach, Hubertus, Zur situationspsychologischen Analyse des Vorfeldes endogener Manien. Jb. Psychol. Psychother. 12, 174 (1965)

Theunissen, Michael, Der Andere. Studien zur Sozialontologie der Gegenwart. Berlin 1965

Theysohn, Frieder, und Dieter Spazier, Nowhere. Therapeutische Expedition in die Unwegsamkeit der Drogenszene. (Syndikat) Frankfurt am Main 1981

Trüb, Hans, Heilung aus der Begegnung. (E. Klett) Stuttgart, 2. Aufl. 1962

Weitbrecht, Hans Jörg, Depressive und manische endogene Psychosen. In: Psychiatrie der Gegenwart, Band II, 1, 2. Aufl.: Klinische Psychiatrie I. Hrsg. K. P. Kisker, J. E. Meyer, M. Müller, E. Strömgren. (Springer) Berlin, Heidelberg, New York 1972. S. 104 ff.

Willi, Jürg, Therapie der Zweierbeziehung., Analytisch orientierte Paartherapie/Anwendung des Kollusions-Konzeptes/Handhabung der therapeutischen Dreiecksbeziehung. (Rowohlt) Reinbek 1978

Witter, Hermann, Grundriß der gerichtlichen Psychologie und Psychiatrie. (Springer) Berlin, Heidelberg, New York 1970

Wulff, Erich, Psychoanalyse als Herrschaftswissenschaft? In: Kursbuch 29, Das Elend mit der Psyche II: Psychoanalyse. S. 1–22 (Kursbuch Verlag/Wagenbach) Berlin 1972

ders., Psychiatrie und Klassengesellschaft. Zur Begriffs- und Sozialkritik der Psychiatrie und Medizin. (Athenäum) Frankfurt am Main 1972

ders., Psychisches Leiden und Politik. Ansichten der Psychiatrie. (Campus) Frankfurt am Main / New York 1981

Zutt, Jörg, Auf dem Wege zu einer anthropologischen Psychiatrie. (Springer) Berlin, Göttingen, Heidelberg 1963